AF229119

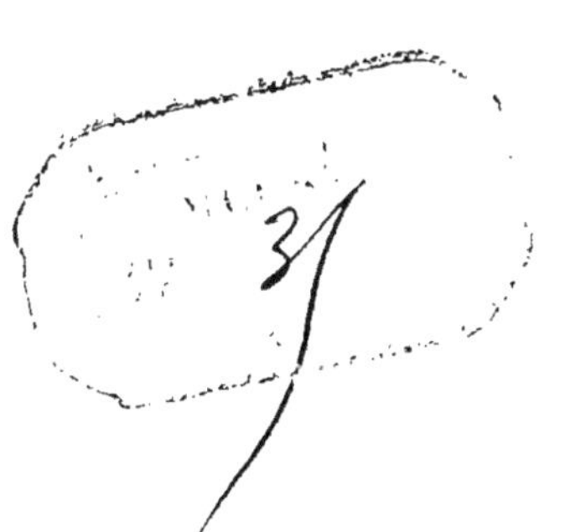

HYGIÈNE

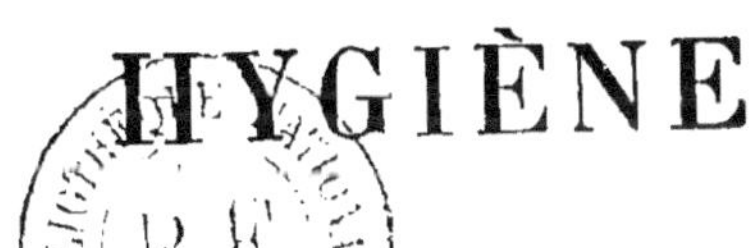

HYGIÈNE

A L'USAGE DES ÉLÈVES

DE QUATRIÈME ET DE CINQUIÈME ANNÉES

DE L'ENSEIGNEMENT SECONDAIRE DES JEUNES FILLES

PAR

E. CAUSTIER & **Mme MOREAU-BÉRILLON**

Agrégé des sciences naturelles,
Professeur aux lycées St-Louis et Henri IV.

Ancienne élève de l'École de Sèvres,
Agrégée, Professeur au lycée de Reims

DEUXIÈME ÉDITION

PARIS

LIBRAIRIE VUIBERT

63, BOULEVARD SAINT-GERMAIN, 63

—

1911

PROGRAMME OFFICIEL

COURS DE QUATRIÈME ANNÉE

(1 heure par semaine [1].)

Hygiène individuelle *(suite)*.

Hygiène de la digestion.

Hygiène de la bouche et des dents. — Nécessité d'une mastication suffisante.

Régularité des repas. — Nécessité de s'abstenir de boire ou de manger dans l'intervalle des repas.

Nécessité de la régularité de toutes les fonctions digestives.

Empoisonnements. — Empoisonnements par des substances diverses. — Soins immédiats.

Hygiène de la respiration.

L'air. — Sa composition. — Poussières. — Quantité d'air nécessaire. — Asphyxie. — Secours à donner aux asphyxiés (noyés, etc.). Air confiné.

Empoisonnements par les gaz délétères ; premiers soins.

Maladies provoquées par les microorganismes (énoncé seulement).

---

1. Le nouveau programme n'a pas affecté spécialement une heure par semaine à l'hygiène. Cette heure est consacrée à l'enseignement de l'hygiène et à celui des sciences naturelles *tout ensemble*.

Si le nouveau programme d'hygiène est plus détaillé que l'ancien, il n'a pas en réalité beaucoup plus d'étendue, et, comme cet enseignement doit rester tout à fait élémentaire, une heure par semaine suffira pour traiter, correctement mais simplement, les questions d'anatomie, de physiologie et d'hygiène.

HYGIÈNE DU NEZ ET DE LA GORGE.

Influence de la pression. — Altitude.
Liberté des mouvements respiratoires.

HYGIÈNE DE LA CIRCULATION.

Compression : ses dangers. — Syncopes : soins **immédiats.**
Paludisme ; moyens de préservation individuels.

HYGIÈNE DE LA PEAU.

Rôle de la peau. — Frictions, massages, bains, **tub.**
Bains chauds et froids. — Accidents, soins immédiats. —
Douches.
Évaporation à la surface de la peau. — Courants d'air. —
Décolletage. — Congestions pulmonaires. — Dangers des
poudres et fards.
Cheveux et cuir chevelu. — Lavage. Danger des teintures.
Parasites de la peau.
Piqûres, coupures, brûlures. — Pansements antiseptiques.

L'ALCOOL AU POINT DE VUE INDIVIDUEL.

Suivre l'alcool dans son trajet et montrer les dégâts sur les
organes traversés.
Comment on devient alcoolique.

COURS DE CINQUIÈME ANNÉE

(1 heure par semaine [1].)

Hygiène individuelle *(suite)*.

HYGIÈNE DE LA VUE.

Éclairage. — Myopie par insuffisance d'éclairement. — Poussières et corps étrangers.

---

[1]. Voir la note de la page précédente.

Hygiène de l'appareil auditif. — Hygiène de la voix. —
Hygiène du système nerveux.

Surmenage intellectuel ; surexcitation de l'imagination et de la sensibilité.

Avantages de la modération au point de vue de la santé.

Congestions. — Apoplexie ; soins immédiats. — Poisons du système nerveux : alcool, tabac, morphine, éther, absinthe, etc.

Exercices physiques.

Influence du travail musculaire sur le fonctionnement de tous les organes.

Exercices divers. — Gymnastique. — Effets du manque d'exercice. — Exercice exagéré. — Surmenage. — Attitudes vicieuses.

Hygiène sociale.

Solidarité au point de vue de l'hygiène.

1° Microbes.

Microbes. — Leur rôle bienfaisant ou nuisible dans l'organisme. — Leur résistance aux agents de destruction. — Stérilisation ; désinfection.

2° Maladies infectieuses en général.

Obligation morale de ne pas propager ces maladies. — Vaccination. — Isolement des malades. — Précautions à prendre par ceux qui les soignent.

3° Principales maladies infectieuses (au point de vue seulement des moyens a employer pour les éviter et des précautions a prendre pour les empêcher de se propager).

Paludisme. — Fièvre typhoïde — Diphtérie. — Scarlatine. — Rougeole. — Variole. — Varicelle. — Coqueluche. — Pneumonie. — Tétanos. — Rage. — Morve et farcin. — Charbon.

4° Étude spéciale de la tuberculose.

Le bacille tuberculeux. — Voies de pénétration. — Son origine. — Moyens préventifs à employer.

Prédisposition et causes prédisposantes. — Causes sociales de la propagation et prophylaxie sociale.

Curabilité. — La lutte contre la tuberculose.

5° Hygiène de la première enfance.

Alimentation. — Allaitement maternel, artificiel, mixte; leur mise en pratique ; précautions à prendre.

Les nourrices.

Propreté. — Habillement. — Abris et berceau [1].

Surveillance constante. — Pesée périodique. — Vaccination. — Dentition. — Les premiers pas. — Sevrage.

Alimentation pendant l'année qui suit le sevrage.

Symptômes qui nécessitent l'appel du médecin.

6° Hygiène des personnes agées.

Alimentation. — Exercice. — Vêtements. — Sommeil.

---

1. Quelques exercices pratiques accompagneront l'enseignement : visites aux crèches et établissements similaires là où il sera possible.

HYGIÈNE

COURS DE QUATRIÈME ANNÉE

HYGIÈNE INDIVIDUELLE
(*Suite*)

CHAPITRE PREMIER

HYGIÈNE DE LA DIGESTION

> « *Qui mange vite digère lentement.* »
> « *A mauvais intestin, rides et mauvais teint.* »

L'éducation de l'appareil digestif. — Les fonctions de l'organisme sont tellement liées les unes aux autres que l'altération de l'une se fait toujours sentir sur les autres. Inversement, en agissant sur chacune d'elles pour la perfectionner, nous améliorons les autres et produisons ainsi un état général meilleur, plus sain et plus vigoureux.

Nous devons donc nous placer dans les meilleures conditions possibles pour bien digérer, non seulement en surveillant la qualité de nos aliments [1], mais aussi en nous habituant, *par l'éducation*, à certaines règles d'hygiène.

On dit volontiers que les personnes qui digèrent mal sont

---

1. Voir notre *Hygiène et Économie domestique* (cours de Troisième année).

tristes et maussades. Il y a beaucoup de vrai dans cette opinion. Or, presque toujours ce fait est dû à ce qu'elles ont pris de mauvaises habitudes pendant la jeunesse, à ce que leur appareil digestif a reçu une mauvaise éducation. Il n'est pas douteux que, dans l'immense majorité des cas, on a l'estomac que l'on s'est fait, et que de nombreuses maladies viennent de ce que l'on ne sait pas manger. Il semble que si l'estomac va, tout va ; quand il souffre, au contraire, le trouble s'étend jusqu'aux fonctions les plus élevées, même jusqu'aux facultés intellectuelles.

Nous devons chercher à bien digérer, et pour cela il faut veiller à l'hygiène de la bouche et des dents, bien mâcher les aliments, nous placer dans de bonnes conditions avant, pendant et après les repas, et enfin avoir de la régularité et de la sobriété dans nos repas.

Hygiène de la bouche et des dents. — La bouche communiquant avec l'extérieur, reçoit facilement les poussières et les germes des maladies infectieuses. D'autre part, les aliments que nous y introduisons, les particules alimentaires qui restent entre les dents et qui vont s'y décomposer, s'y putréfier, nous imposent l'obligation de prendre des soins particuliers de la bouche et des dents. Malheureusement ce sont là des précautions souvent négligées.

Les dents sont les premières victimes d'une insuffisance de soins de la bouche. Leur carie, leur déchaussement, leur chute et les altérations qui rendent une bouche malpropre et répugnante peuvent être prévenus par une hygiène soigneuse. Nous allons montrer la *nécessité* de cette hygiène et ensuite sa *pratique*.

1° Sa nécessité. — Voici ce que dit à cet égard une circulaire ministérielle publiée le 23 mars 1908 à la suite du Congrès international d'Hygiène scolaire de Londres :

... Si l'on consulte les documents les plus récents sur la matière, l'on constate que, par suite sans doute d'une alimentation insuffisante ou nuisible, un petit nombre d'élèves les divers pays, 5 °/₀ à peine, a une denture absolument saine, que la proportion des dents malades s'élève parfois jusqu'à 36 °/o de la denture et qu'elle ne s'abaisse nulle part au-dessous de 14 °/o, de telle sorte que l'on a pu écrire que, « de toutes les maladies populaires, la carie dentaire est la plus répandue ».

Les médecins combattent avec juste raison le préjugé populaire qui veut que le mal de dents, si douloureux qu'il puisse être, soit un malaise passager. Ils estiment que la carie dentaire est une maladie qui peut en déterminer d'autres beaucoup plus graves. A leur avis, l'enfant qui a la bouche pleine de dents gâtées et douloureuses ne saurait devenir fort, robuste et sain. Leur opinion, à cet égard, peut être ainsi résumée :

Sans parler de la fétidité de l'haleine, des maux de tête, des troubles locaux, fluxions, abcès, douleurs souvent intolérables qui proviennent du mauvais état des dents, nombre d'affections de l'estomac et de l'intestin sont provoquées ou aggravées par l'irritation des muqueuses consécutive à l'ingestion d'aliments insuffisamment soumis à l'action de la mastication et de la salive.

S'il est vrai qu'une simple irrégularité dans la disposition des dents peut déterminer des conséquences telles que la rupture de l'équilibre articulaire des dents, un développement anormal des mâchoires et de la face, des troubles de la phonation et de la respiration, à plus forte raison doit-on s'attendre à ce que les dents malades deviennent un milieu de culture éminemment favorable aux plus redoutables microbes qui, par l'air, pénètrent jusque dans les poumons, avec la salive dans l'estomac, et, par la voie lymphatique, s'insinuent dans l'organisme, comme le prouve le gonflement des ganglions du cou chez presque tous les enfants ayant des dents cariées. Toujours dangereuses, ces complications le sont particulièrement chez l'enfant ou chez l'adolescent, parce que leur organisme en voie de formation, partant plus délicat, offre moins de résistance aux maladies infectieuses.

Les soins dentaires doivent être donnés dès le bas âge, au cours de la période pendant laquelle les dents, en voie de formation ou légèrement atteintes, peuvent être l'objet d'un traitement efficace. On peut poser en principe que toute dent malade qui n'a pas été soignée à temps, pendant l'enfance ou l'adolescence, est une dent perdue.

L'importance de l'hygiène dentaire est donc incontestable.

Ce n'est pas seulement par hygiène, mais c'est aussi par amour-propre que nous devons entretenir nos dents en bon état. En effet, comme le disait Apulée dans un plaidoyer prononcé pour se défendre du reproche de prendre un soin excessif de ses dents, « quoi de moins convenable pour l'homme libre et libéral que la malpropreté de la bouche, noble partie de l'homme qui, par la place élevée qu'elle occupe, est toujours exposée aux regards et remplit le plus de fonctions ? »

2° Sa pratique. — Le premier but à atteindre est de débarrasser la bouche des nombreux microbes qu'elle renferme. Parmi ceux-ci, les uns sont inoffensifs (*Bacille subtile, Bacterium termo, Spirilles, Leptothrix*, etc.), les autres sont pathogènes (*Streptocoques, Staphylocoques, Pneumocoques, Bacilles tuberculeux, Bacilles diphtériques*, etc.). Ce parasitisme buccal devra être combattu par le *nettoyage* et *l'antisepsie*, et voici ce que conseille la circulaire citée plus haut à propos des soins à donner à la bouche :

En ce qui concerne les soins à donner à la bouche, les dents doivent être très attentivement nettoyées sinon après chaque repas — ce qui serait l'idéal — du moins deux fois par jour, le matin après le lever et surtout le soir après le souper. Il est à remarquer que les légumes et, d'une manière générale, les aliments renfermant de l'amidon ou du sucre, tels que le pain, la pomme de terre, le riz, les matières sucrées, en particulier celles qui adhèrent aux dents, sont bien plus nuisibles que la viande, non seulement parce que ces aliments se divisent en particules très fines qui s'insinuent dans les interstices ou dans les cavités dentaires, mais parce qu'ils attaquent les dents, après s'être transformés en matières acides. Or, c'est pendant la nuit que cette transformation peut s'opérer le plus à loisir et qu'elle s'exerce, par conséquent, de la manière la plus nocive. Il est donc de toute nécessité que la bouche soit nettoyée, ou tout au moins soigneusement rincée avant le coucher et qu'après le dernier nettoyage de la journée on s'abstienne de prendre aucun nouvel aliment.

Pour le nettoyage des dents, il est préférable d'employer une brosse très dure qui sera elle-même soigneusement nettoyée après chaque utilisation et conservée à l'abri de la poussière et des contacts douteux, dans un étui de verre, par exemple. Autant que possible, on se servira d'une brosse dont les soies seront allongées à l'extrémité, cette disposition permettant à la brosse d'atteindre plus sûrement la surface postérieure des dents de sagesse et les parois internes de toutes les dents.

Le brossage aura lieu dans tous les sens, sur toutes les faces, c'est-à-dire en arrière et au fond comme en avant, sans qu'on craigne de frotter vigoureusement les gencives et même de les faire saigner. Pour que le nettoyage des interstices des dents soit efficace, il importe que le brossage soit pratiqué très attentivement de bas en haut et de haut en bas, c'est-à-dire perpendiculairement aux gencives. Les particules d'aliments qui, logées entre les dents, résisteraient à l'action de la brosse, devront être enlevées au moyen d'un cure-dents en plume d'oie ou d'un fil de soie qu'on passera entre les dents.

L'eau pure bouillie, le bicarbonate de soude, la craie préparée, ou un mélange des deux à parties égales, sont particulièrement recommandés pour le nettoyage des dents. Des savonnages énergiques (au savon blanc) des dents et des gencives, suivis d'un rinçage à l'eau bouillie, boriquée si possible, peuvent être également employés.

Dans le cas où la bouche suppure par quelque point, en outre du brossage avec une des solutions qui viennent d'être indiquées, des bains de bouche, avec une solution antiseptique, répétés plusieurs fois par jour, s'il est nécessaire, auront un effet utile. La formule suivante est donnée à titre d'indication :

Acide phénique. . .   5 grammes ⎰ dans un litre d'eau
Alcool. 10   —   ⎱   bouillie.

Le savon qui est conseillé par de nombreux dentistes a l'avantage d'être antiseptique et de dissoudre les matières grasses recouvrant les dents et les gencives, mais il a l'inconvénient d'une saveur désagréable qui répugne à beaucoup de personnes. On fabrique des pâtes de savon antiseptique et parfumé à l'usage desquelles on s'habitue facilement.

Pour faire l'antisepsie de la bouche, on peut aussi utiliser des solutions de lysol à 1 p. 500, de thymol à 1 p. 2 000, de saccharine à 1 p. 1 000. Les eaux dentifrices du commerce contiennent des teintures ou des huiles essentielles (girofle, cannelle, ambre, menthe, etc.) qui masquent la mauvaise odeur de ces substances antiseptiques.

Ces mélanges aromatiques s'emploient avec avantage comme rince-bouche après les repas, et leur action antiseptique est augmentée si on les utilise un peu chauds, à 40° par exemple. Quelques gouttes dans un verre d'eau suffisent.

Pour combattre la fétidité de l'haleine d'origine buccale, on conseille des lavages à la liqueur de Labarraque (hypochlorite de sodium) à 5 %, aromatisée avec quelques gouttes d'essence de girofle.

Les appareils de prothèse exigent les mêmes soins que les dents véritables. Ils doivent être tenus constamment propres, retirés pendant la nuit, conservés dans un liquide légèrement antiseptique, brossés et nettoyés avant d'être remis en place.

Enfin, pour éviter l'apport de germes venant du dehors, il ne faut pas faire de la bouche un organe à tout faire : pièces de monnaie, épingles, porte-plumes confiés aux lèvres ; crayons, timbres-poste mis au contact de la langue ; instruments divers, goulots de bouteille, verres portés aux lèvres sans souci de leur état de propreté ; doigts portés à la bouche pour tourner ensuite les pages d'un livre dont on ignore l'origine ; autant de sources d'infections par la bouche que l'on peut et que l'on doit éviter.

Nécessité d'une mastication suffisante. — En étudiant la physiologie de la digestion, on a vu que la mastication avait un double rôle : *mécanique*, elle divise les aliments et les rend plus attaquables par les sucs digestifs ; *réflexe*, elle détermine la sécrétion d'une salive abondante dont l'action physiologique est importante. On comprend donc que la digestion se fera vite et bien chez les personnes ayant une mastication correcte ; tandis que les individus dont la mastication est défectueuse et insuffisante auront des digestions pénibles et des troubles nombreux produisant l'état pathologique connu en médecine sous le nom de *dyspepsie*. Une mastication suffisante est donc la première condition d'une bonne digestion.

Pour bien mastiquer, il faut une bonne mâchoire et surtout l'habitude de s'en servir. La mastication est souvent insuffisante parce qu'elle est trop hâtive, et cela à cause de mauvaises habitudes contractées dès l'enfance. La trop faible durée des repas nous fait manger trop vite ; nous perdons l'habitude de mâcher pour prendre celle d'avaler, et nous gardons cette habitude à l'âge adulte parce que rien n'est plus difficile que de se débarrasser d'une habitude. Il est donc nécessaire dans ce cas de faire une véritable rééducation des mouvements de la mâchoire. On peut y arriver assez vite en fixant son attention pendant le repas sur l'acte masticatoire, au moins pendant quelques jours. On peut aussi aider à cette rééducation en se servant de fourchettes et de cuillers d'enfant, de façon à diminuer le volume des bouchées et à augmenter le nombre des périodes masticatoires. Il faut, enfin, s'efforcer de ne déglutir que lorsque l'aliment sera transformé en une pulpe bien molle. De cette façon on évitera les inconvénients si nombreux de la dyspepsie.

Ce qu'il faut faire avant, pendant et après les repas. — Avant. — La première des conditions à rechercher est évidemment d'être en *appétit*. Pour beaucoup, en effet, l'appétit est un signe de santé, tandis que sa disparition est un indice de maladie. L'appétit, c'est le désir et le plaisir de manger. Il ne faut pas le confondre avec la faim. La faim est une sensation, l'appétit est un sentiment, c'est-à-dire quelque chose de plus complexe. On dit qu'on « apaise » la faim et qu'on « satisfait » l'appétit.

La faim, ainsi que nous l'avons vu [1], se reconnaît à une sensation de vide ou de tiraillements à l'estomac, parfois accompagnée de défaillance et de bâillements. Légère, elle est agréable ; trop intense, elle devient pénible.

L'appétit est le désir de manger provoqué par la sensation de faim ; c'est ensuite le plaisir de manger qui entraîne à se nourrir encore, même quand la faim est apaisée. Ainsi, on se met à table parce qu'on a faim, et l'on y reste parce qu'on a de l'appétit. Parfois on commence un repas sans avoir faim et « l'appétit vient en mangeant », excité par la succulence des mets ; inversement, on peut se mettre à table avec une faim dévorante gagnée au cours d'une promenade ou d'un exercice violent, et manger sans appétit, rebuté par une mauvaise cuisine ou la saleté du service. Le plus bel appétit peut être coupé par une odeur de beurre rance ou la vue d'une nappe sale ou d'un cheveu sur la soupe.

---

1. Voir notre *Anatomie et physiologie animales et végétales* (classes de 4e et 5e années).

La faim et l'appétit sont utiles, puisqu'ils nous rappellent le besoin de nos organes qui réclament des aliments pour l'entretien de la vie : ils sont comme le sifflet d'alarme de la machine humaine. Il est bon de savoir que l'appétit disparaît chez les personnes ayant des préoccupations morales, ou chez celles qui abusent de l'alcool ou ne prennent pas assez d'exercice.

Un *exercice violent* immédiatement avant le repas est nuisible, car la salive et le suc gastrique ne sont plus sécrétés en quantité suffisante pour assurer une digestion rapide. On sait qu'après une longue promenade ou une course à bicyclette, il est bon d'attendre quelques instants avant de se mettre à table.

Enfin, s'il est d'une propreté élémentaire de se laver les mains avant de manger, cela devient d'une nécessité primordiale lorsqu'on a manipulé des substances toxiques. Ainsi, le fait de prendre leurs repas avec des mains souillées est la principale cause de l'intoxication saturnine chez les ouvriers qui manient le plomb ou ses composés.

Pendant. — C'est une excellente habitude de causer en mangeant : D'abord, parce qu'on ne mange pas trop vite et que les aliments sont mieux mâchés, ce qui facilite la digestion et nous permet de sentir et d'arrêter les corps étrangers, les petits os, les arêtes de Poisson, le grain de plomb dans l'aile du Perdreau, ou même l'épingle qu'une cuisinière imprudente a laissé tomber dans une purée. *Qui mange vite*, dit le proverbe, *digère lentement*. Ensuite, parce que la conversation gaie et facile du repas aide la digestion. Enfin, parce que c'est le seul moment où se trouvent réunis les divers membres de la famille que le travail a séparés pendant la journée. Le repas devient alors un repos hygiénique au milieu des occupations de la vie.

En revanche, lire, discuter, travailler en mangeant sont de mauvaises habitudes ; car plusieurs fonctions ne peuvent s'exercer à la fois d'une façon profitable.

Il peut arriver, pendant le repas, un accident qui, pour

n'être pas souvent dangereux, n'en est pas moins pénible. On peut avaler une arête de Poisson ou un corps étranger quelconque : il est alors prudent de manger de la mie de pain ou de la purée de légumes, de manière à envelopper le corps étranger et à lui permettre d'arriver dans l'estomac sans produire de blessures.

Après. — Il ne faut pas faire *d'exercice violent* immédiatement après le repas, car on arrêterait la digestion et l'on produirait de l'oppression. C'est que tout exercice fatigant a l'inconvénient d'attirer dans les membres le sang qui devrait affluer vers l'estomac.

Un intervalle d'au moins deux heures est nécessaire si l'on veut éviter des accidents graves, parfois même mortels.

Voici d'ailleurs une expérience qui montre bien le danger d'un exercice violent fait après le repas. On donne à deux Chiens d'égale vigueur un repas copieux ; mais tandis qu'on laisse reposer l'un, on soumet l'autre à une course rapide et prolongée ; puis, deux heures après, on les sacrifie tous deux : on constate que chez le Chien inactif la digestion stomacale est à peu près achevée, tandis qu'elle est à peine commencée chez le Chien fatigué, dont les aliments se retrouvent presque intacts dans l'estomac.

Au contraire, un *exercice modéré* favorise la digestion. De même l'on peut, sans inconvénient, se laisser aller aux douceurs de la *sieste*, à la condition qu'elle ne soit pas le sommeil lourd que produit un repas trop copieux.

Il faut aussi éviter le *refroidissement*. Quand la digestion commence, on ressent parfois un léger frisson : c'est le sang qui abandonne la peau et les organes périphériques pour se porter vers les organes de la digestion. Or, si nous nous refroidissons à ce moment, le travail digestif s'arrête, l'action chimique des diastases est modifiée, et une grave indisposition peut survenir. Le moindre inconvénient qui puisse se produire consistera en coliques et en une diarrhée subite. Aussi, pour éviter ces accidents, les personnes vivant au grand air (ouvriers des champs, marins) devront-elles prendre soin de porter sur le ventre une ceinture de flanelle. Il faut éviter aussi les vêtements trop serrés, qui compriment l'estomac ; nous avons montré dans le cours de Troisième année l'influence néfaste du corset sur les estomacs féminins.

Un *bain* pris après le repas peut être mortel, car il peut occasionner une congestion.

Une émotion vive, une colère, une préoccupation morale peuvent aussi retarder et troubler la digestion. Aussi faut-il éviter pendant et après le repas toute discussion irritante ou passionnante. La bonne grâce de la maîtresse de maison et la douce gaieté des convives ne sont pas choses inutiles. On comprend pourquoi les rois avaient jadis à leur table des bouffons pour provoquer le rire, qui est un excellent digestif.

Enfin, le *travail intellectuel*, aussitôt après le repas, ralentit la digestion ; d'autant plus que, dans ce cas, le corps est ordinairement courbé sur la table de travail et gêne l'estomac dans ses mouvements. « L'homme qui pense le plus, a dit Voltaire, est souvent celui qui digère le moins. » Un repos est donc nécessaire aux travailleurs intellectuels après les deux principaux repas.

Régularité et répartition des repas. — La vie bien réglée est une condition essentielle de la santé et de la vigueur. Nous devons donc nous habituer à régler notre faim et à ne pas manger à toute heure.

A force d'être rempli périodiquement aux mêmes heures, l'estomac prend l'habitude de fonctionner à intervalles réguliers et à heures fixes. Quand le moment du repas arrive, l'estomac s'y prépare et avant que les aliments soient arrivés dans sa cavité il sécrète du suc digestif, du « suc d'appétit », comme l'appellent les physiologistes ; c'est le résultat d'un réflexe d'origine cérébrale : la vue ou l'odeur d'un mets, l'idée même du repas déterminent la sécrétion de ce suc.

Les habitudes alimentaires se contractent rapidement. Ainsi, quand poussé par le besoin, la gourmandise ou simplement l'imitation des autres, nous prenons un repas supplémentaire, par exemple un goûter ou un souper, le lendemain nous en éprouvons le désir à la même heure, et si nous cédons à ce désir plusieurs jours de suite, le *pli* est pris, et il nous faudra désormais goûter ou souper. L'appétit dépend donc beaucoup des habitudes gastriques ; ce qui le prouve aussi, c'est qu'il se manifeste à heure fixe et disparaît quand l'heure du repas est passée, même si le besoin de manger n'a pas été satisfait. La périodicité a tellement d'importance que la notion de l'heure suffit parfois à faire naître l'appétit : il arrive qu'étant fort occupé à travailler nous ne sentions pas la faim ; mais si nous regardons notre montre et que nous y lisions l'heure du repas, la faim nous prend aussitôt.

Nous prenons l'habitude non seulement de l'*heure*, mais aussi de l'*intervalle* régulier des repas. Par exemple, quand on a la coutume du petit déjeuner à 8 heures et du déjeuner à midi, si l'on vient un jour à prendre le petit déjeuner à 7 heures, on a de la peine à attendre midi et l'on est tenaillé par la faim comme si l'on avait retardé l'heure du déjeuner : c'est donc que l'estomac s'était accoutumé à l'intervalle de quatre heures entre les deux repas. De même un repas supplémentaire, un goûter si léger qu'il soit, coupe l'appétit pour dîner à celui qui n'en a pas l'habitude, parce que l'estomac n'a pas eu son temps de repos habituel.

Tous les actes organiques ayant une tendance à se soumettre à l'habitude, nous devons nous efforcer de contracter de bonnes habitudes alimentaires. Trois repas par jour suffisent. Le premier, au lever, bien que léger, est nécessaire, car l'organisme à jeun est dans un état de moindre résistance et plus à même de recevoir les germes de contagion. Le second, le plus important, a lieu vers midi. Enfin le troisième, qui a lieu vers 7 heures du soir, est ordinairement moins copieux, car nous ne faisons guère d'exercice après dîner et par suite la digestion plus lente peut troubler notre sommeil et favoriser le cauchemar.

Ce que nous venons de dire se rapporte aux adultes ; les enfants dépensant beaucoup, digèrent plus vite et doivent manger plus souvent. Aussi pour eux le goûter est-il tout indiqué.

Avec la question de régularité il y a une question de délai. *Les repas ne doivent pas être trop rapprochés*, car il ne faut pas que la digestion de l'un empiète sur la digestion de l'autre. L'estomac, épuisé par la digestion précédente, ne peut fournir le suc gastrique en quantité suffisante. *Les repas trop espacés* ont aussi l'inconvénient de fatiguer le tube digestif : étant trop abondants, ils dilatent l'estomac et l'intestin.

Régularité des fonctions digestives. — Dans la digestion il y a deux chapitres : celui des entrées et celui des sorties. Ce dernier n'est pas celui qui donne le moins de tourments et l'on peut dire sans exagération qu'il est un des gros ennuis de l'humanité. Lorsque l'appareil digestif a absorbé les sucs nutritifs, l'idéal serait qu'il fût fait place nette dans l'intestin ; il n'en est malheureusement pas ainsi, et la situation s'aggrave souvent d'autant plus que les nombreux microbes introduits avec les aliments vont opérer leur travail et produire des toxines qui seront la cause de troubles organiques. On attribue même à ces microbes de l'intestin un rôle important dans les manifestations d'une vieillesse précoce : *à mauvais intestin, rides et mauvais teint.*

Nous devons donc veiller à ce que les résidus de la digestion soient *régulièrement* évacués *chaque jour*, puisqu'ils constituent un foyer de putréfaction à l'intérieur de notre corps. Il y a des visites qu'on doit faire tous les matins et... le plus paresseux devient docile. On obtiendra le résultat cherché en se présentant à la selle, *à la même heure*, de façon à donner à l'intestin une habitude indispensable à la santé. C'est, au contraire, une bien mauvaise habitude qu'ont beaucoup d'enfants de remettre à plus tard l'accomplissement de cette fonction naturelle.

La constipation des personnes qui ne vont à la selle que tous les deux ou trois jours, parfois même à des intervalles plus éloignés, est souvent la cause du manque d'appétit, de migraines, de névralgies, de congestions cérébrales, d'hémorroïdes (dilatation des veines de l'extrémité de l'intestin). Chez les jeunes enfants, la constipation peut occasionner des convulsions. Chez les adultes, le séjour prolongé des matières fécales durcies dans le gros intestin et en particulier dans le cæcum peut être la cause d'une affection grave comme la *typhlite* et l'*appendicite*. La constipation, les vomissements, les douleurs dans la partie inférieure droite du ventre sont les signes ordinaires de ces affections, qui nécessitent presque toujours une intervention chirurgicale.

La vie au grand air, les exercices physiques, l'hydrothérapie et un régime en grande partie végétarien permettent de combattre la constipation. Si la nourriture se compose d'aliments qui sont presque complètement assimilables et ne laissent par conséquent que peu de résidus, il est utile de les mélanger avec des légumes herbacés (épinards, haricots verts, salades, etc.), qui ne sont pas complètement digérés et qui cheminent dans l'intestin **en agissant** comme un véritable balai.

En somme, nous devons soigner nos digestions en appliquant le vieux précepte : *pieds chauds, tête fraiche et ventre libre.*

Sobriété et gourmandise. — La sobriété est la condition essentielle de la vigueur physique et morale. Puisque nous mangeons pour vivre, nous devons manger sainement afin de vivre sainement. Il ne faut donc ni trop manger, ni trop boire.

S'il est bon de stimuler l'appétit par des mets bien préparés, il est mauvais de s'exciter à manger outre mesure par des mets trop succulents. On doit se lever de table avec une sensation de légèreté et de vigueur, rester un peu sur sa faim et éviter d'être alourdi par un excès de bonne chère. Sinon, on s'expose à l'obésité et à ses conséquences fâcheuses, telles que l'indolence, l'incapacité de travail, sans oublier la goutte et la gravelle. Ces accidents sont surtout sérieux chez les personnes sédentaires.

Se laisser aller au caprice de son appétit est donc une faute d'hygiène. L'appétit exagéré et satisfait conduit droit à l'*obésité.* Pourtant beaucoup d'obèses pensent qu'ils ne mangent presque rien ; or, assistez à leur repas et vous serez étonné de ce qu'ils engloutissent ; c'est qu'ils pensent que manger à sa faim ne peut être un excès. En réalité, l'obésité est souvent une affaire d'éducation alimentaire : l'appétit est pour ainsi dire contagieux ; il naît et se développe à voir beaucoup manger ses voisins. Les gros mangeurs donnent l'exemple de la suralimentation à leurs enfants, il les y poussent soit par la succulence de la table, soit même par leur autorité. « Encore un morceau, pour me faire plaisir », dit la mère de sa voix la plus tendre.

— « Avale ce qui reste dans ton assiette, ou tu n'auras pas de dessert ! » gronde le père.

Rien n'est plus édifiant à cet égard que de voir à table, auprès de leurs parents, les enfants d'obèses : regardez avec quelle largesse la maman fortement obèse sert une petite fillette, déjà replète, et qui suit d'un regard gourmand les différents plats ; voyez l'avidité avec laquelle la petite engouffre les aliments et il vous sera facile de prévoir son obésité future. C'est que l'habitude de la suralimentation acquise dès l'enfance devient bientôt invétérée et il est très difficile de s'en défaire. L'obèse voudrait bien guérir, mais sa volonté n'est pas toujours suffisante pour réduire son régime. S'il essaye de rester sur son appétit, il est tellement tiraillé par lui, son malaise est tel qu'il cède de nouveau au désir de manger. Aussi la cure de l'obésité par réduction du régime n'est-elle possible que si elle est prolongée assez longtemps pour que les anciennes habitudes de suralimentation se perdent et soient remplacées par des habitudes de sobriété.

Il ne faudrait pas non plus exagérer la sobriété en imitant ces personnes qui mangent insuffisamment afin de conserver la finesse de leur taille et la pâleur de leur teint. La peur d'engraisser les fait maigrir, et lorsqu'elles veulent réparer le mal il est souvent trop tard : leur estomac est engourdi par une sorte de paresse fonctionnelle. Les conséquences d'une alimentation insuffisante sont l'amaigrissement, la diminution des forces et une faible résistance aux maladies infectieuses. Un organisme ainsi déprimé est un

errain tout préparé pour la culture des microbes pathogènes.

Il faut aussi éviter de boire trop en mangeant, car un
excès de liquide nuit à l'action des sucs digestifs en les
délayant trop, en même temps qu'il produit une sensation
de pesanteur et de ballonnement de l'estomac. Les animaux
se gardent bien de mélanger les aliments solides avec les
aliments liquides : ils boivent après avoir mangé, parfois
même longtemps après.

Une trop grande quantité de liquide introduite dans
l'organisme présente encore un autre danger : c'est l'augmentation de la pression dans les artères (*hypertension*), qui
peut causer des congestions ou des ruptures de vaisseaux
amenant, par exemple, des hémorragies cérébrales incurables.

Nous devons boire cependant, mais modérément, afin de
réparer les pertes de notre organisme et aussi pour aider à
l'élimination par la sueur et l'urine des poisons fabriqués
par nos cellules. Mais évitons de trop boire, surtout pendant les grandes chaleurs, car lorsqu'on a commencé à
boire on continue, on transpire ensuite et l'on recommence
à boire. L'estomac s'alanguit, se dilate, et la dyspepsie
survient, marquée par des gastrites et des coliques. Le meilleur moyen de lutter contre la soif, à l'époque des chaleurs,
est le repos qui aide à rétablir l'équilibre des fonctions.
Enfin, il faut éviter de prendre des boissons glacées à jeun,
surtout après l'exercice, car leur action, aussi dangereuse
qu'un bain pris après le repas, peut être mortelle.

**Empoisonnements par les substances alimentaires.
Soins immédiats.** — Nous avons montré dans le Cours
d'Hygiène de Troisième année que les aliments peuvent causer des empoisonnements nombreux. Nous rappellerons
seulement que ceux qui produisent les accidents les plus
fréquents et les plus graves sont les viandes malsaines ou
avariées, le gibier faisandé, certains mollusques et crustacés, les fromages putréfiés, les blancs d'œufs fermentés et
les champignons.

Ces accidents sont tantôt immédiats, survenant deux à trois heures après le repas, tantôt tardifs et se faisant attendre deux jours et même plus. Ce sont tantôt des troubles nerveux (paralysies, convulsions), tantôt des troubles digestifs (vomissements, diarrhées) qui dominent. La fièvre peut être intense et prolongée, elle peut même simuler la fièvre typhoïde. Les empoisonnements accompagnés de fièvre et d'élévation de température ne sont pas les plus graves, car ils finissent presque toujours par guérir; au contraire, la mort est plus fréquente quand les empoisonnements déterminent un abaissement de la température, un refroidissement général.

Tous ces empoisonnements sont dus à de nombreux produits toxiques, de composition complexe, qui se forment par la putréfaction ; d'où leur nom de *ptomaïnes*. On a même montré que certaines matières albuminoïdes, comme le blanc d'œuf, peuvent, sans altération apparente, produire des toxines appelées *leucomaïnes*. Certaines de ces toxines sont très redoutables et tuent à la dose de quelques centigrammes. Une partie des accidents observés dans les maladies infectieuses sont dus à la production des ptomaïnes et des leucomaïnes dans les tissus du malade.

Dans les cas d'empoisonnements par les substances alimentaires, on doit immédiatement, dès les premiers symptômes, faire évacuer l'estomac en provoquant des vomissements. Il suffit pour cela de chatouiller le fond de la gorge avec le doigt ou avec le dos d'une cuiller. On peut aussi donner du thé en abondance, car il est stimulant et rend les vomissements moins pénibles ; de plus, grâce au tanin qu'il contient, il précipite les ptomaïnes et les rend moins dangereuses. Le médecin seul doit décider la suite du traitement.

Quant au moyen d'éviter ces empoisonnements, il consiste à surveiller la fraîcheur et la qualité des aliments, à rejeter ceux qui sont suspects au goût et à l'odorat. Passer outre pour des raisons d'économie, c'est s'exposer à des accidents graves, et c'est une bien sotte économie que celle qui se paye avec de la santé.

RÉSUMÉ

L'éducation de l'appareil digestif. — Il est possible, *par l'éducation*, de donner de bonnes habitudes d'hygiène à l'appareil digestif.

Il est nécessaire de prendre des soins particuliers de propreté de la *bouche* et des *dents*, et cela en les nettoyant sinon après chaque repas, du moins deux fois par jour, le matin et le soir.

Une *bonne mastication* est une des premières conditions pour bien digérer.

Avant le repas, il faut éviter les exercices violents, car les sucs digestifs ne sont plus sécrétés en quantité suffisante. De même, *après*, l'exercice violent trouble la digestion, tandis que modéré il la favorise. On devra aussi éviter le travail intellectuel et les refroidissements..

Les repas devront être pris à des *intervalles réguliers*. C'est ainsi que l'on donne de bonnes habitudes à l'appareil digestif, et que l'on évite des troubles comme la diarrhée ou la constipation

La *sobriété* est la condition essentielle de la vigueur physique et morale : ne pas trop manger, ne pas trop boire ; sinon l'on s'expose à l'obésité, à la dyspepsie, à la goutte, etc. On ne doit pas non plus exagérer la sobriété, car une alimentation insuffisante déprime l'organisme.

Empoisonnements. — Les *empoisonnements* par les substances alimentaires sont ordinairement causés par les viandes avariées qui renferment des produits toxiques redoutables, les *ptomaïnes*. Les soins à donner dans de tels accidents consistent à provoquer des vomissements qui débarrassent l'estomac, et à faire boire du thé qui stimule et précipite les ptomaïnes par le tanin qu'il contient.

CHAPITRE II

HYGIÈNE DE LA CIRCULATION

———

> *« L'homme a l'âge de ses artères. »*

Toutes les parties du corps ont besoin pour se nourrir de recevoir du sang. Il importe donc d'assurer au sang les qualités nutritives nécessaires, une bonne circulation, et de le mettre à l'abri de l'invasion des microbes pathogènes. Nous allons indiquer les moyens d'obtenir ces résultats.

Ce qu'il faut au sang : une bonne alimentation, de l'air et de la lumière. — Lorsque l'alimentation est insuffisante, les matières nutritives reçues par le sang sont en trop faible quantité, et le sang ainsi appauvri n'entretient plus la vie avec la vigueur nécessaire : il ne nourrit plus suffisamment les organes ; le cœur et les vaisseaux souffrent de cette pauvreté et la circulation se fait mal. Il en résulte des troubles constituant un état maladif connu sous le nom d'*anémie*. L'anémique est pâle et faible ; il perd l'appétit, le mouvement lui est pénible, son caractère est facilement irritable, sa tête le fait souffrir et son cœur bat trop violemment à la moindre émotion.

Au contraire, si la nourriture est trop abondante il se forme un excès de graisse, les artères s'épaississent et perdent de leur élasticité, ce qui impose un surcroît de travail au cœur en l'obligeant à se contracter avec plus d'énergie.

Une alimentation saine et suffisante sans être exagérée est

donc nécessaire au sang, mais il lui faut aussi de l'air et de la lumière.

En effet, l'organisme qui ne vit pas au grand air et qui séjourne dans une habitation où le soleil ne pénètre pas a le sang appauvri surtout par la diminution du nombre de globules rouges : il s'anémie. Comme la plante qui manque d'air et de lumière, il s'étiole. Nous avons suffisamment insisté, dans le Cours d'Hygiène de Troisième année, sur l'influence de la lumière sur l'organisme pour ne pas y revenir.

Conditions d'une bonne circulation. — La circulation du sang doit être régulière. Il importe donc de connaître les causes qui la ralentissent ou l'accélèrent, afin de pouvoir les éviter ou les faire naître selon les cas. Ces causes sont physiques, comme la *pesanteur*, la *compression*, la *chaleur*, le *mouvement*, ou morales, comme les *émotions*.

La pesanteur et la compression. — L'influence de la *pesanteur* sur la circulation est facile à montrer : il suffit de maintenir un bras en l'air pendant quelques instants, l'autre restant abaissé, pour voir la main qui est levée devenir pâle, tandis que la main baissée est rouge et a les veines gonflées. La pesanteur a donc ralenti la circulation dans le membre élevé, tandis qu'elle a fait affluer le sang dans le bras baissé. Ce fait explique pourquoi il est si difficile de mettre des gants lorsque les bras sont restés pendants, comme dans la marche par exemple, car le sang accumulé dans les mains les a fait grossir. De même, des bottines un peu étroites se chaussent facilement avant la marche, difficilement après, car le sang descendu dans les pieds les a fait gonfler.

Ce qui se passe dans la position *debout* ou la position *couchée* est encore l'effet de la pesanteur.

Dans la *position debout*, la pesanteur agit suivant les régions : aux jambes, la circulation artérielle est activée, tandis que la circulation veineuse est ralentie. Les veines peuvent alors être dilatées par le sang qui s'y accumule, et comme elles ne sont pas élastiques, elles resteront dilatées en produisant ce qu'on appelle des *varices* (*fig.* 1). Les varices sont donc des

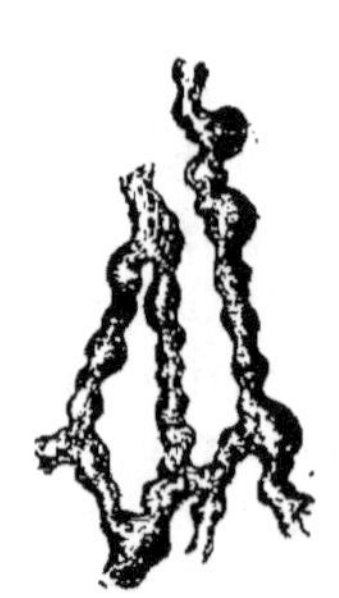
Fig. 1. — Veines atteintes de varices.

veines élargies et contournées irrégulièrement ; elles apparaissent parfois sous la peau avec l'aspect de lignes bleues sinueuses et tortillées. Elle sont fréquentes chez les personnes qui se tiennent toujours debout et presque immobiles.

Les varices sont aussi causées par la *compression* que produit un vêtement trop étroit. On devra donc éviter les cols et les corsets trop serrés : les jarretières devront être remplacées par les jarretelles ; les foulards et les cache-nez sont aussi à rejeter, car ils gênent la circulation dans les veines du cou, tout en déterminant une moiteur qui rend cette région plus sensible au refroidissement. Aussi les marins, qui ont le cou libre et exposé à l'air, sont-ils peu sensibles aux intempéries.

Pour empêcher le développement des varices, on se sert de *bas élastiques* qui, par la pression qu'ils exercent, chassent le sang vers le cœur. Lorsque les varices persistent, le sang qui reste stagnant dans les jambes peut causer des sortes de plaies ne se cicatrisant pas et qu'on nomme *ulcères variqueux.*

Les personnes ayant une tendance aux varices devront donc éviter la station debout prolongée, ou toute profession qui nécessite une attitude défavorable à la circulation veineuse. Hunter raconte avoir guéri de varices du pli du coude un cordonnier qui, sur ses conseils, se fit perruquier, afin d'avoir le bras ordinairement levé.

Les chocs qui se produisent dans la marche, le frottement des chaussures diminuent, chez ceux qui ne sont pas entraînés, la contractilité des artères dans les extrémités inférieures : les pieds gonflent, deviennent chauds et rouges, trois indices d'une circulation exagérée.

A la tête, la pesanteur agit d'une façon inverse : elle entrave la circulation artérielle et favorise la circulation veineuse. En somme, la station debout a une tendance à produire la congestion des pieds et l'anémie de la tête.

Si une personne se place la tête en bas, le sang afflue dans les artères, qui se distendent, permettant ainsi au cerveau de recevoir plus de sang. C'est pourquoi dans la *syncope*, le cerveau étant momentanément privé de sang, on place le malade la tête baissée, même plus bas que le corps, afin d'aider le sang à revenir dans cet organe. Au contraire, dans l'*apoplexie*, causée par un afflux de sang, on soulage le malade en maintenant la tête et le tronc élevés.

Dans la *position couchée*, la pression du sang s'égalise dans les vaisseaux, les muscles se relâchent, et le cœur, dont le travail est diminué, se repose. C'est ce qui explique la fatigue que l'on ressent lorsqu'on a passé une nuit sans pouvoir se coucher ni s'étendre : le cœur n'a pu se reposer.

Dans la position horizontale, la contractilité des vaisseaux des membres inférieurs est devenue inutile ; aussi, chez un malade qui a gardé longtemps le lit, cette contractilité a-t-elle en partie disparu. De sorte qu'au premier lever, les vaisseaux des jambes se dilatent, le sang y descend en masse, abandonnant le cerveau et pouvant produire une syncope. Il est donc utile dans ce cas de se lever lentement et progressivement.

Les personnes qui restent trop longtemps dans une position horizontale éprouvent souvent des douleurs de tête, des *pesanteurs* : c'est ce qui arrive à ceux qui ont trop dormi ; il est produit une stase sanguine qui engourdit le cerveau ; de sorte que plus on dort, plus on a envie de dormir.

Chez les anémiques la position horizontale facilite le travail intellectuel. On cite des auteurs qui ne travaillent que couchés.

La chaleur. — Les variations de température agissent sur les vaisseaux en les faisant se contracter ou se dilater.

Le *froid* fait se contracter les vaisseaux de la surface du corps, chassant le sang de la peau et le refoulant vers les régions centrales, produisant ainsi de la congestion des organes internes, un surcroît de pression dans les artères et par suite un excès de travail du cœur. C'est donc une erreur de découvrir les bras et les jambes des enfants dans les climats rigoureux, car on cherche de l'endurcissement et l'on n'obtient que des troubles circulatoires.

La *chaleur* fait, au contraire, se dilater les vaisseaux de façon que le sang se porte à la peau et vient se rafraîchir au contact de l'air. Ceci explique pourquoi l'usage des chaufferettes amène un excès de sang dans les jambes et provoque l'apparition de varices.

Le mouvement. — Le mouvement des muscles favorise la circulation. Ainsi la meilleure manière de se réchauffer les pieds n'est pas de les approcher du feu, mais de desserrer ses chaussures, qui ralentissent la circulation, et de remuer les orteils : la circulation devient alors plus active et développe de la chaleur.

C'est surtout la circulation veineuse qui est activée par les mouvements des muscles. Aussi chez les sédentaires la circulation est-elle inégale et ralentie, tandis que les exercices physiques facilitent la circulation, accélèrent les battements du cœur.

Une observation facile à faire permet de se rendre compte de ce fait : au repos, votre cœur bat 70 fois par minute ; vous marchez, votre cœur bat plus vite ; vous marchez plus vite, vous courez, votre cœur bat plus vite encore et peut faire 30 pulsations de plus par minute. Si vous montez un escalier rapidement, si vous faites l'ascension d'une montagne à une allure trop rapide, vous suffoquez, vous pâlissez et vous devez vous arrêter pour éviter une syncope.

Voici un autre exemple : à l'École de gymnastique militaire de Joinville on a choisi quatre soldats venant de prendre 20 minutes de repos, le nombre de leurs pulsations était 78, 80, 70 et 70 par minute ; après 10 minutes de course au pas gymnastique et 10 minutes de pas accéléré, représentant un parcours de 2 720 mètres, le pouls était devenu respectivement 112, 106, 104, 94.

Il faut se garder d'abuser des exercices, car le cœur se surmène, se développe trop, s'*hypertrophie* comme on dit, t des troubles circulatoires surviennent. Les gymnastes professionnels et les athlètes sont souvent atteints d'hypertrophie du cœur.

De fortes extensions du tronc, comme celles que l'on fait dans la gymnastique suédoise, ont une grande influence sur la circulation du sang dans les viscères abdominaux et en particulier dans le foie, mais à la condition qu'un obstacle extérieur, une ceinture par exemple, ne gêne pas cette circulation.

Enfin, une légère *pression* sur la peau fait se contracter les vaisseaux : la peau pâlit. Une *friction* plus énergique est suivie d'une réaction inverse : la peau rougit et le sang arrive à la peau. Le *massage* fait progresser le sang par un effet mécanique, aidant ainsi le cœur dans sa besogne.

Les émotions. — Les émotions agissent sur le cœur et sur les vaisseaux par l'intermédiaire du système nerveux.

Une vive émotion fatigue, épuise les centres nerveux ; aussi le cœur bat plus vite pour envoyer plus de sang et par suite plus d'aliments aux centres nerveux épuisés. Mais si l'émotion est trop violente, le cœur s'arrête et la mort survient, ce qui justifie l'expression poétique de *cœur brisé*. Ce fait explique aussi pourquoi on place volontiers les sentiments dans le cœur ; en réalité, celui-ci ne fait que subir l'action des centres nerveux. En tout cas, il est utile de savoir que trop d'émotions tue, et qu'il est sage de les éviter ou de les combattre par une forte volonté.

Les émotions agissent sur les vaisseaux comme sur le cœur. La rougeur ou la pâleur subites du visage indiquent une dilatation ou une contraction des vaisseaux. Sous l'action de la joie, par exemple, le sang afflue à la peau ; au contraire, avec la peur ou les actions déprimantes, le sang reflue vers le centre et le visage pâlit.

Sclérose et anévrisme. — Un mauvais régime alimentaire ou l'abus des boissons alcooliques causent souvent des lésions de l'appareil circulatoire : les artères durcissent et perdent leur élasticité ; c'est un fait qui, chez les personnes sobres, ne se produit que dans la vieillesse et que l'on connaît sous le nom de *sclérose*. On dit volontiers, en médecine, que *l'homme a l'âge de ses artères*, ce qui revient à dire que l'alcoolique, même adolescent, a des artères de vieillard et qu'il est en quelque sorte un jeune vieillard.

Les artères ayant perdu leur élasticité, forcent le cœur à travailler davantage ; aussi il devient plus gros, il s'hypertrophie, ses battements deviennent plus violents, plus rapides, et souvent douloureux, produisant ce qu'on appelle des *palpitations*. Chez les vieillards et chez les alcooliques, le choc produit par l'onde sanguine arrivant dans les artères rigides se propage jusqu'à l'extrémité des vaisseaux : de là les battements ressentis dans les organes, dans le cerveau en particulier, comme des coups de bélier.

Il arrive, pour des raisons pathologiques, qu'en certains points des artères la tunique moyenne se résorbe ; or, les tuniques externe et interne, étant peu résistantes, sont repoussées par la pression sanguine en faisant une sorte de hernie : c'est l'*anévrisme*. Le

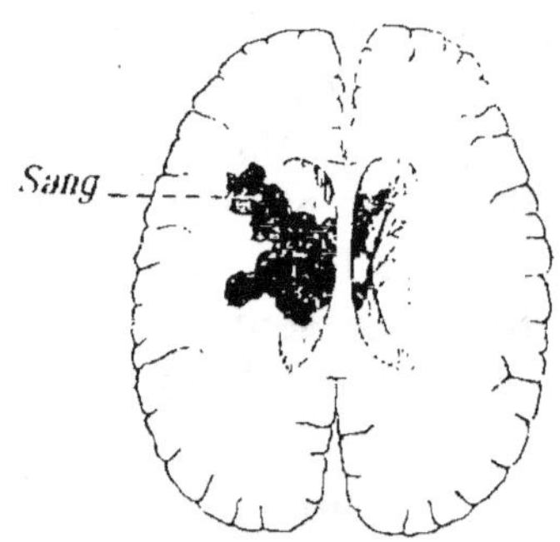

Fig., 2. — Anévrismes d'une artère.

Fig. 3. — Hémorragie résultant de la rupture d'un anévrisme à l'intérieur du cerveau.

sang s'accumule dans ces petites poches (*fig.* 2) en les distendant et en amincissant de plus en plus leur paroi. De sorte qu'à un moment donné, sous l'influence de la pression sanguine, cette paroi peut se déchirer et donner lieu à des hémorragies parfois mortelles : c'est la *rupture d'anévrisme*, si redoutable quand elle a lieu dans le cerveau (*fig.* 3), produisant ce qu'on appelle l'*apoplexie*.

Quand l'anévrisme est placé sur une artère facile à atteindre, il est possible de sauver le malade en faisant une *ligature* de l'artère; mais si le mal s'attaque à une artère profondément située, à l'aorte, par exemple, la mort ne peut être évitée, et des soins hygiéniques seuls peuvent retarder l'échéance fatale, qui se produit alors brusquement.

La ligature d'une artère n'arrête pas complètement la circulation ; sinon la gangrène se produirait. Heureusement, le sang passe par de petites artères (*fig.* 4) qui partent de l'artère principale et s'anastomosent en permettant une circulation qui suffit à entretenir la vie. Il se produit ici quelque chose d'analogue à ce qui se passe dans une ville lorsqu'une rue est barrée ou encombrée et que la circulation des voitures s'établit par de petites rues latérales. D'ailleurs le sang finit par élargir ces petits vaisseaux et par passer en même quantité qu'auparavant.

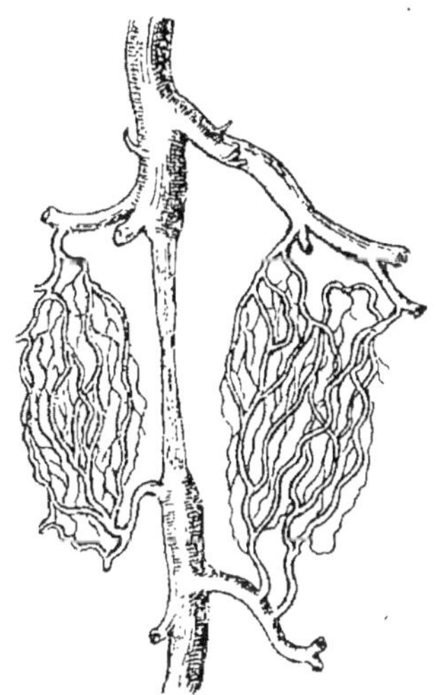

Fig. 4. — Artère fémorale liée depuis trois mois et anastomoses des petites artères.

Syncopes : soins immédiats. — Une personne peut se trouver sans connaissance soit par perte de sang ou par frayeur : c'est la *syncope* ; soit par ébranlement des centres nerveux : c'est la *commotion cérébrale*.

Lorsqu'on est en présence d'une personne sans connaissance, il faut d'abord chercher si elle perd son sang et s'efforcer d'en arrêter la perte par les procédés que nous indiquerons plus loin. Si la personne ne perd pas de sang ou si l'hémorragie est arrêtée, si elle n'a pas de blessure à la tête et si elle est pâle, il faut l'*étendre sur le dos*, la *tête basse*, desserrer les vêtements pour bien dégager le cou, la poitrine et le ventre, débarrasser la bouche et le nez du sang ou des corps étrangers qui empêcheraient l'entrée de l'air. Il faut aussi faciliter l'accès de l'air frais autour du blessé en écartant les spectateurs, toujours plus nuisibles qu'utiles. Il sera bon également de laver les lèvres, les narines, les tempes avec de l'eau froide.

On pourra faire respirer des vapeurs d'éther ou d'ammoniaque, mais il ne faut pas oublier que l'éther est inflammable à distance et que l'ammoniaque peut occasionner sur la peau de véritables brûlures et compromettre la vue si on l'introduit, par maladresse, dans les yeux.

Des frictions dans la région du cœur avec de l'alcool peuvent être utiles.

Enfin, si la respiration ne se rétablit pas, il faut combattre l'asphyxie en pratiquant la respiration artificielle, comme nous l'indiquerons plus loin.

Si la personne a des *blessures à la tête*, sans pâleur bien marquée, il faut l'étendre horizontalement, la tête un peu relevée, et ne rien faire avant l'arrivée du médecin. Tous les soins que nous venons de recommander seraient, dans ce cas, plus nuisibles qu'utiles.

Soins à donner aux blessés. Dangers des plaies. — La femme, par son dévouement, par son habileté manuelle et aussi par sa douceur, est naturellement désignée pour donner aux blessés les premiers soins en attendant l'arrivée du médecin. Mais il est évident qu'en aucun cas elle ne doit se substituer au praticien ; ce serait une faute grave que seule l'ignorance pourrait faire commettre. Il est donc nécessaire qu'elle possède quelques renseignements précis sur les dangers des blessures et sur les secours à donner.

Ces dangers sont de deux sortes : la perte de sang ou *hémorragie* et l'*infection* de la plaie par les microbes.

Combattre l'*hémorragie* est plutôt du domaine du chirurgien, mais en attendant son arrivée on doit essayer d'arrêter

'écoulement du sang, qui peut causer une syncope. La syncope
est un moyen naturel d'arrêt de l'hémorragie, puisqu'elle
suspend la circulation; mais si elle se prolonge elle peut
devenir mortelle. Ainsi sur les champs de bataille de nombreux
blessés, abandonnés pendant des heures sans secours, suc-
combent à cette syncope causée par l'hémorragie.

Quant à l'*infection* de la plaie, on peut l'éviter par un
pansement minutieux fait suivant les principes de l'asepsie
et de l'antisepsie. Il faut savoir qu'à l'état normal la peau
est un obstacle suffisant à la pénétration des microbes; mais
dès qu'il y a plaie, si minime soit-elle, c'est une brèche par
laquelle peuvent s'introduire les germes qui sont partout
autour de nous, dans l'air et sur les objets. Toute plaie,
depuis une piqûre d'épine jusqu'aux blessures les plus graves,
est donc une porte ouverte à l'infection. Pour éviter ce
danger, il est absolument nécessaire de faire un *pansement*
tel que nous l'indiquerons plus loin.

Toute plaie bien soignée doit guérir vite et bien; au contraire, toute plaie souillée peut suppurer et s'infecter des
germes les plus dangereux. Ainsi une légère écorchure mal
soignée peut faire mourir du tétanos, tandis qu'une blessure
très grave, pansée soigneusement, guérit avec une rapidité
surprenante. De là l'explication de ce fait, en apparence
paradoxal, que les plaies les plus insignifiantes sont celles
qui s'infectent le plus souvent, car leur pansement est souvent
négligé; alors que dans les grandes blessures, les soins de
la chirurgie sont tels que l'infection est évitée.

Voyons comment on peut arrêter l'*hémorragie* et comment
on doit opérer le *pansement*.

Hémorragie. — On se servait autrefois de substances dites
hémostatiques parce qu'elles arrêtaient le sang: l'amadou,
la toile d'araignée, le perchlorure de fer. Ces substances sont
plutôt dangereuses, car elles sont malpropres, comme l'amadou et la toile d'araignée, ou caustiques, comme le perchlorure de fer.

Le sang doit être arrêté par des moyens mécaniques : si la

plaie fournit peu de sang, il suffit d'un simple tampon de coton hydrophile bien propre et maintenu par une bande également propre; si la plaie coule abondamment et intéresse une artère ou une veine, cette compression est insuffisante, il faut se servir du garrot. On noue autour du membre (*fig.* 5) un lien élastique (bretelle ou ceinture) ou un simple

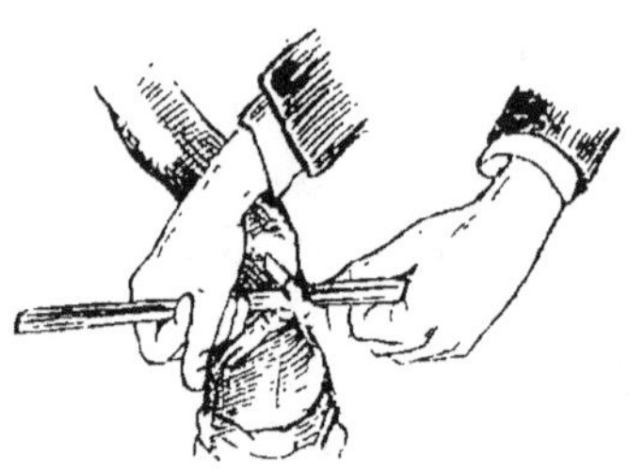

Fig. 5. — Compression des artères à l'aide d'un mouchoir et d'un bâton.

mouchoir plié en cravate. On passe ensuite sous le mouchoir un bâton qu'on tourne pour serrer de plus en plus jusqu'à ce que l'hémorragie s'arrête. Ce lien doit être provisoire, car s'il restait trop longtemps il causerait des accidents graves, la gangrène par exemple. Il permet d'attendre l'arrivée du médecin, qui procédera à la ligature du vaisseau blessé et supprimera ensuite toute compression.

Il faut avoir soin de placer le lien entre le cœur et la plaie si c'est une artère qui est blessée, et entre la plaie et les extrémités si c'est une veine. Pour savoir dans quel cas l'on se trouve, il suffit d'observer le sang qui s'écoule : s'il est rouge clair et sort en jet saccadé, c'est une artère qui est blessée ; s'il est noir et coule en jet uniforme, c'est une grosse veine.

Le transport d'un blessé exige aussi certaines précautions sans lesquelles des complications graves peuvent se produire,

Si l'on ne dispose pas de brancard, il y a avantage à ce

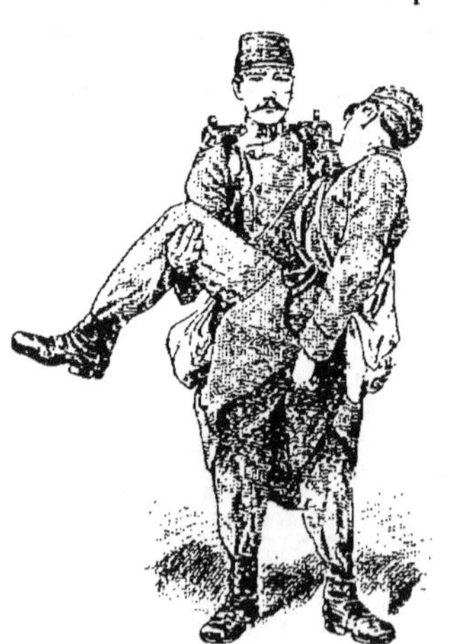

Fig. 6. — Transport d'un blessé par un seul porteur en utilisant les deux bras.

que le transport soit fait par un seul homme suffisamment

igoureux : pour cela, le porteur glisse un bras sous les
urrets et l'autre sous le dos du blessé (*fig.* 6), qui est ainsi
nlevé tout d'une pièce sans secousse, ou bien il saisit le
lessé sous un seul bras et par le milieu du corps (*fig.* 7).
i le blessé est trop lourd, s'il a perdu connaissance, deux

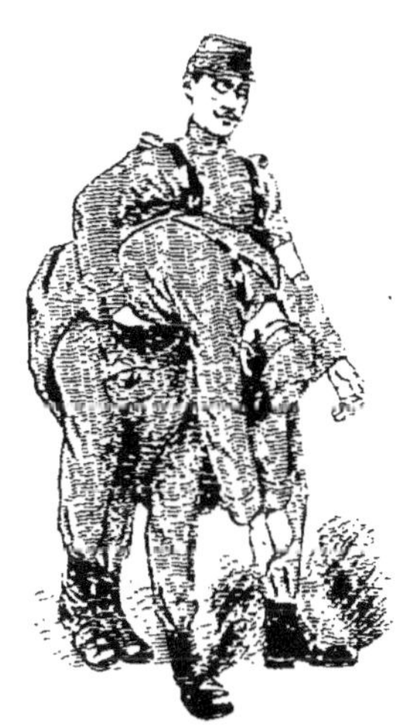

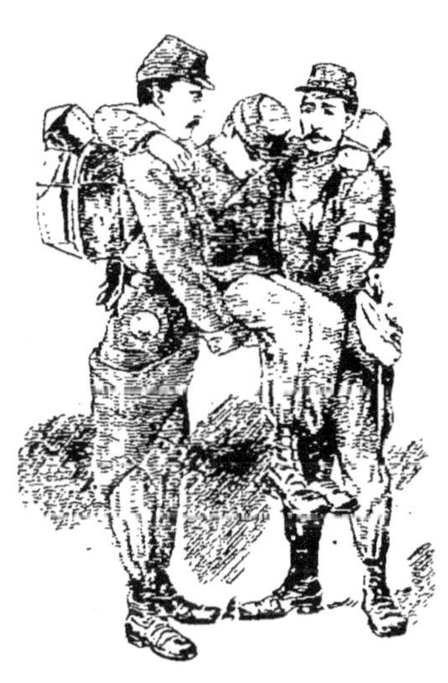

Fig. 7. — Transport d'un blessé
par un seul porteur en utilisant un seul bras.

Fig. 8. — Transport d'un blessé
par deux porteurs.

ommes s'unissent pour le porter en enlaçant leurs bras
ous les jarrets et sous les épaules, de façon à réaliser une
orte de civière (*fig.* 8).

Si le blessé a un membre brisé, il faut avoir soin, avant
e le soulever, d'assurer l'immobilité de la fracture par les
noyens que nous allons indiquer.

Fractures. — En cas de fracture évidente ou soupçonnée,
faut agir avec douceur, car les os brisés pourraient sortir
travers la peau. Avant l'arrivée du médecin, on doit agir
e la façon suivante.

1° S'il y a fracture du *membre supérieur*, on soutiendra le
nembre blessé avec une serviette en écharpe (*fig.* 9) dont

le milieu supportera l'avant-bras et dont les extrémités seront attachées derrière le cou.

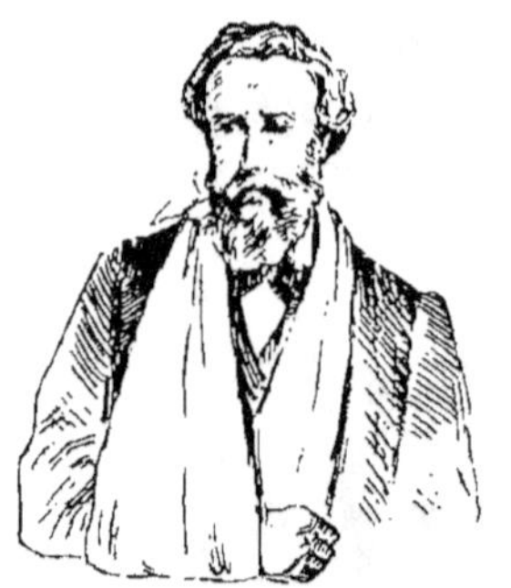

Fig. 9. — Immobilisation d'une fracture du membre supérieur.

2° Si c'est le *membre inférieur* qui est fracturé, on agira différemment suivant que le blessé devra rester sur place, ou devra être transporté. Dans le premier cas, on l'étend sur le dos, puis on saisit le membre fracturé par son extrémité, une main sous le talon, l'autre sur le cou-de-pied, pour le ramener doucement le long du membre sain ; il suffit ensuite de les fixer l'un contre l'autre et de recommander au blessé l'immobilité complète. Dans le second cas, il faut, après avoir ramené le membre fracturé près du membre sain, les lier ensemble avec des bandes de façon que les deux membres forment un tout solide. Ce but sera mieux atteint si, avant l'application des bandes, on place une solide attelle sur le côté externe du membre fracturé.

Dans la fracture des côtes, dont l'existence doit être soupçonnée si la respiration et la toux sont très douloureuses, il faut serrer la poitrine avec une serviette de façon à immobiliser les côtes. Éviter de serrer le ventre, car les mouvements de sa paroi assurent la respiration.

Pansement d'une plaie. — Le pansement a pour but de protéger la plaie contre les germes dangereux qui sont partout autour de nous, dans l'air et sur les objets. Ce sont les microbes qui déterminent la formation du pus et empêchent la soudure des bords de la plaie.

La personne qui va faire le pansement doit commencer par *bien se laver les mains* au savon et à la brosse ; puis les mains seront trempées dans une solution antiseptique (sublimé au millième). Si l'on ne prend pas ces précautions les mains sont sales, quelle qu'en soit la propreté apparente. Puis on verse sur la plaie de l'eau tiède qui a bien bouilli, qui par conséquent est stérilisée, c'est-à dire privée de germes. On lave la plaie sans y porter la main, et ce lavage entraîne mécaniquement les germes qui ont pu envahir la blessure. Sur la plaie on étend ensuite un linge fin, un mouchoir qui a séjourné quelques minutes dans l'eau bouillante. Puis, quelque temps après, on remplace le linge mouillé par un linge propre, sec, chaud, ou de préférence de la gaze stérilisée. Enfin, un peu d'ouate hydrophile par dessus et une bande peu serrée : cela suffira à amener la guérison.

Sous aucun prétexte on ne doit se servir d'éponges, toujours riches en microbes. Le coton hydrophile en tient lieu, mais en maniant ce coton il faut se souvenir qu'il est très facilement inflammable. Il est donc dangereux de trop approcher une bougie du pansement.

Si l'intervention du chirurgien est nécessaire, on est au moins certain de n'avoir pas contaminé la plaie, comme cela a lieu trop souvent.

Ce qu'il faut éviter dans le pansement d'une plaie, c'est le cataplasme, si cher aux blessés parce qu'il apaise leur douleur, mais qui leur est funeste, car il fournit aux microbes un véritable bouillon de culture, de l'humidité et de la chaleur, c'est-à-dire toutes les conditions qui favorisent leur développement. Pour les mêmes raisons on doit proscrire le cérat, le beurre, la graisse, les onguents et tous les ingrédients dits *remèdes de bonne femme*, si réputés à la campagne, mais qui peuvent causer de graves accidents. Ces procédés contentent parfois le blessé mais ils le tuent souvent. En somme, ce qu'exige le pansement d'une plaie, c'est la propreté, la rigoureuse propreté, et rien de plus. Cela est simple, et c'est cependant parce qu'on ne tient pas toujours compte de ce vulgaire conseil que des

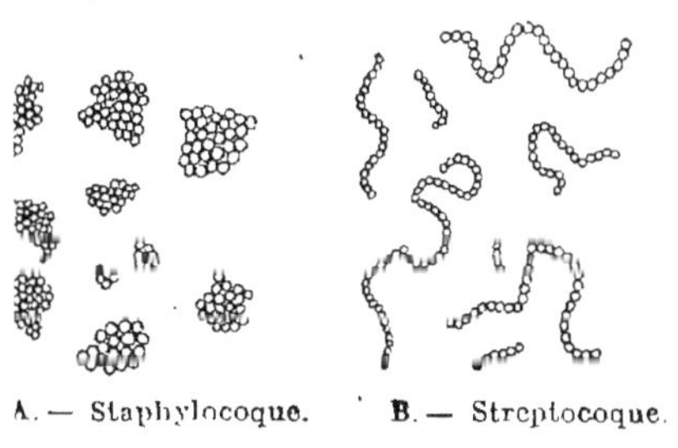

Fig. 10. — Microbes de la suppuration.

éraflures insignifiantes ont des terminaisons mortelles.

Les principaux microbes de la suppuration qui se trouvent dans les plaies mal soignées sont des Microcoques : le *Staphylocoque* (*fig.* 10, A), formé de petits grains en amas et que l'on rencontre dans le pus des furoncles ; le *Streptocoque* (*fig.* 10, B), dont les grains sont disposés en chapelet, qui est surtout abondant dans les plaies à suppuration grave. Une de ses variétés est le microbe de l'*érysipèle*.

Antisepsie et asepsie. — Il est intéressant de remarquer que la méthode de pansement moderne d'une plaie a passé par deux stades : l'*antisepsie* et l'*asepsie*. A ses débuts, la chirurgie moderne crut que les germes infectant les plaies étaient apportés par l'air ; aussi le chirurgien anglais Lister basa sa technique sur l'emploi d'agents chimiques, en particulier de l'acide phénique, qui devaient détruire les germes de l'air et ceux qui existaient à la surface des plaies. C'est pour cela qu'il n'opérait que sous une pulvérisation phéniquée. Il faisait de l'*antisepsie*.

L'*antisepsie* consiste donc à détruire les germes à l'aide de médicaments actifs (sublimé, acide phénique, iodoforme, eau oxygénée, etc.). Elle est indispensable dans le pansement des plaies ordinaires, qui sont généralement faites par des instruments ou des objets malpropres. Mais il faut bien reconnaître que les antiseptiques sont d'un maniement dangereux, et que leur usage exagéré peut causer des accidents graves. Ainsi l'usage prolongé d'acide phénique en solution concentrée produit souvent des gangrènes ; le sublimé détermine des empoisonnements, des suppurations de la bouche et des gencives ; l'iodoforme peut produire des syncopes et des empoisonnements mortels. Donc, à moins d'urgence absolue, l'emploi des antiseptiques doit être laissé au médecin.

Pasteur pensa que l'antisepsie ne suffisait pas, car en 1878 il disait à l'Académie de Médecine : « Si j'avais l'honneur d'être chirurgien, pénétré comme je le suis des dangers auxquels exposent les germes des microbes répandus à la surface de tous les objets, particulièrement dans les hôpitaux, non seulement je ne me servirais que d'instruments d'une propreté parfaite, mais, après avoir nettoyé mes mains avec le plus grand soin, je n'emploierais que de la charpie, des bandelettes, des éponges préalablement exposées dans un air porté à la température de 130 à 150° ; je n'emploierais jamais qu'une eau qui aurait subi la température de 110 à 120°. Tout cela est très pratique. De cette manière, je n'aurais à craindre que les germes en suspension dans l'air autour du lit du malade ; mais l'observation nous montre chaque jour que le nombre de ces germes est pour ainsi dire insignifiant à côté de ceux qui sont répandus dans les poussières, à la surface des objets ou dans les eaux communes les plus limpides. » Aujourd'hui, la chirurgie se conforme aux idées de Pasteur : elle fait de l'*asepsie*.

Pour cela, elle s'efforce de mettre la plaie à l'abri de tout germe ; la plaie est pansée par des mains bien nettoyées, lavée avec de l'eau soigneusement stérilisée, protégée par des linges propres et bien stérilisés. En somme, l'asepsie se confond avec une simple et méticuleuse propreté.

La chirurgie n'emploie donc plus d'antiseptiques chimiques pour nettoyer les plaies, elle ne se sert plus que d'eau ou de matières de pansement rendues stériles par la chaleur ou par des agents chimiques. Les résultats obtenus jusqu'ici justifient pleinement cette méthode.

RÉSUMÉ

Il est nécessaire que le *sang* soit suffisamment riche en matières nutritives, et pour cela il faut une *bonne alimentation*, de l'*air* et de la *lumière*.

Conditions d'une bonne circulation. — Il faut aussi que la circulation du sang soit *régulière*, c'est-à-dire qu'elle ne soit pas gênée par la pesanteur, la compression, la chaleur, le mouvement et les émotions.

La *pesanteur* et la *compression* ralentissent la circulation, surtout dans les veines, et peuvent déterminer la formation de *varices*. Il ne faut donc pas prolonger trop la station debout, ni trop serrer ses vêtements.

La *chaleur* agit sur les vaisseaux en les faisant se contracter (froid) ou se dilater (chaud).

Le *mouvement* favorise la circulation ; aussi les sédentaires ont-ils une circulation inégale et ralentie.

Les *émotions* agissent sur le cœur et les vaisseaux pour accélérer ou ralentir la circulation ; trop violentes, elles peuvent arrêter le cœur et produire la mort.

Un mauvais régime alimentaire, l'abus des boissons alcooliques font durcir les artères (*sclérose*) et développent des *anévrismes* qui, par leur rupture, peuvent causer la mort. Si cette rupture a lieu dans le cerveau, elle produit l'*apoplexie*.

Syncopes : soins immédiats. — Une personne en *syncope*, c'est-à-dire sans connaissance, doit être *étendue sur le dos* et la *tête basse*. Il sera bon de lui laver le visage avec de l'eau fraîche et de lui faire respirer des vapeurs d'éther.

Soins à donner aux blessés. — Les dangers des blessures sont : l'*hémorragie* et l'*infection* de la plaie.

Pour arrêter l'*hémorragie*, on doit agir par la compression soit à l'aide d'un tampon de coton, soit avec un lien élastique si le sang coule abondamment.

Quant à l'*infection*, on l'empêche de se produire par un *pansement aseptique* ou *antiseptique*.

Le transport des blessés doit se faire dans certaines conditions variables suivant les cas, mais toujours avec de grandes précautions.

CHAPITRE III

HYGIÈNE DE LA RESPIRATION

---

*« L'haleine de l'homme est
mortelle à l'homme. »
« Donnons, jour et nuit, de
l'air pur à nos poumons. »*

L'air est indispensable à la vie. Asphyxie. — Nous avons
montré dans le Cours d'*Anatomie et Physiologie* (4e année)
que l'air est indispensable à la vie et que la mort survient
dès que la respiration s'arrête. Le premier cri de l'enfant et
le dernier soupir du mourant ne sont que des mouvements
respiratoires. *Vivre* et *respirer* sont donc deux expressions
synonymes. Priver d'air un être vivant quelconque, c'est le
tuer.

Si les mouvements respiratoires s'arrêtent, la mort survient : on dit qu'il y a *asphyxie*.

Nous avons vu également dans ce Cours que l'asphyxie
peut se produire :

1° par *défaut d'oxygène ;*

2° par *excès de gaz carbonique ;*

3° par des *variations de pression* (air raréfié ou air comprimé) ;

4° par des *causes mécaniques* (noyés, pendus).

La mort peut aussi se produire par empoisonnement à
cause des *gaz toxiques.*

Nous ne pouvons que renvoyer au chapitre de la *Respiration*, dans lequel ces questions ont été traitées. Nous le com-
pléterons cependant ici sur deux points : secours à donner
aux asphyxiés et empoisonnements par les gaz toxiques.

Secours à donner aux asphyxiés : respiration artificielle et tractions rythmées de la langue. — Pour ramener à la vie un asphyxié, on peut employer deux méthodes : la *respiration artificielle* et les *tractions rythmées de la langue.*

1° **Respiration artificielle.** — Elle peut se faire par deux procédés : dans le premier, on étend le malade sur le dos, on lui comprime lentement et énergiquement la base de la poitrine pour chasser l'air des poumons ; puis on cesse brusquement la compression pour faire entrer une certaine quantité d'air. On répète ces mouvements 15 à 20 fois par minute, c'est-à-dire avec la même vitesse que celle des mouvements respiratoires ordinaires.

Dans l'autre procédé, on se place derrière la tête de l'as-

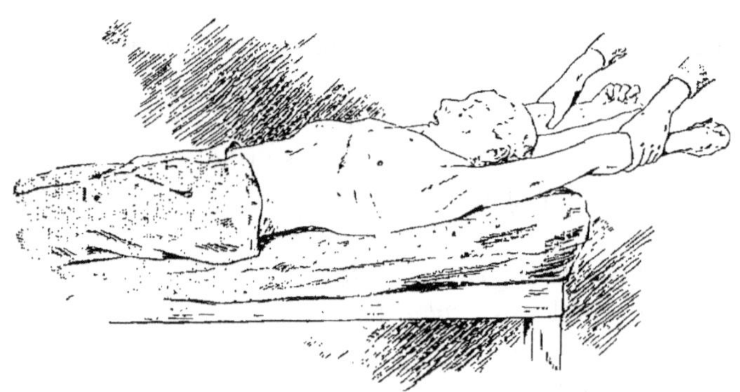

Fig. 11. — Respiration artificielle : 1ᵉʳ temps (inspiration forcée).

phyxié et on saisit chaque avant-bras au-dessous du coude ; puis, dans un *premier temps* (*fig.* 11), on ramène les deux bras de chaque côté de la tête, et dans un *second temps* (*fig.* 12) on les replie en les ramenant lentement de chaque côté de la poitrine et en pressant fortement les coudes contre les côtes. Le premier temps produit une inspiration, le second une expiration. On recommence les mêmes mouvements en se guidant sur sa propre respiration (15 à 20 fois par minute).

Enfin, on peut aussi faire l'*insufflation*, c'est-à-dire envoyer

de l'air dans les poumons de l'asphyxié, soit en se plaçant
bouche à bouche, soit en utilisant un soufflet de cuisine.

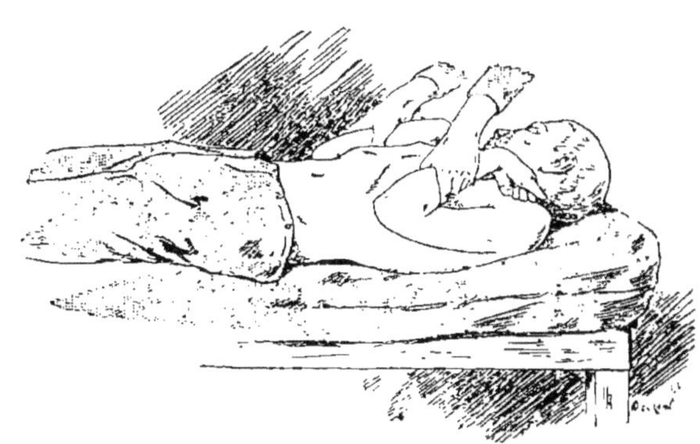

Fig. 12. — Respiration artificielle : 2ᵉ temps (expiration forcée).

2° Tractions rythmées de la langue. — Depuis quelques
années on emploie une méthode simple et qui donne d'excellents résultats. Elle consiste à faire des tractions rythmées
de la langue (15 à 20 par minute). En présence d'un asphyxié,
on commence par écarter les mâchoires avec un bout de bois
ou un bouchon glissé entre les molaires, puis on saisit la
pointe de la langue entre le pouce et l'index au moyen d'un
mouchoir pour éviter le glissement. On peut aussi se servir
d'une sorte de pince
(*fig.* 13) en saisissant
la langue le plus près
possible de sa base.
Dans certains cas, en
particulier dans l'élec-
trocution, le rappel à
la vie a été obtenu

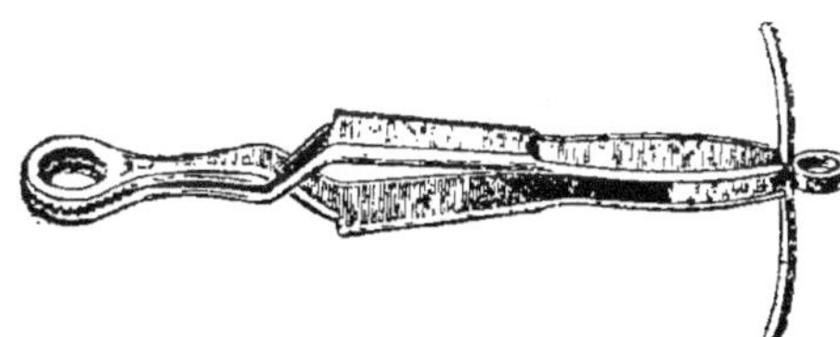

Fig. 13. — Pince à traction.

après plusieurs heures de mort apparente. Aussi, à cause de la
longueur de l'opération, a-t-on imaginé de faire mouvoir la
pince par un appareil automatique commandé par un mouvement d'horlogerie convenablement réglé (*fig.* 14).
   Les premiers signes de rappel à la vie sont : une certaine

résistance de la langue, le retour progressif de sa coloration rosée, une première et bruyante inspiration, comme une

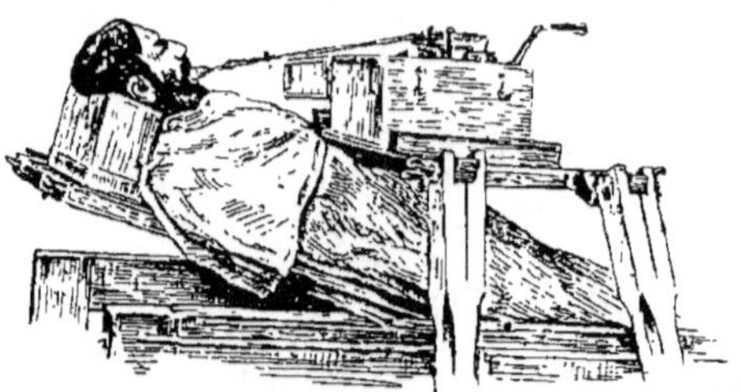

Fig. 14. — Tracteur automatique en fonction sur un asphyxié.

sorte de hoquet. Pour avoir la certitude de la mort, il faut continuer le mouvement au moins pendant six heures sans obtenir de résultat.

Avant d'appliquer l'une de ces méthodes sur un noyé, il faut expulser l'eau des organes. Pour cela on met le genou gauche en terre, on place le noyé en travers sur la cuisse droite, posé sur le ventre, la tête soutenue par un aide, et l'on appuie à trois ou quatre reprises sur les côtés de la poitrine, en glissant des aisselles vers les flancs. On le couche ensuite sur le dos, la tête tournée de côté, on écarte les mâchoires à l'aide d'un morceau de bois et on nettoie là bouche et le nez avec un linge propre ou les barbes d'une plume. C'est alors seulement qu'on pratique la respiration artificielle ou les tractions rythmées de la langue.

Empoisonnements par les gaz toxiques: premiers soins. — Certains gaz, même répandus à faible dose dans l'air, peuvent produire un véritable empoisonnement.

Le plus redoutable de ces gaz, et aussi le plus fréquent, car il se produit chaque fois que la combustion est incomplète, par exemple dans les cheminées où le tirage est insuffisant, est l'*oxyde de carbone*. Il forme avec l'hémoglobine des globules rouges du sang un composé très stable qui n'abandonnera plus son oxygène aux tissus ; les globules ne pouvant plus transporter l'oxygène aux organes, la mort survient. Quelques dix-millièmes de ce gaz dans l'air sont suffisants pour produire des accidents mortels. A dose encore plus faible, il produit des maux de tête, des vertiges et des bourdonnements d'oreilles.

Ces accidents ne sont malheureusement pas rares, car les sources d'oxyde de carbone sont nombreuses autour de nous. La plus commune est celle des poêles à combustion lente appelés *poêles mobiles*. Ces poêles dégagent beaucoup d'oxyde de carbone qui peut être entraîné dans la cheminée, mais qui peut aussi refluer vers l'appartement et causer des empoisonnements. Il est surtout dangereux de changer ces poêles de place, comme on le fait souvent, car pendant le transport l'oxyde de carbone peut se dégager dans la chambre. Les poêles à combustion lente ont été, à juste titre, condamnés par l'Académie de Médecine.

Le gaz d'éclairage renferme aussi une quantité notable d'oxyde de carbone (environ 10 %), et c'est à ce gaz toxique qu'il faut attribuer les accidents d'empoisonnement produits par le gaz d'éclairage. Heureusement l'odeur de ce dernier est si caractéristique que l'on est averti du danger dès qu'une fuite se produit.

Au contraire, il est difficile de s'apercevoir de la présence de l'oxyde de carbone dans l'air, car il est inodore. Le seul moyen que l'on indique consiste à placer un Serin dans sa cage au milieu de la pièce ; cet animal est très sensible au gaz toxique, et s'il meurt au bout de quelques heures, c'est qu'il y a dans la chambre de petites quantités d'oxyde de carbone.

En hiver, on ne saurait trop se préoccuper du mode de chauffage, du bon tirage des cheminées et des poêles, car l'oxyde de carbone nous fait courir des dangers continuels.

On a remarqué, en effet, que beaucoup de personnes se portent moins bien en hiver qu'en été ; vers la fin de l'hiver surtout, elles ressentent des troubles variés. En pareil cas, on doit soupçonner une intoxication lente par l'oxyde de carbone.

Les personnes séjournant dans des locaux où se dégage l'oxyde de carbone (blanchisserie, cuisine, etc.) présentent une anémie intense, des palpitations, des névralgies, de l'insomnie, des troubles intellectuels qui inquiètent à tort en rappelant la paralysie générale.

Tous les moyens ordinaires employés contre les asphyxies restent ici sans résultat. Seules les inhalations prolongées d'oxygène pur sont actives et ont quelques chances de succès. Par malheur, c'est seulement dans les villes que l'on peut se procurer facilement un ballon d'oxygène.

On peut encore citer parmi les gaz toxiques : l'hydrogène sulfuré, le gaz sulfureux, l'acide cyanhydrique, etc. L'hydrogène sulfuré qui se dégage des fosses d'aisances asphyxie en tuant brusquement : aussi les ouvriers vidangeurs donnent-ils à ce phénomène le nom de *plomb*. Des accidents semblables se produisent également dans les égouts mal ventilés.

Conditions d'une bonne respiration. — L'oxygène étant nécessaire au bon fonctionnement de la machine humaine, nous devons chercher à réaliser les conditions qui peuvent assurer une bonne respiration. Pour bien respirer, deux conditions sont essentielles : il faut d'abord de l'*air pur*, *respirable*, c'est-à-dire qui ne soit pas vicié par des gaz toxiques, ni par des poussières ou des microbes ; il faut ensuite introduire cet air en quantité suffisante dans les poumons, afin de produire une bonne ventilation, et pour cela il faut apprendre à respirer, il faut une *éducation de l'appareil respiratoire*

Air respirable et air confiné. — Lorsque la respiration de l'homme s'effectue à l'air libre dans la campagne, les modifications apportées dans la composition de l'air ambiant sont insensibles. L'air y conserve sa pureté. Aussi vivre le plus possible à l'air libre est une des meilleures conditions de santé. Des statistiques montrent, par exemple, que la mortalité est plus grande parmi les employés de chemin de fer qui travaillent dans les bureaux que parmi ceux qui travaillent sur la voie en plein air. Le paysan qui vit toute la journée au plein air est plus robuste que l'ouvrier des villes enfermé dans un atelier souvent mal aéré.

Dans les grands centres, l'air est souillé par les émanations des usines, les gaz provenant des appareils de chauffage et d'éclairage, les poussières et les déchets de toutes sortes.

Nous avons montré dans notre Cours d'Hygiène de 3ᵉ année (voir le chapitre : *Hygiène de l'habitation*) que dans une chambre close où se trouvent plusieurs personnes, l'air est rapidement altéré pour plusieurs causes : par la diminution de l'oxygène, par l'augmentation du gaz carbonique, et surtout parce que l'air rejeté par l'homme contient des toxines qui rendent l'air confiné dangereux. Un séjour dans l'air confiné présente donc un réel danger, et l'on a eu raison de dire que « l'haleine de l'homme est mortelle à l'homme. »

Dans la même partie du Cours nous avons évalué le *volume d'air nécessaire*, et nous avons montré que la *ventilation* était indispensable et devait surtout se faire par les fenêtres ouvertes, même la nuit.

Les poussières de l'air. — Lorsqu'un rayon de soleil pénètre dans une salle, il est facile de se rendre compte de l'abondance extraordinaire de poussières éparpillées dans l'air et que nous introduisons dans notre organisme en respirant. Ces poussières sont *minérales* ou *organiques*.

Parmi les *poussières minérales*, celles qui dominent proviennent du charbon. L'air des villes, en particulier, est chargé de poussières de charbon qui entrent avec l'air jusque dans les poumons, où elles se fixent. Aussi à mesure que l'on avance en âge, les poumons contiennent-ils davantage de ces particules charbonneuses, si bien que les poumons des vieillards présentent à leur surface un réseau de traînées noirâtres dues à ces poussières.

Ordinairement les poussières ne constituent pas un danger ; mais dans les mines de charbon elles deviennent tellement abondantes qu'elles obstruent les petites bronches et empêchent la respiration. Aussi les mineurs ont-ils beau rejeter sans cesse des crachats noirâtres chargés de charbon, leurs poumons finissent souvent par se désorganiser ; ces ouvriers toussent de plus en plus et meurent de consomption à la façon des phtisiques.

Les poussières les plus dangereuses sont celles qui sont dures, celles du silex par exemple, car elles peuvent faire des petites plaies dans les bronches et y préparer en quelque sorte une demeure aux germes de la tuberculose. Sur 100 tailleurs de silex, 80 meurent phtisiques ; 70 pour 100 parmi les aiguiseurs d'aiguilles, 65 parmi les tailleurs de limes, 40 parmi les tailleurs de meules, 7 parmi les ouvriers en ciment meurent de la même façon.

L'arrosage des rues et le goudronnage des routes sont d'une grande utilité pour empêcher la formation de la poussière sur les voies où circulent des automobiles, qui soulèvent sur leur passage des nuages de poussière.

Parmi les *poussières organiques* on trouve des débris de tissus, des poils animaux ou végétaux, des brins de laine et de coton, des grains de pollen, etc. On attribue même au pollen de certaines Graminées une affection connue sous le nom de *fièvre des foins*. Ces poussières végétales en suspension dans l'air sont une cause d'irritation des muqueuses du nez, des yeux et même des voies respiratoires, à tel point que certaines personnes ne peuvent traverser une prairie ou un bois sans tousser : c'est le rhume d'été, familier à beaucoup d'arthritiques et de nerveux.

Toutes ces impuretés de l'air ne présentent pas de grave inconvénient ; ce qu'il y a de plus dangereux dans l'air, ce sont les *germes vivants* qu'il contient.

Les microbes de l'air. Expériences de Pasteur. — Pendant longtemps l'existence des germes dans l'air a été niée ; il a fallu les célèbres expériences de Pasteur pour la mettre en évidence.

Dans une première expérience (*fig.* 15), il place dans un tube une bourre de coton-poudre ; puis il fait communiquer le tube, d'un côté avec l'air de la rue, de l'autre avec une trompe

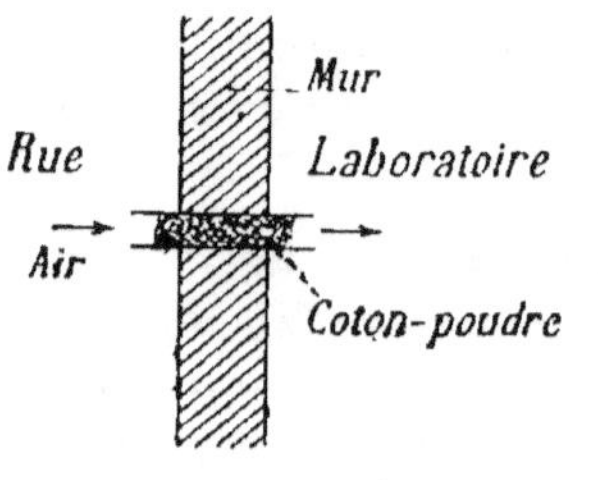

Fig. 15. — Expérience de Pasteur.

qui produit un appel d'air. L'air de la rue passe à travers le coton, y laisse déposer les poussières qu'il contient et noircit le coton. Au bout d'un certain temps on dissout le coton dans l'éther et il ne reste plus qu'une poussière noirâtre qu'on observe au microscope. On y voit alors des poussières minérales et des spores de Champignons ou d'Algues qui sont bien vivantes, car on peut les faire germer en les plaçant dans un milieu nutritif. L'air contient donc des *germes vivants* qui peuvent être la cause des maladies et des décompositions organiques.

Ainsi s'explique l'apparition de *microbes* dans le bouillon, le lait, l'urine, la viande fraîche que l'on expose à l'air. C'est aussi de cette façon que les moisissures se développent sur le pain humide, les confitures et le vieux cuir. Tous ces êtres vivants microscopiques travaillent à la décomposition des matières organiques dans lesquelles ils vivent.

D'autres expériences de Pasteur n'ont fait que confirmer la précédente. Il prend, par exemple, un ballon dont le col communique avec un tube recourbé dans lequel est placé un tampon d'amiante qui a été stérilisé (*fig.* 16). Ce tampon arrête les germes, et la décomposition du liquide n'a pas lieu. Au contraire, si l'on introduit le tampon dans un bouillon stérilisé, celui-ci s'altère rapidement.

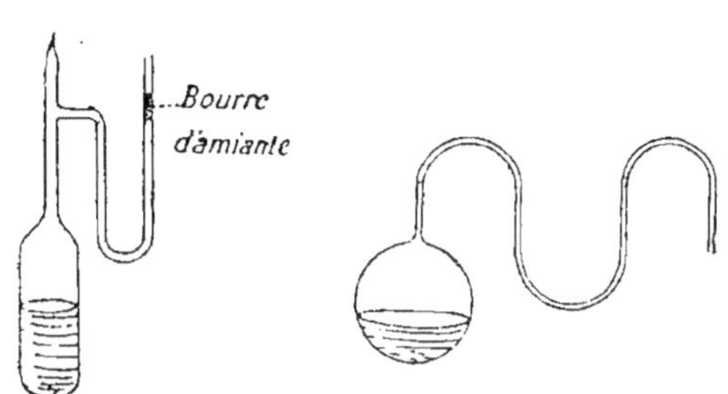

Fig. 16. — Ballons pour conserver les liquides au contact de l'air privé de germes.

Pasteur utilisa encore un ballon dont le col était sinueux ; il fit bouillir le liquide, et lorsque, par le refroidissement, l'air rentra, il se dépouilla de ses germes au niveau des courbures du tube et le liquide demeura intact. Mais s'il penchait le ballon pour amener le liquide au contact des courbures chargées de poussière, immédiatement la putréfaction commençait.

En résumé, les expériences de Pasteur ont montré : 1° que les liquides organiques sont incapables de donner naissance à des organismes, à des êtres vivants, car ceux-ci proviennent toujours d'autres êtres vivants qui ont existé avant eux ; 2° que des germes vivants sont contenus dans l'air et par suite qu'ils existent sur tous les corps exposés au contact de l'air.

Une conclusion hygiénique d'une grande importance s'impose donc : c'est que de nombreux microbes étant contenus dans l'air, celui-ci peut les amener au contact de nos voies respiratoires et favoriser ainsi l'invasion de notre organisme par des germes dangereux.

D'autre part, Pasteur a montré que l'on peut conserver du bouillon ou du lait pendant plusieurs années, indéfiniment même, en les plaçant à l'abri de l'air de la manière suivante : il introduit le liquide dans un ballon, puis il le soumet à une ébullition prolongée afin de tuer les germes vivants qu'il pourrait contenir et qui ne peuvent résister longtemps à une température de 100°. Il *stérilise* ainsi le ballon et son contenu, puis il ferme le col à la lampe (*fig.* 17). Le liquide reste alors intact tant qu'on n'y introduit pas de germes ; mais dès qu'on ouvre le ballon, en cassant la pointe en *a*, l'air extérieur rentre en entraînant les germes qu'il contient et la putréfaction du liquide se produit immédiatement.

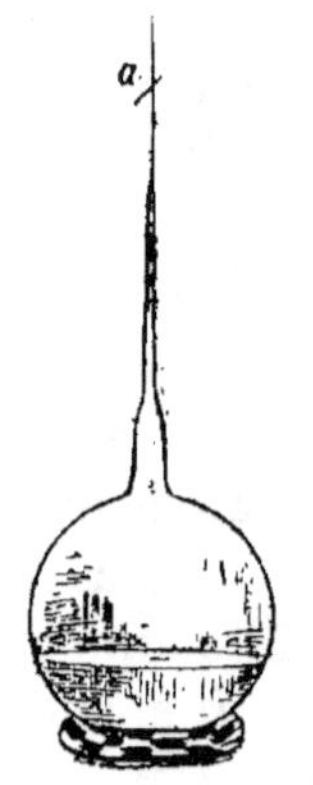

Fig.17. — Ballon Pasteur pour recueillir les microbes de l'air.

Par ce procédé, Pasteur a pu étudier la répartition des germes dans l'air. Pour cela il se transportait aux différents endroits dont il voulait étudier l'air, avec des ballons semblables à celui qui vient d'être décrit, c'est-à-dire stérilisés et fermés ; puis il les ouvrait en brisant la pointe avec une pince : l'air de l'endroit entrait en produisant un sifflement ; enfin il les fermait de nouveau à la lampe. Si le liquide se trouble, c'est que l'air a introduit des germes que l'on pourra étudier au microscope ; si, au contraire, il ne se trouble pas, c'est que l'air ne contenait pas de germes.

Nombre et répartition des microbes dans l'air. — On a pu voir ainsi que l'air du centre des villes est celui qui contient le plus de microbes. Ainsi à Paris, au parc Montsouris, le nombre des microbes est en moyenne de 320 par mètre cube, tandis que dans la rue de Rivoli, sans doute parce qu'elle est une des rues les plus mouvementées, la moyenne est de 3 200, c'est-à-dire 10 fois plus forte.

A mesure qu'on s'éloigne des lieux habités le nombre des microbes va en diminuant. Ainsi l'air des campagnes en renferme beaucoup moins que celui des villes, et enfin l'air des hautes montagnes et de la mer est d'une pureté presque absolue. Les expériences faites par Pasteur dans les Alpes sont bien démonstratives à cet égard : 20 ballons préparés comme on l'a dit plus haut furent ouverts au Montanvert, près de la mer de Glace, à 2 000^m d'altitude et par un vent assez fort ; un seul ballon s'est altéré.

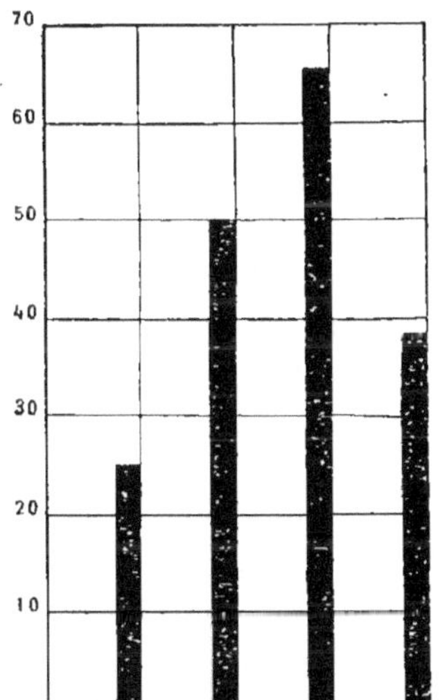

F g. 18. — Graphique représentant la moyenne du nombre des microbes par saison (Parc Montsouris).

D'ailleurs, à mesure qu'on s'élève, l'air devient de plus en plus pur. Les chiffres suivants le montrent bien :

A Paris	Rue de Rivoli	3 220	bactéries par mètre cube.
	Parc Montsouris . . .	320	—
	Sommet du Panthéon.	198	—
Massif du Mont-Blanc	Montanvert	49	—
	Mer de Glace .	23	—
	Plan de l'Aiguille. .	14	—
	Grands Mulets	8	—
	Grand Plateau	6	—
	Sommet du Mont-Blanc	4	—

On a pu constater aussi (*fig.* 18) que les microbes sont

plus nombreux dans l'air au printemps et surtout en été qu'en hiver. La pluie fait diminuer le nombre de germes, qui devient, au contraire, plus considérable quand le vent soulève les poussières ; la pluie est donc un agent purificateur de l'atmosphère.

Dans les appartements médiocrement tenus il n'est pas rare de trouver plusieurs milliers de microbes par mètre cube d'air, et dans les salles d'hôpitaux où séjournent de nombreux malades on peut en compter plus de 50 000.

Dans les espaces clos le nombre des microbes varie dans des proportions énormes (*fig.* 19). Si l'air des égouts renferme si peu de germes, cela tient à ce que l'humidité les empêche de se répandre dans l'atmosphère.

On a montré aussi que les cours intérieures des maisons contenaient plus de germes que les rues les plus fréquentées. Aussi les habitants des chambres prenant jour sur des cours respirent-ils un air fort impur.

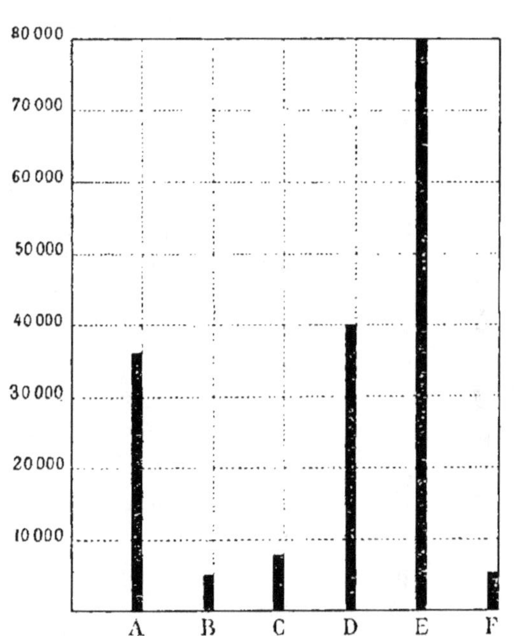

A. Appartement de la rue Monge. — B. Appartement neuf de la rue Censier. — C. Laboratoire de Montsouris. — D. Hôtel-Dieu de Paris. — E. Hôpital de la Pitié. — F. Égouts de Paris.

Fig. 19. — Graphique montrant la richesse en microbes des espaces clos (*Miquel*).

Invasion de l'organisme par la voie aérienne. — L'air que nous respirons peut amener des microbes au contact de nos voies respiratoires et favoriser ainsi l'invasion de notre organisme par des germes dangereux, en particulier par ceux de la *tuberculose*, de la *diphtérie*, de la *variole*, de la *scarlatine*, de la *rougeole*, et de la *grippe*.

Il semble donc difficile d'éviter cette contagion, surtout dans les villes, où l'air est chargé de germes de toute sorte. Mais fort heureusement les microbes de l'atmosphère sont soumis à de nombreuses causes de destruction (oxygène, lumière, sécheresse, etc.), et ils disparaissent rapidement. Aussi, quand une épidémie naît dans un pays, faut-il en rechercher l'origine non dans l'air, mais chez les habitants.

D'autre part, beaucoup de germes sont retenus dans les voies respiratoires par le mucus des fosses nasales, du pharynx, du larynx et de la trachée, et sont expectorés ensuite. On a montré, en effet, que dans une atmosphère contenant 20 000 microbes par mètre cube, l'air expiré n'en contenait plus que 40 et se trouvait pour ainsi dire débarrassé des germes. Le mucus des voies respiratoires constitue donc un excellent moyen de défense pour l'organisme.

Il est quand même prudent de se mettre à l'abri de la poussière et pour cela il faut en répandre le moins possible dans l'air, soit en pratiquant le *balayage humide* et le *nettoyage par le vide* (voir le Cours d'Hygiène de 3ᵉ année, chapitre de l'*habitation*), soit en *essuyant* les meubles au lieu de les épousseter.

Éducation de l'appareil respiratoire. — Il faut savoir respirer. — Il ne suffit pas de respirer, il faut *savoir respirer*. On devrait apprendre à l'enfant à respirer, comme on lui enseigne à marcher et à parler.

Sachons d'abord qu'*il faut respirer par le nez* et non par la bouche. Ce conseil, que l'on donne aux coureurs et aux cyclistes, est utile à tout le monde. L'inspiration faite par le nez fournit un plus grand volume d'air ; de plus, l'air en passant par les sinuosités des fosses nasales s'échauffe et se débarrasse en partie des poussières qu'il contient et que nous rejetons ensuite en nous mouchant. La respiration par la bouche amenant moins d'air, on conçoit que les enfants dont les fosses nasales sont obstruées par des *végétations adénoïdes* soient chétifs et que leur développement soit ralenti, car ils subissent une sorte d'asphyxie lente. Aussi l'ablation de ces végétations s'impose-t-elle. Une fois cette opération faite, une amélioration rapide se produit dans l'état général de l'enfant.

D'autre part, en respirant par la bouche, l'air froid et sec arrive directement dans les bronches et provoque la toux. Si l'air est froid et humide, il produit des maux de gorge et des bronchites. Aussi pendant les temps de brouillard est-il prudent de respirer toujours par le nez. La respiration par la bouche est souvent l'origine de maladies des voies aériennes. Les personnes qui dorment la bouche ouverte, et elles sont nombreuses ainsi qu'on peut s'en assurer en parcourant un dortoir, se réveillent avec la gorge sèche et la bouche mauvaise.

Pour qu'une bonne ventilation se fasse dans les poumons, il faut *s'habituer à faire de profondes et lentes inspirations*, car elles apportent plus d'air que des inspirations courtes et rapides. On a montré par des mesures précises que 40 inspirations de 300 centimètres cubes chacune ne produisent pas un renouvellement de l'air aussi parfait que 20 inspirations de 500 centimètres cubes. Il est facile de concevoir, en effet, que les petits mouvements respiratoires atteignent seulement les couches superficielles et laissent immobiles les couches profondes de l'air contenu dans les poumons.

On sait que pendant une promenade à l'air vif et pur de la campagne, les profondes inspirations donnent une sensation particulière de bien-être qui décongestionne le cerveau et rend plus dispos et plus vigoureux.

Il est nécessaire aussi de favoriser le développement de la cage thoracique par des exercices physiques (*fig.* 20). Les mouvements du corps, en effet, amplifient la poitrine et font pénétrer plus d'oxygène dans les poumons. On a constaté chez 76 % des sujets observés faisant des exercices physiques, une augmentation de 2 à 5 centimètres du périmètre thoracique. D'un autre côté la combustion dans les muscles est plus active ; il y a donc un plus grand besoin d'oxygène, et par suite les mouvements respiratoires sont plus amples.

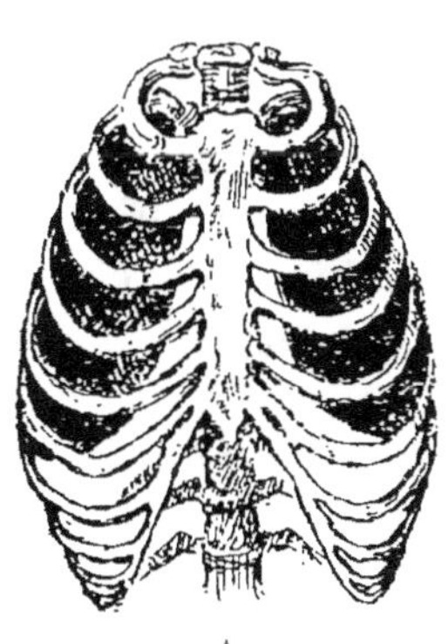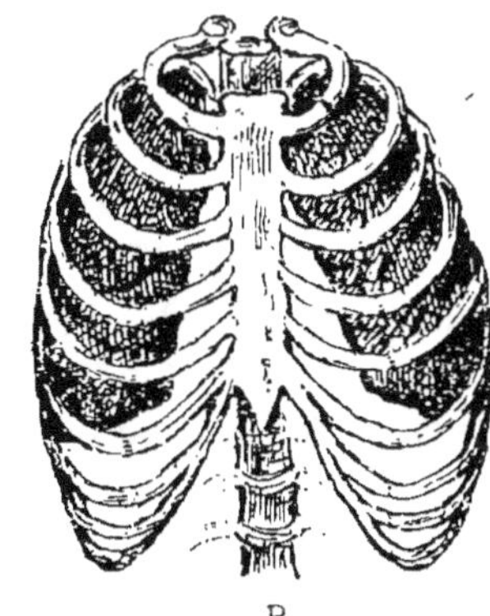

Fig. 20. — Cage thoracique :
A, d'une personne qui ne fait pas d'exercice ;
B, d'une personne qui en fait.

Ces faits ont une grande importance chez l'enfant ; les jeux en plein air contribuent à lui élargir la poitrine et à donner plus de puissance à ses poumons.

Des mesures ont été faites qui ont montré que l'intensité respiratoire augmente dans les proportions suivantes :

Position assise	1,18
Debout	1,33
A cheval, au pas	2,20
Marche (2 milles à l'heure)	2,76
A cheval, au galop	3,16
— au trot	4,05
Natation	4,8
Course (7 milles à l'heure)	7,09

Chez les sujets exercés à la gymnastique et à la course, l'amplitude des mouvements respiratoires s'accroît, tandis que la fréquence diminue. Le physiologiste Marey a montré qu'après cinq mois d'exercices à l'école de gymnastique de Joinville, l'amplitude de ces mouvements a plus que quadruplé, tandis que le nombre a sensiblement diminué.

On peut, en surveillant sa respiration, par le seul effet de la volonté, régler le rythme des mouvements et l'empêcher de s'accélérer pendant le travail. Il faut s'habituer à respirer largement.

Enfin, à ceux qui font des exercices physiques violents, on recommande, lorsqu'ils font un *effort*, c'est-à-dire une expiration forcée, de laisser la glotte ouverte pendant le travail des muscles, afin de ne pas emprisonner dans les poumons de l'air sous une forte pression. Pour obtenir ce résultat, il suffit de chanter pendant l'effort ou de pousser un cri quelconque qui permet à l'air de sortir au lieu d'être retenu. De cette façon des troubles circulatoires sont évités.

Liberté des mouvements respiratoires. — Pour favoriser les mouvements respiratoires, il faut veiller à ce que la dilatation de la poitrine et celle de l'abdomen ne soient pas gênées par des vêtements trop serrés.

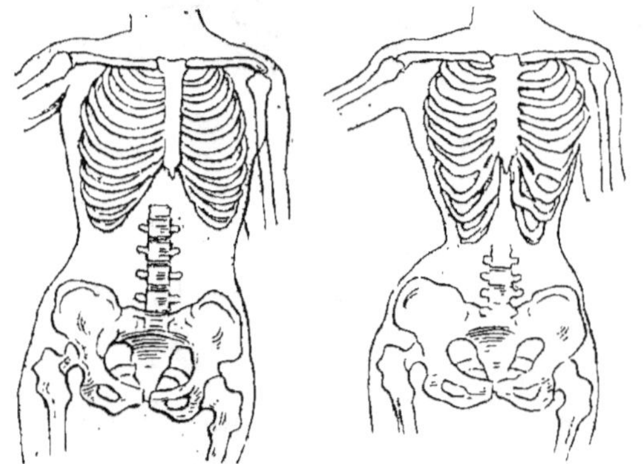

<table>
<tr><td align="center">Squelette
non déformé par le corset.</td><td align="center">Squelette
déformé par le corset.</td></tr>
</table>

Fig. 21.

C'est ainsi qu'un corset trop serré et mal adapté à la forme du corps peut amener des troubles de la respiration en déformant la cage thoracique et en comprimant la base des poumons (*fig.* 21); de sorte que souvent chez les femmes, l'agrandissement de la poitrine, dans les mouvements respiratoires, ne se fait plus que par le haut.

De même les viscères abdominaux devront être seulement maintenus, mais pas comprimés.

Enfin des cols trop étroits et trop hauts pourront aussi causer des troubles circulatoires et respiratoires.

RÉSUMÉ

Asphyxie et empoisonnement par les gaz toxiques. Soins à donner. — L'asphyxie est l'arrêt des mouvements respiratoires. Elle peut se produire : *par manque d'O, par excès de CO^2, par des variations de pression* (air raréfié, air comprimé), par des *causes mécaniques* (noyés, pendus).

On peut essayer de ramener l'asphyxié à la vie par deux procédés : la *respiration artificielle* et les *tractions rythmées de la langue*.

Certains gaz toxiques, comme l'*oxyde de carbone*, peuvent causer un véritable empoisonnement de l'organisme. Seules les inhalations d'oxygène permettent de combattre cet accident avec quelques chances de succès.

Conditions d'une bonne respiration. — Pour bien respirer, il faut : 1° de l'*air pur*, c'est-à-dire ne contenant ni gaz toxiques, ni poussières, ni microbes ; 2° introduire de l'air en quantité suffisante par une bonne *éducation de l'appareil respiratoire*.

Les poussières et les microbes de l'air. — Les poussières de l'air sont *minérales* ou *organiques*. Parmi les premières, celles du charbon sont les plus fréquentes ; les secondes proviennent d'êtres vivants, et parmi elles les plus dangereuses sont les *germes vivants* ou *microbes*. Les expériences de Pasteur ont montré nettement l'existence de ces germes et ont même permis d'étudier leur répartition dans l'air. C'est ainsi que l'on a vu que l'air des villes était plus riche en germes que l'air des campagnes, et que l'air des montagnes et de la mer est d'une pureté presque absolue.

Pour éviter l'invasion de l'organisme par la voie aérienne, il faut *ne jamais balayer à sec, essuyer et ne pas épousseter*, et pratiquer le *nettoyage par le vide*.

Education de l'appareil respiratoire. — Il ne suffit pas de respirer, *il faut savoir respirer* : on doit respirer par le nez et non par la bouche ; il faut aussi s'habituer à faire de profondes et lentes inspirations, qui sont plus efficaces que des inspirations courtes et rapides.

Il est nécessaire aussi de favoriser le développement de la cage thoracique par des exercices physiques.

Enfin, il faut veiller à ce que les mouvements respiratoires ne soient pas gênés par des vêtements trop serrés (corset, col).

CHAPITRE IV

HYGIÈNE DU NEZ ET DE LA GORGE

Le nez et la gorge doivent amener de l'air et non des microbes. Veillons donc à leur propreté.

Le nez et sa fonction respiratoire. — Le nez a une double fonction : *respiratoire* et *olfactive*. L'altération de cette dernière n'entraine d'ordinaire que des troubles sans conséquences nuisibles pour le reste de l'organisme. Au contraire, l'intégrité de la fonction respiratoire est nécessaire au maintien de la santé.

Nous avons montré dans le chapitre précédent qu'il était logique de respirer par le nez et non par la bouche ; le nez, en effet, réchauffe l'air qui passe dans les sinuosités de ses parois et retient dans son mucus les poussières et les microbes que l'air renferme : autant de fonctions que la bouche est impropre à remplir. Malheureusement ces fonctions s'altèrent facilement : 1° parce que les fosses nasales sont deux conduits très étroits dont le moindre rétrécissement gêne le passage de l'air et empêche l'oxygène d'arriver en quantité suffisante ; 2° parce qu'au cours du développement les fosses nasales subissent souvent des déformations qui obstruent en partie ces voies respiratoires.

Pour atténuer le malaise qui résulte de cette insuffisance respiratoire, la personne qui est dans ce cas ouvre la bouche et croit respirer *comme tout le monde*. En réalité, respirer par la bouche est aussi illogique que de manger par les fosses nasales.

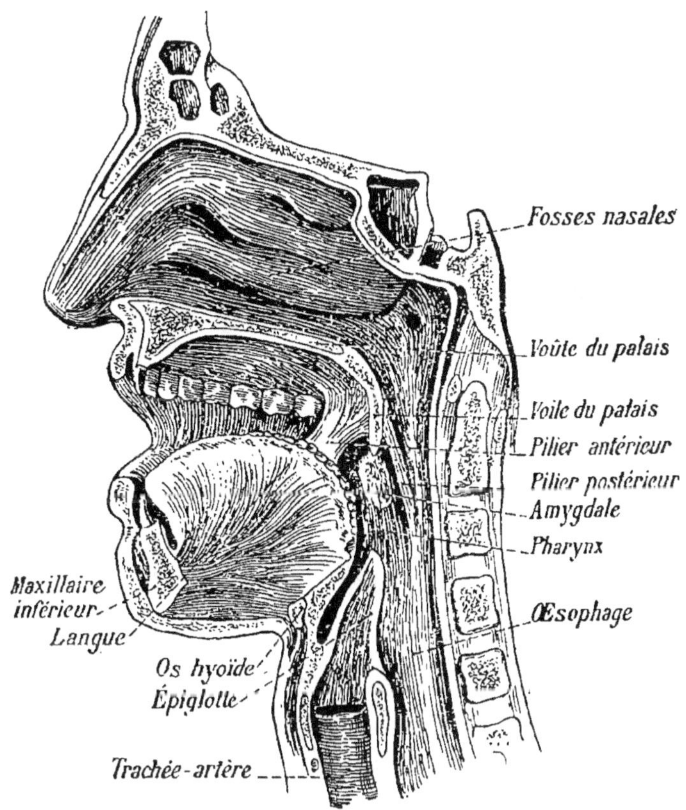

Fig. 22. — Coupe verticale et médiane de la face et du cou.

Voyons comment on doit surveiller la respiration nasale chez l'enfant, puis chez l'adulte.

1° **Chez l'enfant. Végétations adénoïdes et mucosités.** — Chez le *nourrisson*, l'obstruction nasale se reconnaît facilement à la bouche béante et à la difficulté qu'il éprouve pour téter. A peine a-t-il pris quelques gouttes de lait qu'il se rejette vivement en arrière pour aspirer l'air qui lui manque.

Dans la *seconde enfance*, des signes nombreux révèlent le mauvais fonctionnement du nez : gêne respiratoire ; béance de la bouche (*fig.* 23) donnant à l'enfant une physionomie niaise ; troubles de la déglutition ; écoulement de la salive par les coins de la bouche pendant le sommeil ; ronflement nocturne.

On peut encore s'assurer de ce trouble respiratoire en faisant souffler l'enfant alternativement par chacune des narines, l'autre étant fermée ; on place le dos de la main sous la narine ouverte et l'on se rend compte ainsi de la force du courant d'air expiré.

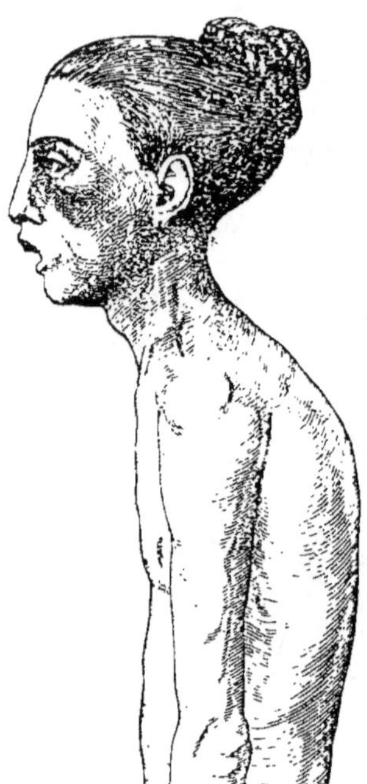

Fig. 23. — Fillette ayant des végétations adénoïdes.
(*Dessin pris à la clinique du* Dr CASTEX.)

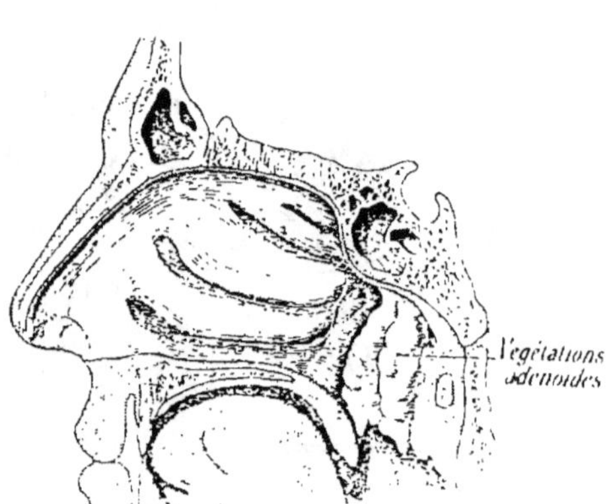

Fig. 24. — Végétations adénoïdes obstruant complètement les fosses nasales.
(*Dessin pris à la clinique du* Dr CASTEX.)

Une respiration nasale défectueuse retentit sur le développement physique et intellectuel de l'enfant. Il importe donc que les parents sachent dépister cette affection afin de la faire traiter par le médecin. Ce sont les *végétations adénoïdes* qui sont la cause la plus fréquente de ce trouble. C'est qu'en effet, elles obstruent complètement les voies nasales (*fig.* 24) et que la respiration n'est plus possible que par la bouche. Il est donc de la plus grande nécessité de les faire enlever par le chirurgien. Une fois leur ablation faite, il faut apprendre au petit opéré à se servir de son nez pour respirer, car il en a perdu l'habitude ; il faut faire la rééducation de ses mouvements respiratoires. On verra alors une amélioration se produire très rapidement chez l'enfant.

Les *mucosités* peuvent aussi obstruer les fosses nasales d'une façon presque permanente. On doit donc apprendre aux enfants morveux à se moucher autrement que sur leurs manches. Ils doivent se moucher aussi souvent qu'il est nécessaire, de la manière suivante : boucher une narine en appliquant un doigt sur l'aile du nez, souffler pour expulser le contenu de l'autre ; procéder ensuite de façon inverse pour vider l'autre narine. En mouchant ainsi successivement les deux narines, on fait moins de bruit, mais plus de besogne qu'en pinçant les deux narines à la fois et en soufflant fortement dans son mouchoir ; de plus, on ne s'expose pas à lancer dans la trompe d'Eustache l'air enfermé sous pression dans le pharynx et chargé souvent de germes dangereux ; c'est par ce chemin que se fait l'invasion microbienne de l'oreille moyenne (*otite moyenne*).

Les parents doivent aussi veiller à ce que les enfants ne prennent pas la mauvaise habitude de se mettre les doigts dans le nez ; c'est une cause fréquente d'écorchures de la muqueuse nasale qui ouvrent ainsi la porte à de dangereuses infections. De plus, les produits infectieux puisés dans les narines peuvent être disséminés sur le corps et produire les accidents les plus variés.

2° **Chez l'adulte.** — Un certain nombre d'affections des fosses nasales peuvent être évitées par des soins hygiéniques appropriés.

Les narines doivent être tenues *en état de propreté.* Aussi après un voyage en chemin de fer, en automobile, un séjour de quelques heures dans une salle de bal ou de spectacle est-il nécessaire de nettoyer les fosses nasales avec un linge fin ou des tampons d'ouate humide. On peut aussi renifler un peu d'eau salée tiède ou de la vaseline boriquée ; mais il ne faut pas renifler de l'eau pure, qui blesse l'épithélium, et dont l'usage prolongé peut amener une inflammation chronique (*rhinite*).

Les *refroidissements,* soit aux pieds, soit à la tête, sont souvent la cause des rhumes de cerveau. On peut combattre le froid aux pieds en portant des chaussures à semelle épaisse, des snow-boots par les temps de neige, et en changeant de bas tous les jours ; dans les sanatoria on adopte exclusivement les chaussons et les sabots, afin de préserver les malades des rhumes et des maux de gorge.

La *fumée de tabac* est nuisible à la pituitaire, qu'elle irrite et congestionne. Le tabac à priser est encore plus mauvais, car il est à la fois toxique et caustique ; il peut causer une rhinite chronique et compromettre l'odorat.

Certaines *poussières végétales* agissent d'une façon spéciale : la vératrine fait éternuer ; la poudre d'ipéca provoque une crise de rhinite ; le pollen des Graminées cause le rhume des foins.

Les *odeurs* peuvent avoir sur la muqueuse nasale et sur l'organisme des actions nuisibles : maux de tête, migraines, vertiges, nausées, palpitations, éruptions, troubles de la voix et même syncope.

Pour lutter contre la fréquence des rhumes de cerveau, qui est un signe de faiblesse, il faut fortifier l'organisme par l'hydrothérapie et par l'accoutumance au froid.

Enfin, beaucoup de jeunes filles ne seraient sans doute pas fâchées d'éviter d'avoir le *nez rouge*. Cette chose disgracieuse indique que la circulation générale se fait mal. Or ces troubles circulatoires sont dus : soit à un mauvais fonctionnement du tube digestif, la constipation ; soit à l'abus des excitants, le café chez la femme, l'alcool chez l'homme ; soit encore à des vêtements trop serrés. On devra donc combattre la constipation, supprimer les excitants, élargir les cols et les corsets, régulariser la circulation générale par des exercices et l'hydrothérapie.

Le naso-pharynx. — L'hygiène de cette région, située vers le haut du pharynx, se confond avec celle du nez et de la bouche. C'est, en effet, par l'intermédiaire de ces cavités que l'infection du naso-pharynx peut se faire et se transmettre ensuite à des parties plus ou moins éloignées, par exemple au sommet du poumon, les vaisseaux lymphatiques servant de trait d'union et charriant les bacilles de la tuberculose qui pullulent communément dans le nez et la gorge. C'est là un mécanisme fréquent de la tuberculisation des sommets des poumons. Une bonne hygiène du nez et de la gorge constitue donc une des précautions que l'on doit prendre dans la lutte contre la tuberculose.

La gorge. — Comme le nez et la bouche, la gorge sert de porte d'entrée à de nombreuses maladies infectieuses. Entretenir la gorge en bon état est donc un moyen de mettre l'organisme à l'abri de nombreux maux.

Respirer la *bouche ouverte* est une des causes les plus communes de l'irritation de la gorge, par suite de l'arrivée sur le pharynx de l'air froid, sec et chargé de germes. Après quelques heures d'une telle respiration, la bouche devient pâteuse, la gorge se dessèche, une sensation de soif se manifeste. Si cette respiration buccale devient permanente, la résistance aux microbes faiblit et s'épuise, et la muqueuse s'infecte. L'asepsie de la gorge devra donc être faite par des gargarismes ou par des pulvérisations. Mais

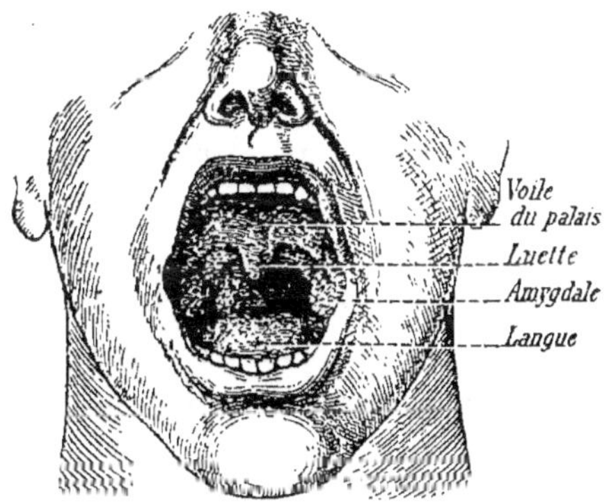

Fig. 25. — Bouche ouverte montrant le voile du palais, la luette et les amygdales.

cette toilette est difficile, surtout à la surface des amygdales, qui présente de petites cavités dans lesquelles les microbes sont à l'abri et se développent facilement.

Un grand nombre de solutions antiseptiques peuvent être utilisées pour les soins de la gorge. Les Drs Brouardel et Mosny, dans leur *Traité d'hygiène*, conseillent de se gargariser régulièrement, matin et soir, avec un demi-verre d'eau tiède dans lequel on verse XV gouttes de la solution suivante :

Teinture de Benjoin	60 grammes.
Salol	0,40
Saccharine	0,20

Certains sports, comme le *cyclisme* et l'*automobilisme,* sont dangereux pour les personnes ayant cette mauvaise habitude de respirer par la bouche.

De même la *fumée de tabac* est nuisible, à cause des principes irritants qu'elle renferme (nicotine, pyridine, ammoniaque, etc.). La cigarette est, à cet égard, plus irritante que le cigare ou la pipe. Il est moins mauvais de fumer en plein air que dans un espace clos (salle de café, wagon), où l'on respire un air saturé de fumée. Mieux vaut aussi fumer après un repas qu'à jeun. L'habitude de se gargariser et de boire quelques gorgées de liquide après avoir fumé est une bonne pratique hygiénique. La muqueuse du pharynx des fumeurs invétérés présente ordinairement des altérations visibles : elle est rouge et sa vascularisation est anormale. Aussi les individus atteints de catarrhe chronique doivent-ils s'abstenir du tabac, qui aggrave les lésions et empêche leur guérison.

L'*alcool* a une action qui, à la longue, est encore plus nuisible que celle du tabac. Tous les buveurs d'alcool ont tôt ou tard une voix discordante ou éraillée. Leur gorge présente des tuméfactions rougeâtres analogues aux bourgeonnements de leur nez.

Les *épices*, les aliments trop *vinaigrés* congestionnent également la gorge. On doit donc en faire une consommation modérée. Les personnes sensibles de la gorge doivent aussi éviter les boissons trop froides ou trop chaudes, qui déterminent des poussées congestives plus ou moins violentes.

Les *mauvaises dents* sont aussi une cause d'irritation de la gorge. Il suffit souvent de faire extraire des racines cariées pour guérir des maux de gorge tenaces.

Ordinairement il est bon d'avoir le *cou libre et dégagé* car le foulard ou le cache-nez, à cause de l'excès de chaleur qu'ils entretiennent autour du cou, prédisposent aux maux de gorge. Mais chez les arthritiques le froid ayant une action néfaste sur la gorge, on devra leur recommander l'usage, pendant la saison froide, d'un col un peu haut, à la condition toutefois qu'il ne serre pas trop le cou, ce qui congestionnerait la tête.

Le *refroidissement* général ou celui des extrémités étant une cause fréquente de maux de gorge, il est bon d'obtenir un certain endurcissement de la peau pour empêcher que l'organisme ne ressente trop vivement les changements de température. C'est pourquoi il est utile d'accoutumer les enfants à user d'eau froide (18 à 30°) pour leur toilette.

Le mauvais fonctionnement de l'intestin peut causer un état de congestion du pharynx : on devra donc, pour cette raison aussi, combattre la *constipation*.

Enfin, chez certaines personnes qui ont le système nerveux facilement impressionnable, la gorge se ressent des moindres *émotions* : une bonne hygiène nerveuse sera le meilleur préservatif contre les troubles du pharynx (spasmes, hémorragies, herpès) qui les menacent.

RÉSUMÉ

Le nez et sa fonction respiratoire. — On doit respirer par le nez et non par la bouche ; de cette façon l'air se réchauffe et se débarrasse des poussières et des microbes qu'il contient.

Chez l'*enfant*, les fosses nasales sont souvent obstruées par des *végétations adénoïdes* et par des *mucosités*. Pour permettre à l'enfant la respiration nasale, on devra donc faire enlever les végétations adénoïdes et lui apprendre à se moucher.

Chez l'*adulte*, les narines doivent être tenues en état de propreté. On évitera : les *refroidissements* des extrémités, qui sont souvent la cause de rhumes de cerveau ; la *fumée de tabac*, qui congestionne ; les *poussières* ; les *odeurs*.

Si l'on veut éviter d'avoir le *nez rouge*, il faut veiller à la circulation générale, qui peut être troublée par la constipation, l'abus des excitants et les vêtements trop serrés.

Le *naso-pharynx* doit être propre, car il peut transmettre, par l'intermédiaire des lymphatiques, les microbes de la tuberculose par exemple, jusqu'au sommet des poumons.

La gorge. — La gorge sert aussi de porte d'entrée à de nombreuses maladies infectieuses. On doit la maintenir en bon état. Pour cela il faut éviter : la *respiration buccale*, surtout si l'on fait de la bicyclette et de l'automobile ; la *fumée de tabac*, surtout celle de la cigarette ; l'*alcool,* qui est très nuisible ; les *épices*, le *vinaigre*. On devra aussi faire enlever les *mauvaises dents* ; habituer la peau à un certain *endurcissement* contre les variations de température et surtout contre les *refroidissements* ; combattre la *constipation* ; et enfin éviter les *émotions* aux personnes impressionnables.

CHAPITRE V

HYGIÈNE DE LA PEAU

« *Ce qu'est la pureté pour l'âme,
la propreté l'est pour le corps.* »
(Epictète.)

Rôle de la peau. — Nous avons vu dans le Cours d'*Anatomie et Physiologie* (4e année) que la peau, par la *sueur* qu'elle sécrète, est un organe d'élimination. Elle vient en aide à la fonction urinaire, car la sueur contient non seulement les mêmes substances d'excrétion que l'urine, mais aussi des toxines. Aussi, dès que l'on supprime la transpiration chez un animal en recouvrant sa peau d'un vernis, la sueur reste dans le sang et l'on ne tarde pas à constater des symptômes d'empoisonnement.

Nous avons vu également que la sueur avait pour effet, en s'évaporant à la surface du corps, de rafraîchir l'organisme et de régulariser sa température.

La peau sécrète aussi le *sébum*, matière grasse qui lui donne de la souplesse.

La sueur, le sébum, les détritus épidermiques, les poussières de l'air et des vêtements forment à la surface de la peau un enduit gras, une crasse qui entrave les fonctions de la peau et dont on ne peut se débarrasser que par une *propreté parfaite*. C'est là une condition première de la santé générale.

L'accumulation de microbes dans cette crasse peut être le point de départ de maladies infectieuses. Donc la malpropreté est dangereuse non seulement pour l'individu qui en est affligé, mais aussi pour les autres, car elle facilite la transmission des microbes pathogènes.

Si la propreté des vêtements est nécessaire, celle du corps ne l'est pas moins. « Nous changeons de vêtement, dit Jules Simon, et il est d'une bonne hygiène d'en changer le plus souvent possible ; mais nous ne changeons pas de peau, et les gens malpropres portent partout avec eux, pour leur malheur et pour le malheur de ceux qui les approchent, le germe de toutes les maladies. »

La propreté corporelle peut être obtenue par des soins journaliers et faciles à prendre que nous allons indiquer.

Propreté de la peau. Le savon. Frictions. — Pour enlever cette sorte de crasse sur laquelle se fixent et se développent de nombreux germes, il faut avoir recours à des lavages au savon et à des bains chauds.

Le *savon* est d'un emploi nécessaire, car non seulement il dissout les graisses, mais aussi il a une action antiseptique très nette, et une action mécanique par la friction. Les savons noirs ou mous sont nuisibles parce qu'ils irritent la peau et produisent des gerçures. Les meilleurs sont les savons blancs contenant peu d'eau.

Pour atteindre une propreté parfaite, il faut faire suivre le lavage à l'eau et au savon, qui nettoie et décolle les poussières, de *frictions sèches*, vigoureusement faites avec une serviette rude, qui détachent les détritus de l'épiderme et activent la circulation. Après quelques jours de ces frictions on éprouve une véritable sensation de bien-être et de vigueur.

L'eau chaude décrasse mieux que l'eau froide, mais elle tonifie moins l'organisme et expose à des gerçures.

Tous ces soins de propreté exigent du temps, mais on ne doit pas oublier que la propreté est un devoir ; pour certains peuples, comme les Mahométans, c'est même un devoir religieux.

Pour obtenir la propreté générale du corps et pour activer les fonctions de la peau, il est bon d'utiliser les *bains* et les *ablutions*.

Bains. — Ils sont *chauds* ou *froids*.

1º Le *bain chaud* est le véritable *bain de propreté* ; sa température doit être de 32 à 40º ; elle ne devra jamais dépasser 40º, car cela pourrait amener des congestions du cerveau. Un thermomètre spécial (*fig.* 26), maintenu à la surface de l'eau par un flotteur en liège, renseigne sur cette température. La durée du bain sera d'un quart d'heure, 20 minutes au plus. Après 15 minutes de séjour dans l'eau, la peau se ramollit et se dépouille de ses impuretés : Aussi est-il utile de bien se frictionner avec l'eau du bain, de façon à faire tomber les débris d'épiderme. Dans les agglomérations ouvrières, en particulier dans les mines, on remplace le bain chaud par un *bain-douche*, dans lequel une douche à 35º tombe en pluie sur le corps des individus placés dans des bassins.

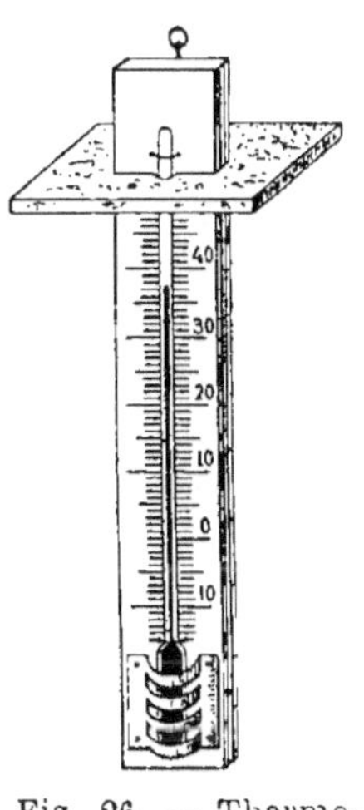

Fig. 26. — Thermo-mètre de bain.

Ce bain de propreté n'exclue pas le savonnage, les frictions sèches et le massage, dont l'action mécanique stimule la peau et la débarrasse des détritus épidermiques.

Si la peau est irritée, on peut ajouter au bain un peu d'amidon (500 grammes). Si la peau est graisseuse et trans-pire beaucoup, on atténue cet inconvénient en ajoutant au bain 300 grammes de carbonate de sodium ou 100 grammes de borate de sodium. Si la sueur a une mauvaise odeur, on ajoute une décoction de plantes aromatiques (500 grammes thym, mélisse, menthe, qu'on fait bouillir 10 minutes dans 5 litres d'eau).

Le bain ne doit être pris que deux bonnes heures après la fin du repas ; mais on peut, sans inconvénient, manger dans le bain. Il est nécessaire de prendre un bain au moins tous les quinze jours.

2º Le *bain froid* ne nettoie pas aussi bien que le bain

chaud, mais il a d'autres avantages : il active la circulation et régularise les fonctions nerveuses. Sa durée ne doit pas dépasser 10 minutes si sa température est de 15 à 20°. Son premier effet est de faire se contracter les vaisseaux de la peau et refluer le sang vers les organes internes ; vient ensuite la *réaction*, pendant laquelle le sang revient en abondance dans les capillaires de la peau en décongestionnant les organes internes et en produisant une sensation de chaleur. En même temps les battements du cœur sont plus rapides, et les mouvements respiratoires plus accélérés.

Les *bains de mer* agissent par leur eau froide, mais aussi par le sel et par le choc des vagues. Leur durée ne doit pas dépasser 10 minutes, et à la condition d'exécuter des mouvements pendant toute cette durée. Ils sont favorables aux scrofuleux et aux lymphatiques, mais ils sont interdits aux nerveux et aux arthritiques.

On remplace souvent les bains froids, qui ne sont pas toujours faciles à prendre, par des *ablutions* d'eau froide.

Les ablutions : lotions, douches. — Les *ablutions froides* sont d'une pratique facile et doivent être recommandées à tous les sujets faibles et à tous ceux qui ont une vie sédentaire. Il est certain que, combinées avec les exercices physiques, elles donnent à l'individu le maximum de résistance et de santé.

Les Grecs et les Romains connaissaient déjà les bienfaits de ces pratiques, ils prenaient des bains très fréquents ; leurs piscines étaient ouvertes à tous gratuitement, et les robinets y distribuaient à volonté l'eau chaude, l'eau tiède et l'eau froide. Au moyen âge au contraire, on considérait presque comme un devoir de négliger les soins corporels, et la malpropreté la plus extrême régnait. Les siècles ont passé et c'est depuis quelques années seulement qu'on apprécie de nouveau les bienfaits des douches et des bains, des ablutions chaudes et froides. On semble comprendre que le bain ne doit pas être réservé seulement aux classes aisées, mais qu'il est de première nécessité pour les travailleurs ; ce sont eux qui en ont le plus besoin, parce qu'ils séjournent dans des locaux poussiéreux et que leurs ressources ne leur permettent pas de changer souvent de linge.

Les ablutions sont de simples *lotions* ou des *douches*.

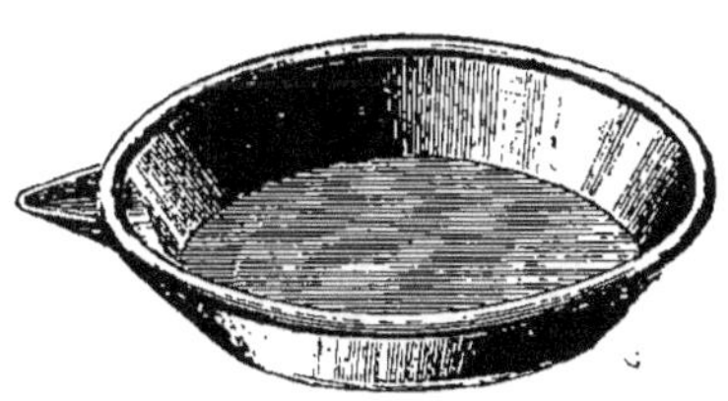

Fig. 27. — Tub.

La *lotion* d'eau froide se prend au saut du lit. Le matériel qu'elle exige est des plus simples et à la portée de tous : un *tub* ou grand vase en zinc (*fig.* 27), une grosse éponge, une serviette et de l'eau. On trempe l'éponge dans l'eau et on l'exprime successivement sur la nuque et le dos (*fig.* 28), sur la poitrine et l'abdomen et sur les jambes. On termine

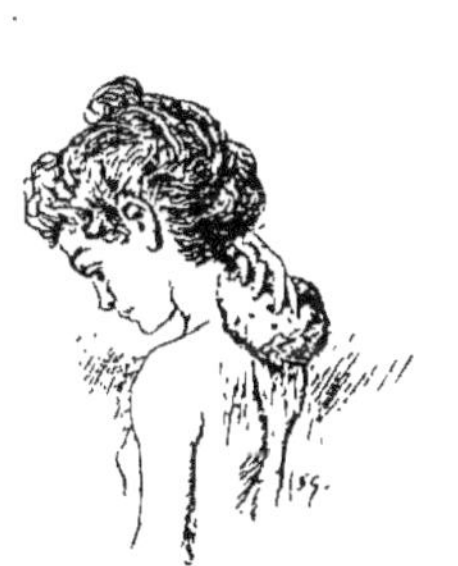

Fig. 28. — Lotion froide.

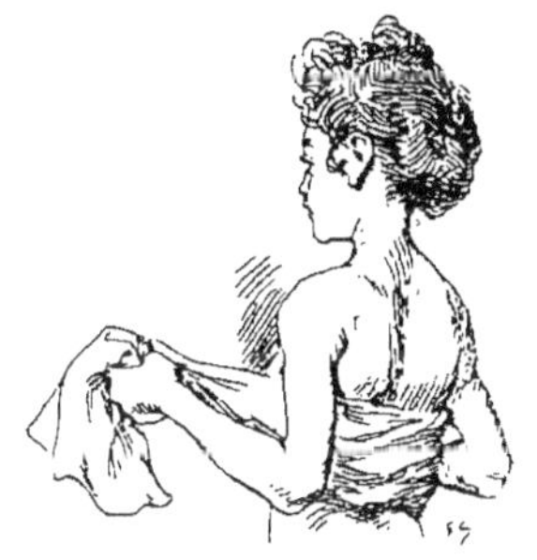

Fig. 29. — Friction après la lotion froide.

par le bain de pieds et une friction énergique du dos (*fig.* 29), de la poitrine et des jambes, faite avec une serviette sèche et rugueuse. La durée de la lotion ne doit pas dépasser *deux minutes*. On obtient ensuite la réaction, qu'on peut d'ailleurs provoquer en se remettant au lit pendant quelques instants. Elle est d'autant plus rapide et plus énergique que l'eau est plus froide et la température ambiante plus élevée.

L'habitude journalière du *tub* est excellente, car elle endurcit contre la température extérieure trop basse ou trop élevée. Aussi est-ce une pratique que l'on ne saurait trop encourager dans nos établissements scolaires, où elle semble à peu près ignorée. D'autant mieux qu'elle ne satisfait pas seulement la propreté, mais qu'elle est aussi une gymnastique de l'appareil circulatoire, favorisant par suite la nutrition générale et augmentant la résistance de l'organisme aux maladies. Il est certain que lorsqu'on voit les enfants et les étudiants des écoles et Universités anglaises, si robustes,

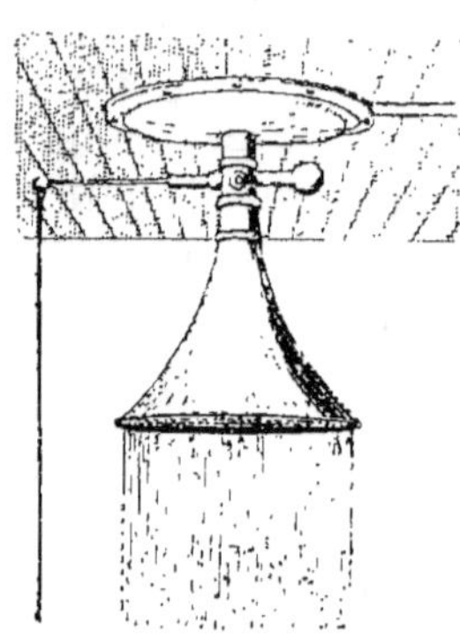

Fig. 30. — Douche en pluie.

on ne peut s'empêcher de croire que cet état de santé est dû pour beaucoup à l'habitude qu'on leur donne de faire tous les matins de grandes ablutions.

La *douche* diffère de la simple lotion en ce que l'eau est lancée en jet et qu'elle agit par la force du jet. Elle exige une installation plus compliquée, car il faut placer un réservoir d'eau à une certaine hauteur pour donner à l'eau une force suffisante de percussion. Les appareils varient suivant que l'on veut obtenir la douche en *pluie* (*fig*. 30), en *cercle* (*fig*. 31), ou en *jet* (*fig*. 32).

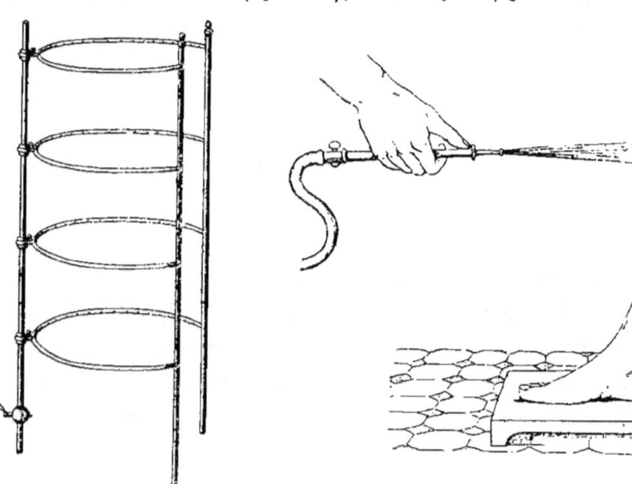

Fig. 31. — Douche en cercle.   Fig. 32. — Douche en jet.

Dans la *douche en pluie*, l'eau passe à travers les trous

d'une pomme d'arrosoir dont la surface doit être plane, de façon que l'eau tombe en filets verticaux. La *douche en cercle* se donne au moyen d'une série de demi-cercles creux superposés, percés de trous sur leur face concave, et qui laissent échapper l'eau en jets très fins. Enfin, dans la *douche en jet* on se sert d'une vulgaire lance d'arrosage que le doucheur dirige sur telle partie du corps ; celui-ci peut même, en plaçant son pouce sur l'ouverture de la lance, transformer le jet en pluie (jet brisé).

Sans établir de règles générales pour l'application des douches, il est possible cependant de donner quelques indications pour obtenir l'effet hygiénique et éviter des accidents. On doit prendre la douche ayant chaud, même étant en moiteur ; la température de l'eau doit être de 10 à 12°, et celle de la salle de 20 à 25°. C'est grâce à la différence entre les deux températures que l'on obtient la réaction amenant le sang à la peau et la sensation de bien-être finale. Il faut diriger le jet d'abord sur les côtés de la colonne vertébrale, sur les épaules et les membres supérieurs, puis sur les membres inférieurs. Sur l'abdomen et la poitrine le jet devra être brisé. La durée totale ne doit pas dépasser 15 secondes. On fera suivre la douche d'une friction sèche et d'un exercice modéré. La douche ne doit être prise que si la digestion est terminée, et les personnes atteintes d'affections du cœur ou de la poitrine devront s'en abstenir.

Pour s'accoutumer progressivement à l'eau froide, on peut utiliser le tub tiède, la douche tiède, l'enveloppement dans un drap mouillé ; de cette façon on ira avec plaisir soit à son tub, soit à sa douche, ce qui est nécessaire pour que ces ablutions froides produisent un effet favorable.

Les principaux avantages qu'on retire des ablutions quotidiennes sont les suivants : *propreté* du corps, grâce au savon et aux frictions ; *tonicité* de la peau, par la réaction au froid ; disparition du *froid aux pieds*, par une meilleure circulation ; *endurcissement* au froid ; *résistance* plus grande aux rhumes et aux bronchites ; enfin *calme* du système nerveux et relèvement des *forces physiques*.

Soins de toilette : bouche, mains, pieds, visage. Dangers des poudres et fards. — Les ablutions et les bains assurent la propreté générale du corps, mais certaines parties de l'organisme (mains, pieds, visage, etc.) exigent des soins spéciaux.

La bouche. — A cause des aliments qui restent dans ses replis et dans l'intervalle des dents, la bouche exige des soins particuliers, qui sont d'autant plus nécessaires que la réaction alcaline de la salive et la division des aliments favorisent les fermentations. De plus, la bouche reçoit facilement les poussières et les germes de l'air ; aussi les microbes y pullulent-ils, à tel point qu'on a pu en décrire 17 espèces : c'est une véritable étuve à culture, qui réalise les conditions de chaleur et d'humidité favorables au développement des germes. Il est donc de toute nécessité de se laver la bouche comme on se lave les mains, de préférence avec de l'eau bouillie : 1° après chaque repas, afin d'enlever les particules alimentaires qui, en se décomposant, altèrent la pureté de l'haleine et attaquent la matière dentaire ; 2° avant les repas et le soir avant le coucher, afin d'enlever les poussières et les microbes qui s'y trouvent toujours, surtout chez les habitants des villes. Enfin, le nettoyage des dents, ainsi que nous l'avons dit au début de ce livre, aide à éviter la carie dentaire et ses suites. Des observations récentes ont, en effet, montré que la carie dentaire n'était pas étrangère au développement de certaines maladies du cuir chevelu et en particulier de la *pelade*.

Les mains. — Les mains, aussi bien que le visage, doivent être tenues rigoureusement propres : l'hygiène autant que les convenances l'exigent. Non seulement elles doivent être lavées toutes les fois qu'elles sont sales et *avant chaque repas*, mais elles ont besoin d'être nettoyées avec le plus grand soin, car avec leurs replis, leurs rides et les sillons des ongles, ce sont de véritables collecteurs de microbes. Les ongles doivent être brossés, nettoyés et coupés court ; ce sont de véritables nids à microbes que les ongles en deuil. Aussi les rougeurs,

les boutons, les furoncles que les enfants ont à la face vien-
nent-ils souvent du contact des mains sales.

Pour la toilette ordinaire, l'eau chaude, le savon et la brosse
suffisent ; mais pour les chirurgiens et pour les personnes
qui ont un pansement à faire, il faut faire suivre le brossage
au savon d'un brossage à l'alcool, puis enfin tremper les mains
dans un antiseptique comme le sublimé. De cette façon on
aura réalisé l'asepsie des mains, qui est de la plus grande
importance pour les chirurgiens. Ces derniers doivent être
des maîtres dans l'art de se laver les mains.

Toutes les personnes qui approchent des malades doivent
surveiller attentivement l'état de leur épiderme, éviter les
petites plaies et les coupures, car il est toujours vrai que « la
moindre écorchure est une porte ouverte à la mort ».
Les chirurgiens font usage actuellement de gants de
caoutchouc souple, facilement stérilisables et qui évitent la
contamination, la détérioration des mains par les antiseptiques.

Après chaque lavage il faut bien sécher les mains, en
hiver surtout. On peut aussi enduire les mains d'un peu
de glycérine et frictionner afin d'éviter les gerçures.

Les pieds. — A cause de leurs excrétions abondantes les
pieds ont besoin de lavages fréquents. Chez les personnes qui marchent beaucoup, des bains de pieds froids
sont utiles tous les soirs. Contre la sueur des pieds trop
abondante et parfois fétide, on utilise les solutions alcooliques, les lotions au formol (1 ou 2 %), ou encore une
décoction de plantes aromatiques ou de feuilles de noyer.
Après le bain on peut saupoudrer le pied, bien essuyé et
séché, avec du talc. Grâce à ces soins on évitera les
durillons et les cors qui sont parfois si pénibles, et on
assurera une bonne circulation qui supprimera les refroidissements et par suite les rhumes, les angines et les névralgies

Les ongles doivent être coupés de façon à ne pas dépasser
les orteils, afin d'éviter les *ongles incarnés* qui sont fort
douloureux.

Le visage. — Le *visage* et le *cou* doivent participer aux lotions quotidiennes ; mais comme ce sont des parties plus exposées aux causes d'irritation (froid, chaleur, poussières, humidité, etc.), elles exigent des soins minutieux. Ces lotions doivent se faire à l'aide d'une serviette propre et non d'une éponge dont le nettoyage est difficile.

L'eau froide est préférable parce qu'elle tonifie la peau ; l'eau tiède l'amollit et amène des rides, et en hiver son usage prédispose aux gerçures.

Après chaque ablution, certaines personnes dont la peau est sujette aux irritations se trouvent bien de l'application d'une couche légère d'amidon ou de *poudre de riz* qui les protège contre l'action des poussières de l'air. Malheureusement les poudres de riz vendues dans le commerce sont de véritables fards. Elles adhèrent trop bien, de sorte qu'elles bouchent les pores et gênent les fonctions de la peau. Souvent aussi elles sont trop parfumées et déterminent des maux de tête et des accidents nerveux.

Les *poudres* et les *fards* n'améliorent pas le teint, car ils contiennent des substances toxiques (plomb, mercure, arsenic) qui font perdre à la peau ses qualités naturelles. Une peau maquillée est un « mensonge perpétuel ». L'abus des poudres, fards, cold cream et autres cosmétiques provoque des éruptions et donne à la peau un vilain aspect.

La *fraîcheur* du visage dépend beaucoup du régime. Les mauvaises digestions, la constipation, les vêtements trop serrés, les veilles prolongées congestionnent ou pâlissent. Ainsi rien n'est plus mauvais pour le teint d'une femme que de veiller tard. On voit des personnes ridées le lendemain d'une soirée ou d'une nuit d'insomnie, qui ont le teint lisse et jeune les jours où elles ont suffisamment dormi.

Le régime alimentaire a une grande influence sur l'irritation de la peau. Parmi les aliments mal supportés, citons : les poissons de mer, les crustacés, les viandes fumées et salées, les fromages fermentés, les fraises, les truffes, les choux, les liqueurs.

Cheveux et cuir chevelu. Danger des teintures. — Les *cheveux* et le *cuir chevelu* exigent aussi des soins spéciaux de propreté, car ils retiennent facilement les poussières. Les cheveux doivent être portés courts jusqu'à 7 ou 8 ans ; ils doivent être brossés tous les jours et savonnés de temps à autre. Il faut éviter les peignes fins, qui cassent les cheveux, irritent la peau et augmentent la formation des *pellicules*, poussières blanches formées par des débris d'épiderme. Peignes et brosses doivent être entretenus dans l'état de propreté le plus parfait.

Après les lavages, les cheveux doivent être séchés avec beaucoup de soins. Il faut ensuite les peigner en évitant des tractions trop énergiques qui les arrachent, les cassent et irritent le cuir chevelu. Les frisures et les coiffures qui tirent et compriment les cheveux favorisent leur chute.

Il est bon de laisser la tête à découvert le plus longtemps possible, de façon à faciliter la transpiration du cuir chevelu et à éviter la chaleur humide de la sueur retenue par les cheveux. La propreté sera plus facile à obtenir et les microbes s'y développeront moins. Nous indiquerons plus loin les maladies parasitaires du cuir chevelu.

L'usage de l'eau oxygénée, du henné, des *teintures* est très nuisible. Souvent les teintures contiennent des substances toxiques qui non seulement font tomber les cheveux, mais font apparaître des éruptions, provoquent des maux de tête, et parfois même des maladies de l'estomac et du foie.

Évaporation à la surface de la peau. Courants d'air. Décolletage. — On a vu dans le Cours d'*Anatomie et Physiologie* que la peau avait pour fonction essentielle de sécréter la sueur, et comme celle-ci s'évapore à la surface du corps, elle refroidit l'organisme et régularise sa température. Il en résulte que si la peau est couverte de sueur et si elle est directement exposée à l'air, le refroidissement sera plus considérable. Enfin, si l'air est agité, ce qui existe lorsqu'on est placé dans un *courant d'air*, l'évaporation de la sueur augmente encore, et par suite le refroidissement se fait sentir davantage. Le sang est alors refoulé de la périphérie vers les organes internes, causant ainsi des *congestions* de ces organes. Ces congestions sont toujours dangereuses et parfois même mortelles.

La coutume du *décolletage* ne doit donc pas être exagérée. Exposer la moitié du torse à des impressions d'air froid est une grande imprudence. A la sortie d'un bal ou d'un théâtre, un courant d'air peut devenir, dans ces conditions, la cause d'un refroidissement mortel. Aussi n'y eut-il jamais autant de jeunes filles mortes de maladies de poitrine que sous le Directoire, lorsque la mode exigeait un grand décolletage, même pour la rue.

Les parasites de la peau et du cuir chevelu. — Ils sont animaux ou végétaux. Parmi les premiers on peut citer le Sarcopte de la *gale*, le Pou, la Puce, la Tique ; les seconds sont des microbes, Algues ou Champignons, qui causent les maladies de la peau et du cuir chevelu.

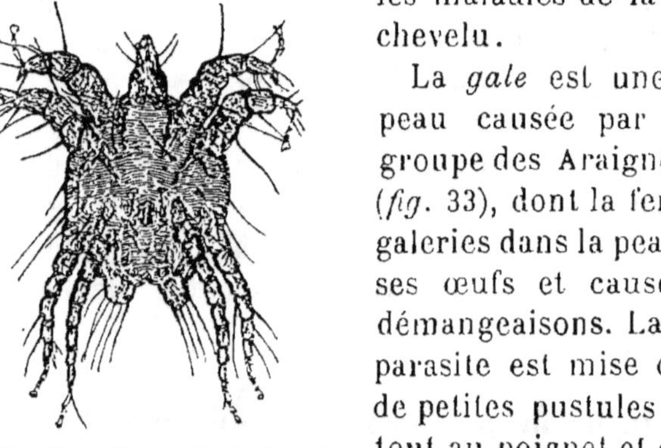

Fig. 33. — Sarcopte de la gale.

La *gale* est une affection de la peau causée par un animal du groupe des Araignées, le *Sarcopte* (*fig.* 33), dont la femelle creuse des galeries dans la peau pour y déposer ses œufs et cause ainsi de vives démangeaisons. La présence de ce parasite est mise en évidence par de petites pustules apparentes surtout au poignet et dans l'intervalle des doigts. Cette maladie est très contagieuse, mais heureusement facile à guérir par des frictions au savon noir et à la pommade soufrée. Il est en outre nécessaire de désinfecter avec soin le linge et les vêtements pour éviter des rechutes.

Les démangeaisons peuvent être causées aussi par la *Puce* ;

par le *Pou* (*fig*. 34), dont les œufs nombreux s'accrochent aux cheveux sous le nom de *lentes* ; par le *Rouget* (*aoûtas* de 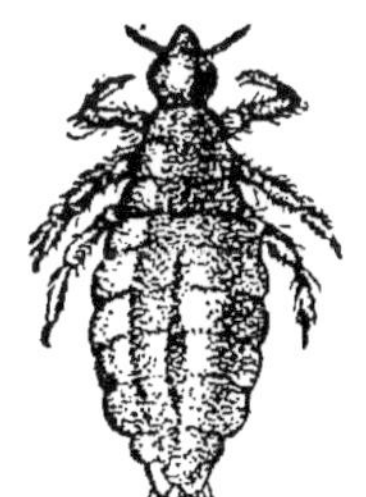 certaines régions), qui pénètre dans la peau des jambes quand on passe dans les hautes herbes en automne et dont on se

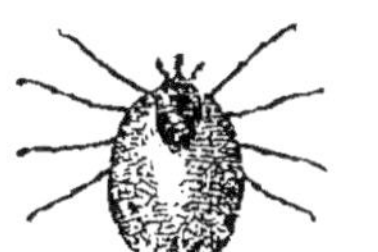 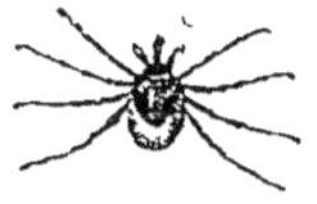

Fig. 34. — Pou. Fig. 35. — Tique repue et à jeun.

débarrasse facilement par la pommade soufrée ; par la *Tique*, qui s'attache sur les animaux et parfois sur l'Homme, et dont le volume, quand elle est repue de sang, est quintuplé (*fig*. 35). Si l'on tire sur cette bête pour l'arracher, le corps se détache de la tête et celle-ci reste enfoncée dans la peau où elle produit des abcès ; au contraire, en touchant l'animal avec une goutte de pétrole ou de vinaigre, il se détache spontanément.

Les maladies du *cuir chevelu* sont ordinairement décrites sous le nom de *teignes*. Elles sont de deux sortes : la *teigne faveuse* et la *teigne tonsurante*.

La *teigne faveuse* est causée par un Champignon, l'*Achorion*, dont les spores germent dans la racine du cheveu et dont les filaments se développent dans le cheveu et causent sa mort. A la base du cheveu sont de petites croûtes sèches d'un jaune clair. La tête exhale une odeur particulière, qu'on a comparée à celle de la Souris. Les cheveux tombent et ne repoussent plus.

La *teigne tonsurante* est causée par un Champignon dont les filaments pénètrent et enveloppent les cheveux, qui deviennent cassants et tombent en laissant une place nette qui ressemble à une tonsure. Elle s'attaque au cou, à la figure, aux bras et aux mains. Elle est très contagieuse et dure parfois des années ; mais elle ne laisse pas de traces, car les cheveux repoussent.

Ces teignes se transmettent par les peignes et les brosses, par les animaux domestiques (Chiens, Chats), et par les coiffures. Aussi sont-elles plus fréquentes chez les garçons, qui mettent souvent les coiffures les uns des autres, que chez les filles, ordinairement plus soigneuses.

Signalons aussi comme moyen de contage les appuis en étoffe des wagons, où chaque voyageur vient reposer sa tête.

On a rangé pendant longtemps parmi les maladies contagieuses du cuir chevelu la *pelade*, caractérisée par des places arrondies où les cheveux tombent en laissant une surface nette, pelée, qu'on a comparée à la surface de l'ivoire. Mais on a montré récemment que cette maladie n'était pas contagieuse, et qu'elle était due à une mauvaise nutrition du cuir chevelu, qui serait elle-même causée par une irritation nerveuse. Celle-ci peut être d'origine variée; elle peut résulter d'une émotion, d'une maladie de l'oreille ou de la gorge, mais elle provient le plus souvent des maladies des gencives et des dents cariées. Il en résulte que les personnes atteintes de la pelade n'ont rien de dangereux pour leurs voisins, et que d'autre part, il faut soigner et surveiller ses dents si l'on veut conserver ses cheveux.

Accidents de la peau : brûlures, engelures, piqûres, coupures. — De nombreuses lésions de la peau peuvent se produire par la chaleur, le froid, les piqûres des Insectes, etc.

Brûlures. — La première chose à faire si le blessé est entouré de flammes, c'est d'éteindre celles-ci en enroulant la victime dans un manteau ou dans une couverture.

Les brûlures déterminent des lésions de degrés variés. Au *premier degré,* il existe une simple rougeur; pour calmer la douleur, il suffit d'appliquer des compresses trempées dans l'eau fraîche; les onctions avec la vaseline ou l'huile sont aussi très utiles.

Au *deuxième degré,* des ampoules se forment qui en se déchirant laissent le derme à nu; la guérison se fait en 8 ou 10 jours; cette brûlure est celle qui est faite par l'eau bouillante ; on doit la panser en ouvrant les ampoules avec soin et propreté et en appliquant de la vaseline boriquée et du coton hydrophile. Un pansement sec fait de compresses d'ouate bien stérilisées est encore meilleur.

Dans la brûlure au *troisième degré*, la gravité des lésions est grande, car les tissus sont en partie morts et le médecin seul devra agir, par des pansements à l'acide picrique, ou simplement à l'eau stérilisée.

En cas de brûlures par les acides ou les alcalis, il faut plonger la partie blessée dans une grande masse d'eau.

Engelures. — Les lésions causées par le froid sont à peu près les mêmes que celles produites par les brûlures.

L'*engelure simple* est caractérisée par le gonflement de la peau, un aspect violacé et des démangeaisons. Elle est fréquente chez les enfants et les personnes lymphatiques, et se produit surtout aux doigts et aux orteils. On la traite par des substances astringentes, de l'alun, ou encore par des applications de teinture de benjoin, qui donnent d'excellents résultats.

L'*engelure ulcérée* cause des crevasses qui saignent et sont fort lentes à guérir. Pour éviter le contact de l'air et des malpropretés, on applique de la vaseline boriquée ou une couche de collodion.

Piqûres. — Les dangers causés par les piqûres varient avec les animaux qui les ont pratiquées. Lorsqu'on est piqué par un serpent venimeux, par une Vipère par exemple, il faut injecter du *sérum antivenimeux*, mais en attendant le médecin on doit faire saigner la plaie, la cautériser si possible et placer un lien au-dessus.

Si c'est une simple piqûre de Moustique, il suffit de faire un badigeonnage de teinture d'iode. Pour la piqûre d'Abeille ou de Guêpe, on conseille une simple friction avec du vinaigre ou de l'ammoniaque.

Quant aux *plaies*, on doit les panser ainsi que nous l'avons dit dans un chapitre précédent (voir page 30).

RÉSUMÉ

Pour que les fonctions de la peau se fassent bien, il faut veiller à sa *propreté* et éviter les *parasites*.

Propreté de la peau. — Pour obtenir une propreté parfaite, il faut des lavages au *savon*, qui dissout les graisses et est antiseptique, suivis de *frictions*. On utilise aussi les *bains* et les *ablutions*.

Les *bains* sont *chauds* ou *froids*. Le bain chaud est le véritable bain de propreté ; le bain froid ne nettoie pas aussi bien, mais il a l'avantage d'activer la circulation et de régulariser les fonctions nerveuses.

Les *ablutions froides* sont de simples *lotions* ou des *douches*. Les lotions n'agissent que par la température de l'eau ; elles donnent de bons résultats ; le procédé du *tub* est facile à employer. Les douches agissent par la température de l'eau et par sa force de projection.

Certaines parties du corps, comme la bouche, les mains, les pieds, le visage exigent des soins particuliers. L'usage des poudres et des fards est dangereux, surtout quand ils contiennent des matières toxiques (plomb, mercure, arsenic). Les cheveux et le cuir chevelu exigent aussi une propreté parfaite, car ils retiennent facilement les poussières ; l'usage des teintures est à proscrire.

Il faut aussi éviter les *courants d'air*, qui augmentent l'évaporation à la surface de la peau et causent par suite un refroidissement superficiel et la congestion des organes internes.

Parasites de la peau. — Les uns sont des animaux (Sarcopte de la gale, Pou, Puce, etc.) ; les autres sont des végétaux (microbes, Algues, Champignons) qui causent des maladies contagieuses comme les *teignes*.

La chaleur, le froid peuvent causer des lésions de la peau. On les soigne par des pansements appropriés.

CHAPITRE VI

L'ALCOOLISME

AU POINT DE VUE INDIVIDUEL

————

> *L'alcoolisme conduit à la misère physiologique et à la dégradation morale.*

Ivresse et alcoolisme. — Avant d'indiquer les dangers de l'alcoolisme, il est nécessaire d'établir une distinction entre *l'ivresse* et *l'alcoolisme*, deux termes que l'on confond trop souvent dans le langage courant.

L'ivresse est une intoxication *aiguë* due à une trop grande absorption de boissons fermentées ou distillées. Elle passe par trois phases : c'est d'abord la période d'*excitation*, marquée par de la gaieté et au cours de laquelle l'individu devient plus expansif et plus émotionnable ; il oublie le réel, il est heureux et veut le bonheur de tous. Certains individus ont pourtant, suivant l'expression populaire, « le vin triste, le vin méchant ». Puis c'est la période d'*abandon*, pendant laquelle le sujet livre ses secrets intimes ; son intelligence va en s'affaiblissant et ses idées deviennent confuses et se dissocient. Enfin, c'est la période de *dépression*, pendant laquelle il s'affale et tombe dans l'hébétement et l'abrutissement : son corps se refroidit et un sommeil profond s'empare de lui ; insensible, sans mouvement, respirant automatiquement, il est *ivre-mort*.

Si dégradante que soit l'ivresse au point de vue moral elle peut, si elle reste un fait isolé, ne pas avoir de conséquence au point de vue physiologique.

Au contraire, l'ivresse répétée cause une intoxication *chronique* qui affaiblit les forces physiques et les facultés intellectuelles et conduit sûrement à l'*alcoolisme* avec tous ses maux. Mais on peut aussi, par l'usage habituel de l'alcool, par une succession de petites intoxications répétées chaque jour, devenir alcoolique sans jamais avoir été ivre.

Tout dépend d'ailleurs de l'élimination du poison absorbé. Ainsi on voit des ouvriers consommer sans danger apparent une quantité formidable d'alcool : c'est que leur vie active et au grand air leur permet d'éliminer la plus grande partie de cet alcool. Au contraire un homme à la vie sédentaire, soumis au même régime, serait vite empoisonné.

Le buveur d'autrefois usait seulement du vin et si son teint était enluminé et son nez bourgeonnant, son ivresse n'était souvent que passagère et gaie. Le buveur d'aujourd'hui, au contraire, est triste et méchant : c'est qu'il a remplacé le vin par l'alcool, qui détruit les intelligences les plus robustes et abaisse l'homme au niveau de la brute ; c'est que si l'alcool s'attaque aux organes de la nutrition, il frappe encore plus le cerveau, bouleverse et ruine l'intelligence, cause l'oubli de tous les devoirs et pousse jusqu'au crime et à la folie. Les effets désastreux de ce fléau moderne se font sentir non seulement sur l'individu, mais aussi, comme nous le verrons dans le Cours d'*Hygiène sociale*, sur la famille et sur la société.

Absorption et élimination de l'alcool par l'organisme. — Des expériences faites sur des animaux ont permis de se rendre compte de l'*absorption* et de l'*élimination* de l'alcool.

On injecte dans l'estomac d'un animal, à l'aide d'une sonde, 50^{cm3} d'alcool à 10 % (1 partie d'alcool pour 9 d'eau) par kilogramme d'animal ; puis on fait des prises de sang d'heure en heure et l'on dose l'alcool par des procédés précis. En portant les heures sur la ligne des abscisses, et les proportions d'alcool absolu en centièmes de centimètre cube contenus dans 100^{cm3} de sang sur la ligne des ordonnées, on obtient les courbes de la figure 36. Ces courbes montrent que l'absorption

de l'alcool ne se fait pas instantanément et qu'elle maintient
dans le sang pendant 5 heures environ une proportion d'alcool constante. Ce n'est que vers la sixième heure chez le
Chien, et la septième chez le Lapin que la proportion d'alcool

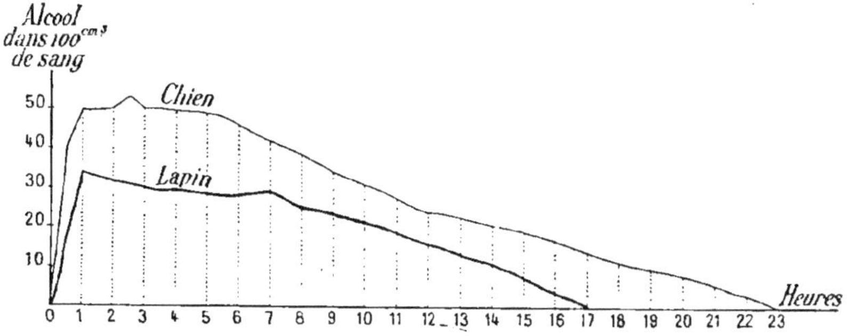

Fig. 36. — Courbes obtenues par le dosage de l'alcool dans le sang
chez le Chien et le Lapin (d'après Gréhant).

dans le sang baisse progressivement, pour disparaître complètement au bout de 23 heures chez le Chien et 17 heures
chez le Lapin.

L'alcool ingéré passant dans le sang circule ensuite dans
les divers organes. Dans les expériences précédentes on a
dosé l'alcool dans les différents tissus et voici ce qu'on a
trouvé pour 100 grammes.

Cerveau	0,44
Reins	0,39
Muscles	0,33
Foie	0,32

Des expériences conduites de la même façon chez des animaux femelles (Chiennes, Brebis) ont montré que : 1° l'alcool
peut passer de la mère à l'embryon et causer ainsi une sorte
d'alcoolisme devant avoir des effets désastreux sur un organisme en voie de formation ; 2° l'alcool donné à une mère
qui allaite ses petits se retrouve presque dans les mêmes
proportions dans le sang et dans le lait. D'où la nécessité
pour une nourrice de s'abstenir de boissons alcooliques sous
peine de voir l'enfant donner, par un sommeil agité et une
mauvaise nutrition, les premiers signes de l'alcoolisme.

Comment on devient alcoolique. — Si l'on absorbe chaque jour une nouvelle quantité d'alcool avant que celui de la veille soit complètement éliminé, le liquide s'accumule dans les organes ; il y cause des lésions qui seront étudiées plus loin et qui sont caractéristiques de l'*alcoolisme*.

L'*alcoolique* saisit tous les prétextes pour boire : il boit à jeun, au lever, il boit avant, pendant et après les repas ; il peut ne jamais se griser et conserver toujours un aspect correct, mais l'usage habituel et continu de l'alcool fait de lui un alcoolique sans le savoir.

Sachons donc que celui qui prend l'habitude quotidienne de boire une quantité immodérée de boissons fermentées devient alcoolique, et que celui qui use des boissons distillées et particulièrement des apéritifs le devient plus sûrement encore.

Dangers de l'alcoolisme pour l'individu. — Aucun organe n'échappe à l'œuvre de destruction de l'alcoolisme chronique, mais c'est surtout sur l'estomac, le foie, le cœur et les vaisseaux, et le cerveau qu'elle porte. Chez les buveurs de vin ce sont les troubles digestifs qui prédominent, tandis que chez les buveurs d'alcool et d'absinthe ce sont les troubles nerveux qui sont les plus accentués.

Tous ces troubles se produisent de préférence à certains âges. Selon les médecins qui s'occupent de ces questions, on observerait la gastralgie entre 20 et 35 ans, la goutte entre 30 et 40, la congestion du foie entre 30 et 50, la neurasthénie entre 40 et 45 ans, le diabète entre 40 et 50 ans, la cirrhose (induration du foie) entre 50 et 55 ans.

Nous allons étudier successivement l'influence de l'alcool sur la digestion, sur la circulation, sur le travail musculaire et sur le cerveau.

L'alcoolisme et la digestion. — Nous avons montré dans le Cours de Troisième année (page 100) quelle était l'influence de l'alcool sur la digestion. Des expériences récentes ont prouvé qu'une partie de l'alcool absorbé peut être brûlée et servir d'aliment ; mais ces expériences ont été faites sur de faibles quantités d'alcool : 65 à 85 grammes par jour pour un homme, ce qui équivaut à une bouteille de vin. Si cette dose est dépassée, l'excès d'alcool n'est pas brûlé, il se fixe sur les organes et les altère comme nous allons le dire. Il faut aussi remarquer que cette quantité d'alcool ne doit pas être prise sous forme d'eau-de-vie par exemple, ce qui serait certainement pernicieux, mais bien à l'état de boisson fermentée, autant que possible étendue d'eau.

Les troubles causés par les boissons alcooliques sur les organes de la digestion atteignent surtout, ainsi que nous l'avons vu en Troisième année : la bouche et la gorge, l'estomac, l'intestin et le foie (*cirrhose*). Aussi la nutrition de l'alcoolique se fait-elle mal, ce qui cause de la maigreur ou de l'obésité.

L'alcoolisme et la circulation. — Nous avons vu également dans un chapitre précédent (voir page 23) que, par l'abus de l'alcool, les artères durcissent et perdent leur élasticité. Il se produit alors des *anévrismes* (*fig.* 2), des *hémorragies* (*fig.* 37) pouvant causer des *apoplexies* quand elles ont lieu

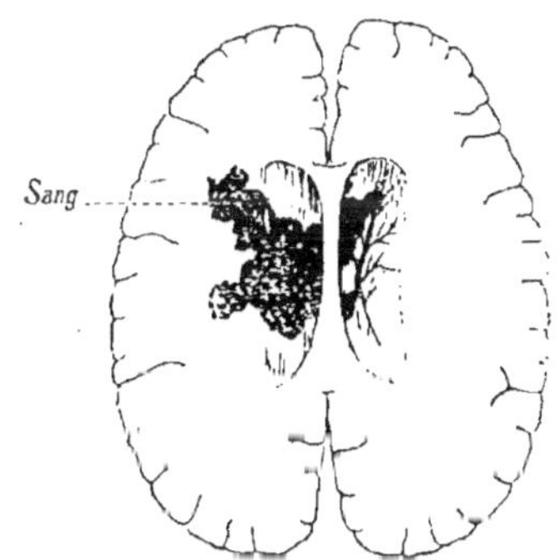

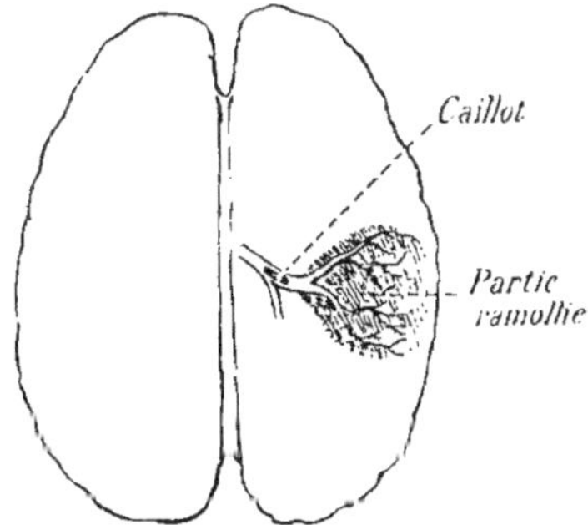

Fig. 37. — Hémorragie par rupture d'un anévrisme à l'intérieur du cerveau.

Fig. 38. — Caillot obstruant une artère cérébrale.

dans le cerveau, des caillots qui obstruent une artère cérébrale (*fig.* 38) et causent un *ramollissement*

De plus, les artères ayant perdu leur élasticité, le cœur travaille davantage et s'hypertrophie. Enfin il subit une dégénérescence graisseuse et s'affaiblit progressivement jusqu'à la mort.

L'alcoolisme et le travail musculaire. — On a vérifié expérimentalement, avec l'ergographe de Mosso qui sera décrit plus loin, que l'amplitude des mouvements est plus grande lorsqu'on a fait absorber à un individu une *faible* quantité d'alcool, prise sous forme de vin (un verre par exemple). Mais lorsque l'alcool est absorbé en *excès* et surtout sous forme d'eau-de-vie, la fatigue survient très rapidement. Toutes les personnes qui déploient une grande activité musculaire savent qu'après une courte période d'excitation, l'alcool « coupe les jambes » ; aussi renoncent-elles de plus en plus à son usage.

L'alcoolisme et le cerveau. — Le cerveau est l'organe le plus sensible à l'action de l'alcool. Les effets nuisibles de l'alcool commencent dès qu'il imprègne tant soit peu la cellule nerveuse. On observe alors rapidement les troubles nerveux suivants : tremblement des mains bien caractéristique ; affaiblissement de la mémoire ; colères non motivées ; rêves terrifiants et cauchemars dans lesquels le malade voit toutes sortes de bêtes ; puis enfin du délire ou de la manie. L'alcoolique est aussi menacé du *delirium tremens*, sorte d'attaque épileptique qui tord le corps dans de hideuses convulsions ; et c'est souvent par la paralysie générale, qui se manifeste extérieurement par la folie ou le gâtisme, que se termine ce triste tableau de l'intoxication alcoolique.

Il faut donc s'abstenir d'alcool si l'on veut conserver toute sa vigueur intellectuelle.

Les maladies chez les alcooliques. — Non seulement l'alcoolisme détermine des maladies particulières, mais il aggrave les accidents auxquels l'individu est exposé et, en déprimant l'organisme, il le rend plus apte à contracter les maladies contagieuses. Nous avons vu dans le Cours de

Troisième année que la tuberculose trouvait chez l'alcoolique un terrain des plus favorables. C'est ainsi qu'à Rouen et au Havre, où la consommation d'alcool s'élève à 14 litres par an et par habitant, il y a 522 décès phtisiques par 10 000 habitants, tandis qu'à Toulouse où la consommation n'est que de deux litres, il n'y a que 290 décès phtisiques.

Des expériences ont montré que des lots d'animaux soumis à l'influence combinée de l'alcool et de la tuberculose donnaient une mortalité *double* de celle d'animaux simplement tuberculisés sans alcool.

D'autre part, une fièvre typhoïde, une pneumonie, un érysipèle qui seraient bénins chez un homme sobre, tuent souvent l'alcoolique. D'une façon générale on peut donc dire que l'alcoolisme *diminue la résistance* de l'organisme à la maladie, *aggrave* les maladies infectieuses et *accélère* leur évolution fatale.

De même, les plaies se guérissent difficilement et les opérations chirurgicales sont toujours graves chez un alcoolique, d'abord parce qu'il supporte mal le chloroforme ; ensuite à cause de sa dépression nerveuse et de l'apparition, toujours possible, du *delirium tremens*.

Tous ces effets désastreux de l'alcool se prolongent au delà de l'individu jusqu'à la famille, la race et par suite la société : c'est ce que nous montrerons dans le Cours de Cinquième année. L'alcoolisme, à ce point de vue, compromet l'avenir de la société ; aussi combattre ce fléau est-il devenu un devoir social.

RÉSUMÉ

L'abus des boissons alcooliques cause l'*ivresse* s'il est passager, et l'*alcoolisme* s'il est continu. On peut devenir alcoolique sans jamais avoir été ivre.

Des expériences ont montré que l'alcool est rapidement absorbé par l'organisme et qu'il est lentement éliminé : d'où cette explication que l'alcool consommé d'une façon continue imprègne les organes et les détériore.

L'alcool atteint surtout l'estomac, le foie, le cœur et les vaisseaux, les reins, le cerveau. Il déprime par suite l'organisme et le rend plus apte à contracter les maladies contagieuses ; il affaiblit les forces physiques, trouble les facultés intellectuelles et engendre les maladies les plus variées.

COURS DE CINQUIÈME ANNÉE

HYGIÈNE INDIVIDUELLE
(*Suite*)

CHAPITRE VII

HYGIÈNE DES ORGANES DES SENS

> « *On naît rarement sourd ;
> souvent on le devient* ».
> « *Le bien ne fait pas de bruit,
> le bruit ne fait pas de bien.* »
> (Dr FERRAND.)

Hygiène et éducation des sens. — Nous considérons volontiers comme justes les idées que nous acquérons par nos organes des sens : nous devons donc veiller à ce que ces organes nous renseignent le plus exactement possible. D'autre part, rien ne peut remplacer les notions données par nos sens ; aucune description ne peut donner idée de la lumière, il faut la voir. Nous devons donc chercher à conserver les organes des sens par l'*hygiène* et à améliorer leur fonctionnement par l'*éducation*.

Il y a bien des degrés dans la façon de sentir, dans la manière de voir et d'entendre. Ainsi chez le nouveau-né les sensations sont vagues et confuses, tandis qu'elles se précisent et s'affinent à mesure que l'éducation fait son œuvre.

Au début de la vie nous avons la sensation du bruit ou du silence, de la lumière ou de l'obscurité, rien de plus. Plus tard, au contraire, nous saisissons les hauteurs et les timbres des sons, les diverses couleurs et même les nuances de la même couleur. En somme, on apprend à écouter et à regarder.

L'*éducation des sens* est donc utile, car sans elle notre connaissance de la nature serait bien vague et bien incertaine. Ainsi la vue que l'on rendrait à un aveugle de naissance ne lui serait pas d'un grand secours si, par le toucher qui est son guide sûr, et par l'éducation, il ne rectifiait ses erreurs d'interprétation. Le perfectionnement des sens, ainsi que nous allons le montrer pour chacun d'eux, exige des exercices méthodiques et progressifs.

Le travail manuel et l'éducation des sens. — Les renseignements qui nous sont donnés par nos sens servant de base à nos jugements, il importe qu'ils soient conformes à la réalité et que nous nous exercions à les percevoir nettement. A ce point de vue, le *travail manuel* est recommandable, car non seulement il est un repos pour l'esprit, mais il est un moyen de donner à la main et à l'œil plus d'habileté; de plus, il établit le lien entre l'idée et la réalité, entre le cerveau qui conçoit et la main qui exécute. Nous sommes convaincus que placé au début de l'éducation, le travail manuel ne peut donner que d'excellents résultats.

Aussi nous semble-t-il bon de reproduire ici le vœu suivant, émis par le Conseil supérieur de l'Instruction publique :

Considérant que l'adresse du corps et la finesse des sens ne sont pas des objets négligeables dans une éducation vraiment complète,

Que non seulement ces qualités ont une importance pratique de premier ordre dans la vie et dans nombre de professions, même libérales; mais que, d'après de nombreuses observations psychologiques précises, elles vont de pair avec le développement de l'intelligence ;

Qu'en effet les travaux manuels exercent les facultés d'observation, d'imagination et d'invention, de combinaison et de réflexion ;

Que, plus particulièrement, ils familiarisent l'esprit avec nombre de lois géométriques, mécaniques ou physiques élémentaires... ;

Que, indépendamment de ces différents avantages pratiques ou intellectuels, il n'est peut-être pas sans quelque intérêt moral de prémunir les jeunes gens, par la pratique du travail manuel, contre des préjugés encore trop répandus, qui le déconsidèrent au profit trop exclusif de la vie purement intellectuelle, etc.

Les soussignés émettent le vœu que l'Administration veuille bien étudier, favoriser et provoquer l'organisation d'ateliers de travail manuel.

Cette innovation eut la bonne fortune d'être appuyée de l'autorité de M. Liard, recteur de l'Académie de Paris. «... Nous étouffons, dit-il dans son rapport, à l'abri de nos cloisons étanches. Je regarde le travail manuel comme une excellente école et je ne puis me persuader qu'on ne sera pas un homme bien élevé parce qu'on saura dresser une planche ou ajuster une serrure. Enfin, il me paraît que le contact de bons ouvriers, de leur respect des choses concrètes, serait un excellent préservatif contre les paradoxes et les quintessences d'abstraction que produit souvent l'abus de l'éducation intellectuelle. »

Le principe du travail manuel est donc admis officiellement. Et si, par ce fait, quelques-unes des cloisons étanches élevées par la vieille Université autour de ses classes se fissurent et craquent, ne nous plaignons pas ; car demain peut-être passeront par ces fentes quelques rayons de la vie du dehors apportant avec eux de la vigueur et de l'initiative.

§ 1. — Le toucher.

Hygiène du toucher. — Nous avons déjà parlé de l'hygiène de la peau et montré l'importance qu'il y avait à l'entretenir dans la plus grande propreté. Ajoutons seulement que pour conserver à l'épiderme toute sa sensibilité, il faut éviter les blessures, les durillons, les engelures. On a donc raison de protéger les mains par des gants.

Éducation du toucher. — Alors que chez l'enfant le toucher est réparti sur toute la surface du corps, il se spécialise ensuite dans la main.

Le pied aurait la même délicatesse que la main s'il ne devenait un simple pilier du corps et si on ne l'atrophiait en l'emprisonnant dans des chaussures. Voyez le pied du jeune enfant, ses articulations sont aussi mobiles que celles de la main ; mais cette égalité cesse vite dès qu'il marche : le pied va s'engourdir et la main se délier. La différence qui s'établit ensuite est la même que celle qui existe entre les doigts du pianiste, qui sont indépendants, et la main du terrassier, qui saisit la pelle avec tous les doigts et n'est plus qu'un organe grossier de préhension.

Le travail manuel est le seul moyen de faire l'éducation de la main. Les travaux d'aiguille, les ouvrages de dames, la musique instrumentale, le maniement d'outils délicats sont favorables à l'affinement de la main.

Par l'exercice continu l'aveugle arrive à acquérir une habileté extraordinaire qui lui permet d'apprécier des rugosités imperceptibles pour d'autres. Les employés des postes, par l'habitude, arrivent aussi à apprécier nettement le poids des lettres, mais seulement dans une certaine limite. Au delà de cette limite il faudrait une éducation nouvelle pour acquérir une plus grande habileté.

§ 2. — Le goût et l'odorat.

Le goût et l'odorat sont des sens qui nous renseignent sur la composition des aliments et de l'air ; ils sont donc comme les gardiens des voies digestives et respiratoires, nous avertissant du danger qu'il peut y avoir à manger un aliment putréfié ou à respirer un air vicié. Pour cette raison il est utile de soigner la bouche et le nez afin qu'ils puissent accomplir leur rôle aussi bien que possible. D'autre part, comme nous l'avons dit plus haut, la propreté de ces organes est indispensable, car ils sont souvent les portes d'entrée des maladies contagieuses.

La propreté de la bouche et du nez est également nécessaire pour protéger l'oreille contre les infections diverses qui la menacent.

Par l'exercice du goût et de l'odorat, certains dégustateurs arrivent à déterminer d'une façon précise la nature, le lieu d'origine, l'âge des vins. De même les forestiers, les chasseurs arrivent à reconnaître par l'odorat certains gibiers à une grande distance.

L'usage du tabac, l'abus de mets trop épicés et de l'alcool détruisent la délicatesse du goût ; de même, la finesse de l'odorat est émoussée par les parfums trop concentrés.

La sensibilité olfactive est ordinairement grande, mais elle diminue quand se prolonge le temps pendant lequel l'odeur agit ; de sorte qu'au bout d'un certain temps, l'odeur ne produit plus de sensation ; aussi s'habitue-t-on aux parfums violents. On a remarqué d'ailleurs qu'une dame qui se parfume d'une façon continue et exagérée a sa finesse olfactive très affaiblie.

Les odeurs sont donc d'autant mieux perçues qu'elles agissent par intermittence ; c'est pourquoi on renifle pour mieux les apprécier.

§ 3. — L'audition.

Hygiène de l'oreille. — De tous les sens l'ouïe est celui qui contribue le plus au développement intellectuel ; il est la porte de l'intelligence. C'est sans doute pour cela que les sourds sont, d'ordinaire, mélancoliques, tandis que les aveugles sont, le plus souvent, expansifs et causeurs.

Puisque l'ouïe est le plus intellectuel de tous les sens, il est juste que l'on s'efforce de le conserver dans toute son intégrité. Les mesures hygiéniques à prendre pour obtenir ce résultat sont complexes : on devra agir différemment suivant l'âge (*nourrisson, enfant, adulte*) et suivant les parties de l'oreille que l'on soigne.

Avant d'indiquer les règles hygiéniques à suivre, nous devrons d'abord bien établir ce principe qu'*on naît rarement sourd*, mais que *souvent on le devient*. Il y a donc des efforts à faire pour éviter la surdité. On devra rejeter, au contraire, ce préjugé populaire absurde que *la suppuration d'oreille est un écoulement salutaire* qui élimine le trop-plein de nos

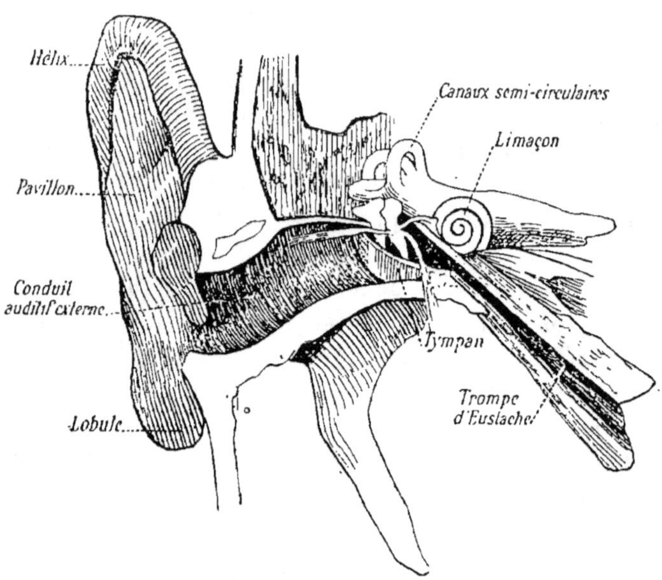

Fig. 39. — Ensemble de l'oreille.

humeurs ; ce préjugé est néfaste, car il condamne à la surdité des milliers de personnes qui auraient pu être soignées efficacement.

La négligence à l'égard de l'oreille est donc coupable ; on doit au contraire exercer une *surveillance* de tous les instants et aux différents âges de la vie.

Surveillance de l'audition. — « Le plus souvent on est sourd sans le savoir », dit un aphorisme qui n'a de paradoxal que la forme. C'est qu'en effet la sensibilité auditive peut diminuer progressivement et considérablement sans qu'on s'en aperçoive ; et quand on le constate, cet affaiblissement est devenu presque irrémédiable. Le seul moyen de ne pas se laisser surprendre ainsi, c'est de surveiller systématiquement son audition.

1° **Chez le nourrisson.** — A la naissance, tous les sens fonctionnent sauf l'ouïe. Le nouveau-né touche, goûte, sent les odeurs, voit, mais *il n'entend pas*. Ce n'est qu'à l'âge de trois mois qu'il commence à percevoir les sons ; à la fin de la première année, sa mémoire auditive lui permet de répéter certains sons simples ; enfin, vers l'âge de deux ans il commence à parler assez nettement.

La mère devra surveiller avec attention les phases de développement de l'audition. Si donc, à l'âge de six mois, l'enfant est indifférent aux bruits qui se font autour de lui, il faut le faire examiner sans retard par un médecin spécialiste des maladies d'oreille (*auriste*) et ne pas se bercer de cette illusion que les choses s'arrangeront avec le temps.

A la fin de la deuxième année on peut constater que l'enfant ne parle pas ; à trois ans il ne dit encore rien ou prononce tout au plus quelques mots, *papa*, *maman*, qu'il a appris en imitant les mouvements des lèvres ; le *sourd* est en train de devenir *muet*. La faculté du langage est en relation étroite avec l'ouïe : au-dessous de six ans, un enfant, entendant et parlant jusqu'alors, perd l'usage de la parole en perdant celui de l'audition ; en cessant d'entendre, il désapprend à parler. De nombreux sourds-muets ont entendu et parlé dans le début de leur existence, et leur double infirmité est souvent le résultat d'une lésion de l'oreille mal soignée.

2° **Chez l'enfant.** — « L'avenir intellectuel d'un enfant, dit von Tröltsch, est en rapport direct avec l'état de son audition. » Souvent, en effet, le retard intellectuel de certains enfants est dû à ce qu'ils entendent mal ; ce n'est pas la tête, c'est l'oreille qu'ils ont dure. Beaucoup d'enfants regardés comme des arriérés ou des inattentifs sont simplement des enfants qui entendent mal. Cette demi-surdité tient souvent à des végétations adénoïdes de la gorge. On constate, en effet, que sur 100 écoliers 20 ont des végétations et 25 ne peuvent saisir tous les mots d'une dictée faite à voix haute à 6 mètres de distance.

C'est vers l'âge de 7 ans que l'enfant doit subir un examen sérieux de la fonction auditive. La dictée au tableau noir est l'épreuve la plus simple et la plus rapide. L'élève se place au tableau noir, tournant le dos au professeur qui est placé à environ 8^m du tableau et qui dicte à haute voix. Si l'enfant n'écrit pas, c'est qu'il n'a pas entendu à cette distance. Le professeur se rapproche alors jusqu'à ce que l'élève écrive sans hésitation. On a ainsi sa portée auditive ; si elle est inférieure à 8^m et supérieure à 3^m il faut, dans la classe, rapprocher l'enfant du maître ; si elle est inférieure à 3^m, l'enfant doit être placé dans une classe spéciale, car la surdité est déjà accentuée, et il faut bien se garder de le traiter en paresseux et de le reléguer au fond de la classe, où il ne gêne pas mais où il n'entend plus. Et tandis qu'on cherche à lui ouvrir l'intelligence du latin ou des sciences, mieux vaudrait lui ouvrir les oreilles.

3° **Chez l'adolescent.** — A la sortie de l'école, l'instruction élémentaire étant terminée, il faut choisir un métier, et pour cela il faut tenir compte de l'avis du médecin qui aura examiné l'oreille. Sinon le jeune homme choisit la carrière qui lui plaît et, 8 ou 10 ans plus tard, la surdité apparaît qui l'oblige à prendre une profession plus en rapport avec son infirmité : il finit par où il aurait dû commencer.

Un adolescent ayant eu des troubles auditifs doit être éloigné de la carrière de médecin, de magistrat, des professions bruyantes (artillerie, métallurgie, etc.). On doit même lui éviter le séjour des grandes villes, dont le bruit permanent émousse la finesse des meilleures oreilles, et à plus forte raison de celles qui ont été malades.

4° **Chez l'adulte.** — L'adulte doit se résigner à voir sa sensibilité auditive baisser peu à peu : à partir de 40 ans, elle est déjà moins bonne ; après 50 ans, l'audition d'une montre tenue à bout de bras devient difficile et celle de la voix chuchotée diminue aussi. Cette diminution n'est que physiologique, elle n'est nullement pathologique.

Les mécaniciens de chemins de fer, les chanteurs, les musiciens, qui ont besoin de bien entendre, doivent se soumettre au moins une fois par an à une épreuve de l'ouïe.

Hygiène des diverses parties de l'oreille aux divers âges. — Les précautions hygiéniques à prendre sont variables suivant les diverses parties de l'oreille et surtout suivant l'âge.

A l'*oreille externe* conviennent les soins ordinaires de la peau ; à l'*oreille moyenne* s'adresse l'hygiène des muqueuses du nez et du pharynx dont elle n'est qu'un prolongement ; enfin l'*oreille interne* exige les précautions minutieuses de tout appareil nerveux sensible et délicat.

Nous allons étudier l'hygiène de ces trois parties de l'oreille successivement chez le *nourrisson*, l'*enfant* et l'*adulte*.

1° Chez le nourrisson. — L'*oreille externe* du nouveau-né exige surtout une propreté minutieuse du pavillon, car les plis de cette partie donnent souvent asile à des détritus épidermiques et à des traînées de lait régurgitées pendant le sommeil et qui ont coulé du coin de la bouche vers l'oreille. En fermentant, ces matières deviennent une cause d'infection. Ces régions devront être lavées à l'eau tiède, séchées avec du coton hydrophile et poudrées avec du talc, qui ne fermente pas.

Dans les soins de toilette (bain), il faut éviter la pénétration dans le conduit de l'eau savonneuse et salie ; si l'accident se produit, il faut faire écouler cette eau en inclinant la tête, puis sécher le conduit avec une mèche de coton hydrophile roulée en pointe.

Comme l'oreille, au début de la vie, sécrète peu de cérumen, un nettoyage par semaine suffit à l'entretien du conduit auditif.

Il ne faut pas donner de baisers sur l'oreille du petit enfant, car on détermine ainsi dans le conduit un vide partiel qui peut amener la rupture du tympan.

L'*oreille moyenne* est très délicate chez le nouveau-né. Aussi devra-t-on éviter avec soin les mouvements brusques et les refroidissements. Il faut surtout s'assurer que le nez est libre et propre, car c'est par le nez que l'oreille moyenne s'aère et peut s'infecter. On peut reconnaître que le nez est libre à ce que l'enfant tette facilement, sans être obligé, à chaque instant, de quitter le sein pour reprendre haleine.

Le rhume de cerveau est le plus grand danger qui menace l'oreille du nouveau-né, car il est souvent la cause de la surdité ; en effet, il obstrue le nez, et l'infection microbienne se transmettant à l'oreille moyenne, produit une otite suppurée qui évolue vers la surdité et le mutisme. Pour éviter ces dangers on devra préserver l'enfant du froid, veiller à la propreté de sa figure, et surtout prendre garde que l'eau du bain ne pénètre dans ses fosses nasales.

L'oreille interne, dès l'âge de 3 mois, au moment où le sens de l'ouïe apparaît, doit être *soustraite à toute excitation sonore violente*. C'est donc une mauvaise habitude que de battre des mains près de la tête de l'enfant pour l'amuser, ou encore de lui crier dans l'oreille. Pour la même raison on devra éviter les promenades dans les endroits bruyants, près des gares où sifflent les locomotives, autour des foires où battent les tambours et les grosses caisses, où éclatent les trombones et où claquent les tirs, etc.

2º Chez l'enfant (2 à 15 ans). — C'est dans cette période que l'hygiène de l'oreille doit être le plus strictement appliquée, car c'est l'âge où se décide la perte ou la conservation de l'ouïe. Ce n'est pas quand on est vieux et sourd qu'il faut aller demander aide au médecin, c'est en pleine jeunesse qu'il faut lutter et non après que le combat a été livré et perdu.

L'oreille externe, par le pavillon, est une partie du visage qui contribue à son esthétique. Les malformations de cette partie se transmettent facilement par hérédité ; on devra donc prendre des précautions pour corriger ces modifications et surtout pour empêcher leur production. Ainsi, il ne faut pas mettre aux garçons de casquettes ou de chapeaux trop larges qui s'enfoncent jusqu'aux oreilles et rabattent leurs pavillons en *anses de marmites* ; pas davantage on ne doit couvrir la tête des petites filles de bonnets serrés qui écrasent les oreilles contre le crâne et aplatissent les pavillons en *plats à barbe* en déroulant leurs plis. Il ne faut pas sacrifier à ces modes locales comme celles qu'on voit encore dans nos campagnes, et qui font que le pavillon est écrasé sous une coiffe pesante (*fig.* 40 à 43).

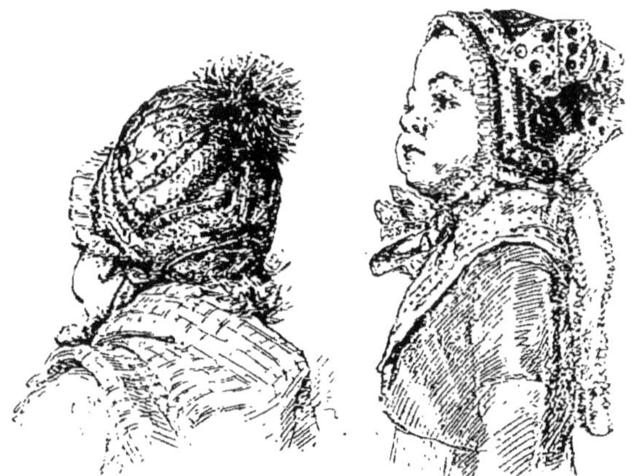

Fig. 40 et 41. — Coiffures d'enfants en Bretagne.

Pourtant, chez les enfants qui ont hérité de leurs parents des oreilles écartées, il sera utile de maintenir les pavillons appliqués contre la tête, à l'aide d'un simple foulard noué autour de la tête et qu'on appelle vulgairement une « margoulette ».

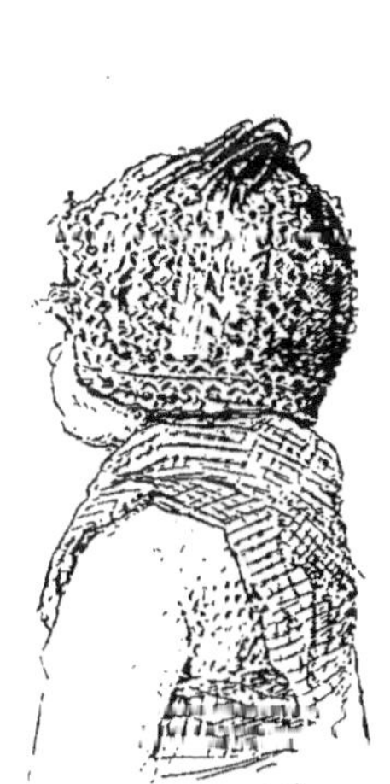
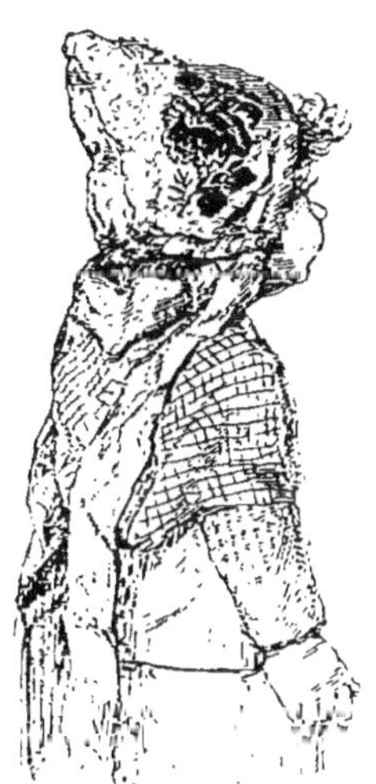

Fig. 42. — En Bresse.   Fig. 43. — En Normandie.

En hiver, pour empêcher les engelures, qui laissent sur l'ourlet du pavillon des cicatrices disgracieuses, on protège l'oreille contre le froid en mettant aux petites filles de grandes capotes à brides, et aux garçons des casquettes munies d'oreillères.

L'oreille n'est pas qu'un organe d'audition, elle est souvent encore un appareil de châtiment : *tirer les oreilles* des écoliers qui ne sont pas sages fut longtemps une tradition. Or cette brutalité peut produire des accidents graves et des déformations. La *gifle* appliquée sur l'oreille peut, en comprimant l'air dans le conduit, produire une rupture du tympan, ou, ce qui est encore plus grave, une commotion de l'oreille interne. On n'améliore pas un écolier crétin en le rendant sourd.

Les boucles d'oreille. — Le port des *boucles d'oreille* n'est pas sans danger. Aussi cette coutume tend-elle à disparaître. Pourtant dans les villes, bien des personnes la conservent par habitude ou par coquetterie ; et dans les campagnes l'habitude est plus enracinée encore à cause d'un vieux préjugé qui veut qu'on prévienne les maux d'yeux en perçant les oreilles. Chez une petite fille, le poids de la boucle d'oreille peut déchirer le lobule et produire des cicatrices déformantes. La mutilation du lobule, si l'on tient absolument à cette parure, devra être faite avec les précautions antiseptiques nécessaires, dans le cabinet d'un médecin et non dans l'arrière-boutique d'un horloger.

Cette opération ne devrait pas être faite avant quinze ans, et l'on devra toujours s'y opposer chez les enfants lymphatiques, aux chairs claires et molles, pour qui cette légère blessure peut être le point de départ de maladies de peau ou de lymphangites. On a signalé des cas de transmission de maladies contagieuses par les pendants d'oreilles.

La toilette du conduit auditif. — Autrefois on croyait que le cérumen était une sécrétion du cerveau par laquelle cet organe se débarrassait de ses impuretés ; aussi n'y touchait-on pas. Au contraire, on s'efforce aujourd'hui de nettoyer le conduit auditif en enlevant les amas de cérumen qui entravent l'audition et peuvent même la faire disparaître passagèrement.

Pour nettoyer ce conduit, il faut prendre certaines précautions. On ne doit pas se servir du cure-oreilles en métal ou en os, qui peut érailler les parois, faire naître des furoncles, et même blesser le tympan. On ne doit pas utiliser davantage le coin tortillé d'une serviette, qui repousse le cérumen vers le tympan en favorisant son accumulation. Pour la même raison, on doit proscrire l'emploi d'une petite éponge montée sur une tige, d'autant plus que l'éponge étant rapidement sale et difficile à nettoyer est une menace quotidienne d'infection pour le conduit.

Le procédé recommandable consiste à enrouler sur le bout d'une allumette un peu d'ouate hydrophile *bien propre* et à l'imbiber de quelques gouttes d'eau de Cologne pour mieux dissoudre le cérumen. Quand le cérumen est desséché, on peut introduire dans le conduit 3 ou 4 gouttes de glycérine qui le dissolvent, de sorte que le porte-ouate le ramène plus facilement. Il faut éviter les huiles végétales, qui forment dans le conduit un excellent terrain de culture pour les moisissures.

Les lavages quotidiens à l'eau tiède sont mauvais pour le tympan, dont ils causent la macération et l'altération.

Sauf nécessité particulière, on ne doit pas laisser d'une façon permanente dans l'oreille un tampon de coton qui empêche l'évaporation normale et crée un milieu humide et chaud favorable au développement des microbes et par suite à l'infection.

L'*oreille moyenne* est la partie sur laquelle doit être attirée l'attention des parents, car c'est d'elle surtout que dépend l'avenir de l'audition. Une bonne hygiène de cette région consiste à surveiller le nez et la bouche.

Il faut veiller à ce que le nez amène de l'air et non des microbes. « Nez bouché dans l'enfance sera oreille bouchée dans l'âge mûr. » En Allemagne, l'instituteur est tenu, quand il voit qu'un enfant a constamment la bouche ouverte, d'avertir les parents du danger que présente cet état pour l'avenir de l'oreille, et de leur montrer qu'on peut y remédier par un traitement approprié. Si cette mesure était pratiquée en France, on diminuerait certainement le nombre des conscrits refusés pour surdité.

Le devoir des parents est d'apprendre à leurs enfants à se moucher. Que la maman ne dise plus, en écrasant dans son mouchoir les narines de son enfant : « Souffle fort ». Où peut-il souffler, le pauvre, puisque son nez est clos ? Il ne réussit qu'à chasser l'air dans son oreille moyenne par la trompe d'Eustache et à y pousser des mucosités qui peuvent déterminer une otite. On doit se moucher, comme nous l'avons indiqué plus haut, en fermant successivement une narine, puis l'autre.

Il est donc nécessaire de se bien moucher et d'éviter le rhume de cerveau qui obstrue le nez, empêche l'aération de l'oreille moyenne et infecte cette région. Pour cela il ne faut pas utiliser la vaseline boriquée qui empêche le passage de l'air, ni l'injection d'eau boriquée qui pénètre dans l'oreille et cause de l'otite. Le remède du rhume de cerveau chez l'enfant est l'*huile mentholée au 1/50*, dont on introduira quelques gouttes dans chaque narine soit en mettant l'enfant sur le dos, soit à l'aide d'une seringue nasale.

La propreté de la bouche est aussi une précaution nécessaire pour la sauvegarde de l'oreille, qui peut être envahie par la gorge et la trompe d'Eustache. *Nez libre et bouche saine*, voilà ce que demande l'oreille de l'enfant.

L'oreille interne réclame peu de précautions chez l'enfant.

3° **Chez l'adulte.** — L'adulte n'a guère plus que l'enfant le respect de son oreille ; et l'on pourrait dire qu'il y a deux phases dans la vie du sourd : jeune, il n'écoute pas le médecin ; vieux, il ne l'entend plus.

L'oreille externe exige des soins généraux et des soins professionnels. Il faut éviter d'introduire dans le conduit auditif des corps étrangers (crayons, épingles à cheveux, allumettes, etc.) si l'on veut se mettre à l'abri des furoncles. Sous n'importe quel prétexte il ne faut rien introduire dans l'oreille que le médecin ne l'ait ordonné : ni huile, ni ouate imbibée de médicaments destinés à calmer les maux de dents. Évitons même, en faisant notre toilette, d'y faire pénétrer de l'eau froide.

Certaines professions obligent les ouvriers à rester dans une atmosphère chargée de poussières ; aussi les charbonniers, les menuisiers, les plâtriers, les meuniers doivent-ils nettoyer leurs oreilles chaque soir, afin d'éviter la formation d'un bouchon obturateur.

Beaucoup de personnes ont l'habitude de porter du coton dans les oreilles. A l'étranger on voit même des élégantes qui se garnissent les oreilles de coton assorti à la couleur de leur robe. En principe, on ne doit jamais prendre cette habitude, car le tampon d'ouate entretient l'humidité qui favorise le développement des microbes, il diminue l'audition et peut même causer la surdité s'il est refoulé dans le fond par mégarde. Pourtant on peut faire exception pour les personnes dont le tympan est perforé et qui sortent par les temps froids et humides ; également pour les personnes sujettes aux névralgies faciales et qui voyagent en voiture découverte, surtout en automobile. Dans ce cas, le coton doit être peu serré de façon à ne pas gêner l'audition et à ne pas tomber au fond du conduit.

L'oreille moyenne, pour être protégée contre l'infection, exige une propreté méticuleuse de la bouche. Bien se moucher est aussi nécessaire à l'adulte qu'à l'enfant. Lorsqu'on a respiré beaucoup de poussières, en automobile par exemple, il est nécessaire de se nettoyer le nez en reniflant un peu d'eau tiède salée qui n'abîme pas l'épithélium nasal.

Le *froid aux pieds* est dangereux pour l'oreille, car il détermine des poussées de pharyngite et de rhinite et rend illusoires les soins donnés à l'oreille malade. Le moyen pratique d'avoir les pieds chauds est de suivre les conseils minutieux que nous transcrivons ici : 1° éviter de se mouiller les pieds, et par conséquent porter des snow-boots par les temps de neige et des galoches de caoutchouc les jours de pluie ; 2° adopter en tout temps des semelles épaisses ;

3° renoncer aux souliers qui laissent les chevilles à découvert, surtout chez les dames, et mettre des bottines à haute tige ; 4° porter en hiver deux paires de bas qui, si minces soient-ils, s'opposent mieux qu'une épaisseur de grosse laine à la perte de chaleur ; 5° ne porter les bas qu'un ou deux jours ; sinon ils s'imbibent de sueur et entretiennent sur la peau une humidité froide ; 6° enfin, posséder trois paires de bottines, dont chacune sera portée un jour sur trois, pendant que les autres auront 48 heures de repos pour bien sécher.

Le *tabac* est une cause fréquente d'irritation de l'oreille moyenne par le pharynx et la trompe d'Eustache. Il doit donc être interdit à toute personne ayant une oreille malade. Il est surtout mauvais d'avaler la fumée pour la rendre ensuite par le nez.

Les *bains froids* ne sont pas à redouter pour celui qui a les oreilles saines. Il peut même plonger sans inconvénient. S'il entre un peu d'eau dans le conduit ou dans l'oreille moyenne, dans le premier cas on enlève l'eau avec du coton hydrophile, et dans le second on vide l'oreille en faisant plusieurs mouvements énergiques de déglutition, le nez étant tenu pincé entre deux doigts.

Certaines *professions* sont dangereuses pour l'oreille moyenne, à cause de l'inégalité de pression qui peut survenir sur les deux faces du tympan. Chez les aéronautes et les guides de hautes montagnes, il se produit une raréfaction de l'air ; au contraire, c'est une pression exagérée qui atteint les ouvriers travaillant dans les caissons à air comprimé ou dans les scaphandres. Dans les deux cas, la rupture du tympan suivie d'hémorragie est un accident fréquent. Pour lutter contre ces accidents, on doit de temps en temps faire un mouvement de déglutition qui permet, par l'ouverture de la trompe, d'établir rapidement l'égalité de pression sur les deux faces du tympan.

Enfin, ceux dont le nez et l'oreille ont quelque tare devront éviter le *froid humide*. On devra leur déconseiller certaines professions, comme celles de marin, de cocher, de mécanicien de chemins de fer.

L'oreille interne a surtout pour ennemis le bruit, les intoxications et le surmenage intellectuel.

Le *bruit* a une action néfaste soit par sa violence, soit par sa continuité. « Le bien ne fait pas de bruit, dit le Dr Ferrand ; le bruit ne fait pas de bien. » Un bruit intense et subit, comme un coup de canon ou de fusil, le sifflet strident d'une locomotive, peut provoquer une surdité durable. De même un bruit tolérable, mais continu, peut causer de l'épuisement du nerf auditif, puis de la paralysie ; c'est pour cette raison que les violonistes entendent moins bien de l'oreille gauche, la plus voisine de l'instrument. Pour se défendre contre les bruits violents, il faut en quelque sorte se préparer à recevoir le choc sonore ; c'est ainsi que les artilleurs accommodent leur tympan, c'est-à-dire le tendent afin d'atténuer l'amplitude des vibrations de la membrane.

Parmi les *poisons* de l'oreille interne, on doit citer l'alcool, le tabac et le plomb.

Le *surmenage intellectuel* affaiblit l'audition. Aussi compte-t-on une forte proportion de sourds parmi les savants et les hommes de cabinet. L'hygiène du sourd exige donc un ménagement des fonctions intellectuelles. Ce fait que l'oreille s'épuise dans le silence du cabinet de travail semble paradoxal ; mais en réalité nous le comprenons, car si l'on entend avec son oreille, on écoute avec son cerveau.

Éducation de l'oreille. — La sensation du son varie depuis le bruit jusqu'aux nuances les plus délicates de la musique.

Le campagnard, l'homme qui vit dans les bois, distinguent facilement un bruit lointain ; mais le citadin, par le tapage des rues et des usines, a perdu cette faculté.

Pour perfectionner le sens de l'ouïe, l'attention est nécessaire. Sans elle la sensation s'émousse ; ce qui explique pourquoi un bruit continu finit par ne plus être entendu. On connaît à ce propos l'exemple du meunier qui se réveille quand son moulin s'arrête.

Une oreille bien exercée reconnaît facilement la hauteur et le timbre des sons. Une *mélodie* simple jouée par la flûte ou le violon sera comprise par le plus grand nombre ; au contraire, pour distinguer les sons émis simultanément dans une *harmonie* il faut l'oreille bien éduquée d'un musicien.

La mémoire des sons se développe facilement. C'est pourquoi il est bon de faire entendre de bonne heure aux enfants des intonations justes, et de les faire assister à l'audition de belles œuvres musicales.

§ 4. — La vue.

Hygiène de l'œil. — L'œil étant un organe des plus délicats, exige des soins constants, d'autant plus que les conditions de la vie moderne lui imposent un travail continu qui le mène vite au surmenage et à tous ses dangers. Pour lui surtout, si on veut lui éviter les plus graves infirmités, les soins hygiéniques sont de la plus grande nécessité.

Ces soins varient avec l'âge ; nous allons les indiquer successivement chez le *nourrisson*, l'*enfant* et l'*adulte*.

1° **Chez le nourrisson. Dangers de l'ophtalmie.** — Dès les premiers jours l'œil est sensible à la lumière, et l'on devra l'accoutumer progressivement sans l'exposer à une lumière trop vive. Il faut aussi le protéger contre le froid, l'humidité, le vent et les poussières.

Plus de la moitié des enfants qui deviennent aveugles, dit une récente circulaire administrative, auraient conservé la vue s'ils avaient reçu en temps utile des soins appropriés. L'œil du nouveau-né, en effet, est fréquemment exposé à une infection microbienne fort grave, l'*ophtalmie purulente*, qui est la cause principale de la cécité. Grâce à la vulgarisation de l'antisepsie et aux soins de propreté, le nombre des ophtalmies s'est abaissé ; mais il reste encore beaucoup à faire. Aussi une décision ministérielle, prise après avis de l'Académie de Médecine, autorise-t-elle les pharmaciens à délivrer une solution d'azotate d'argent au cinquantième qui sera employée de la manière suivante :

« Aussitôt après la naissance, en faisant bâiller la paupière inférieure de l'enfant, on laissera tomber *une goutte* de la solution préventive entre les paupières, et cela au moyen d'un compte-gouttes. Il suffit ensuite de laisser les paupières se refermer spontanément, et d'absorber, avec une boulette de coton hydrophile, le liquide qui passera sur la joue. Cette précaution permet d'éviter la production des taches noires qui se développeraient postérieurement sur les téguments de la face, sous l'influence de la lumière. »

D'autre part, le *Comité permanent d'étude pour l'assistance aux aveugles,* désirant appeler l'attention des mères sur le danger si souvent évitable de la cécité infantile, vient de publier l'avis suivant rédigé dans le langage populaire, et destiné à être *distribué à la mairie lors de chaque déclaration de naissance* :

AVIS IMPORTANT

EN CE QUI CONCERNE LES NOUVEAU-NÉS

Si les paupières de l'enfant sont ou rouges, ou enflées, ou collées ;

Si elles laissent suinter du liquide ou du pus ;

Sachez qu'il ne s'agit pas d'un « courant d'air », mais d'une maladie grave.

Méfiez-vous de l'ophtalmie, qui peut le rendre *aveugle,* et faites-le immédiatement, *le jour même,* examiner et soigner par un médecin.

L'ophtalmie purulente étant microbienne et par suite contagieuse, exige des soins minutieux de propreté. A chaque lavage des yeux il faut un nouveau tampon de coton.

2° **Chez l'enfant. Myopie et strabisme.** — Les soins de propreté et la surveillance du travail visuel sont indispensables.

La propreté des yeux s'obtient par des lavages journaliers à l'eau bouillie chaude, en évitant de les frotter avec les doigts, qui ne sont jamais propres et qui peuvent y apporter des germes de maladies, la *conjonctivite* par exemple. Il faut aussi éviter l'usage pour la toilette de linges dont la propreté est douteuse.

Les troubles de la réfraction les plus fréquents sont la *myopie* et le *strabisme*.

La *myopie*, ainsi que nous l'avons vu dans le Cours d'Anatomie et Physiologie, est due à ce que la chambre postérieure

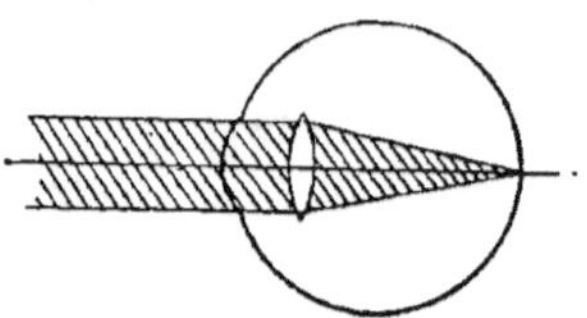

Fig. 44. — Œil normal (l'image se forme sur la rétine.)

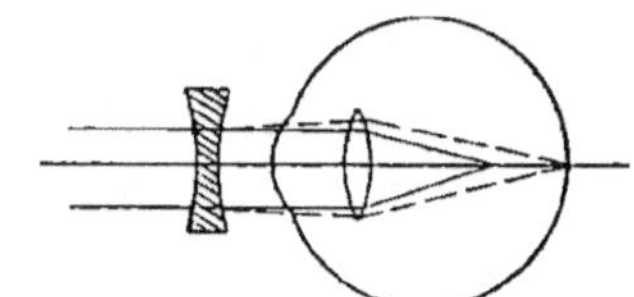

Fig. 45. — Œil myope (l'image est en avant de la rétine).

de l'œil est trop longue, de sorte que l'image se forme en avant de la rétine et ne peut être vue nettement (*fig.* 45). Elle apparaît ordinairement de la sixième à la douzième année. Quand un enfant se plaint de ne pas voir de loin, de ne pas bien lire au tableau, quand il se penche trop, pour écrire, sur son papier, c'est qu'il est *myope*. On devra alors lui faire porter des *lunettes* divergentes qui seront judicieusement choisies par un oculiste, de façon que la vision d'objets placés au moins à 30 centimètres puisse se faire nettement. Il existe contre les lunettes un préjugé qui veut que leur usage doit être retardé le plus possible. En réalité, quand on a besoin de verres, cet ajournement ne fait que fatiguer la vue et produire des inflammations et des névralgies.

On a constaté que chez les enfants dont la myopie est négligée, des lésions graves, comme le décollement de la rétine, peuvent survenir et déterminer la cécité. Ces lésions seraient certainement évitées si l'enfant recevait des verres appropriés à son état.

La myopie provient soit d'une *insuffisance d'éclairage*, soit d'un *surmenage visuel* ; elle ne semble pas héréditaire.

Dans une salle de travail, la lumière doit arriver largement par de grandes baies et venir du côté gauche, de façon à donner l'ombre de la plume à droite. La lumière ne doit

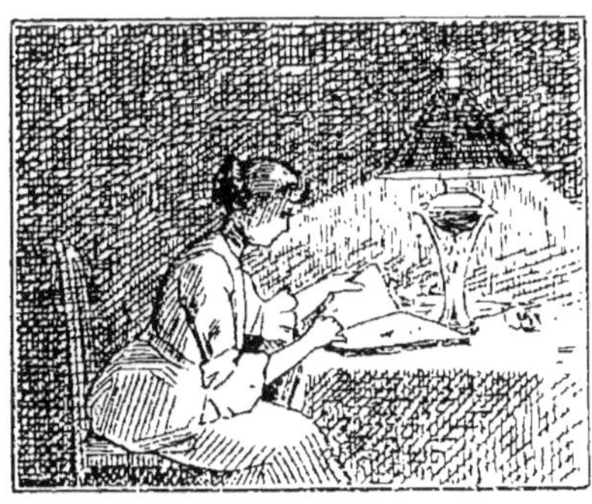

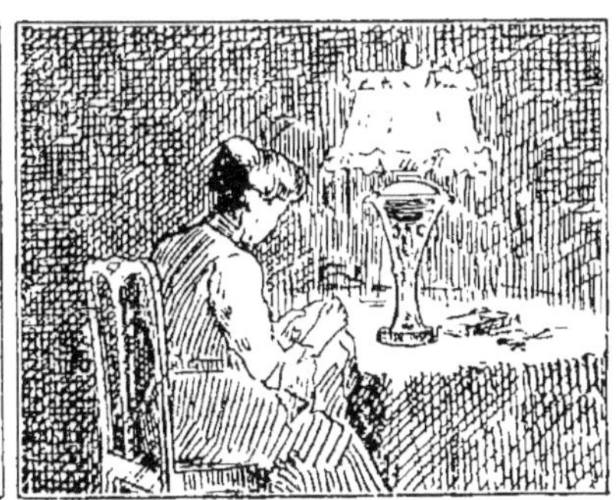

Abat-jour hygiénique. Abat-jour antihygiénique.
Fig. 46.

jamais frapper directement les yeux. Aussi le soir, pour qu'on voie nettement et sans fatigue, la lampe doit être munie d'un abat-jour opaque (*fig.* 46).

L'enfant peut aussi devenir myope parce qu'il s'habitue à diminuer progressivement la distance de ses yeux à son livre. De plus, en se penchant sur la table (*fig* 47), il fléchit la tête d'un côté et arrive à avoir un œil plus rapproché que l'autre de son livre. Il faut donc veiller à ce que l'enfant ne lise ou n'écrive jamais à une distance moindre de 30 centimètres. En somme, on ne naît pas myope, on

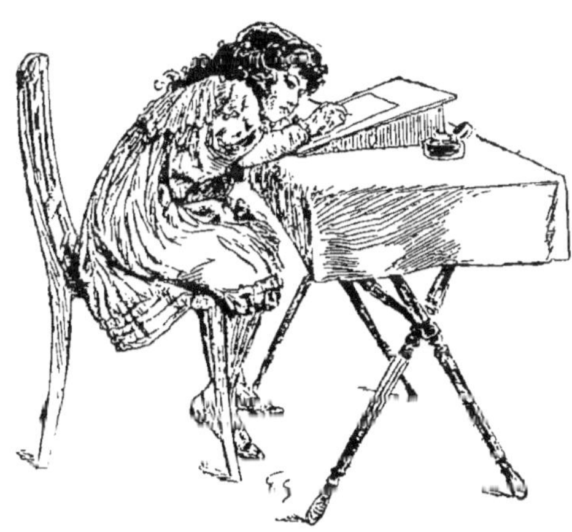

Fig 47. — Écolière trop inclinée sur son cahier et recevant une mauvaise lumière venant de droite.

le devient pendant la vie d'écolier, et on le devient parce

qu'on s'éclaire mal, parce qu'on se tient mal, parce qu'on lit et qu'on écrit mal.

Le livre a aussi sa part de responsabilité dans l'apparition de la myopie. Les lettres noires tranchant sur fond blanc fatiguent la vue : un papier de teinte jaunâtre, pauvre en rayons chimiques, serait préférable. D'autre part, les caractères d'imprimerie sont ordinairement trop fins et trop serrés Les lettres larges facilitent la lecture ; la preuve en est dans les livres anglais qui, ayant des lettres écartées et des mots courts, sont bien lisibles. L'expérience suivante est également démonstrative : on imprime une page sur une feuille de caoutchouc tendue de façon qu'on puisse en faire varier à volonté la hauteur et la largeur ; on voit alors que la réduction en largeur nuit plus à la lisibilité que la réduction en hauteur. Les livres de grand format sont difficiles à lire, car ils ont de longues lignes dont les extrémités sont notablement plus éloignées de l'œil que le milieu ; d'où la nécessité pour l'organe de changer sans cesse son accommodation, ce qui lui impose un surcroît de fatigue.

Le *surmenage visuel* doit être évité ; la lecture surtout amène vite la fatigue des yeux, car elle n'accorde aucun repos à ces organes. La couturière n'a besoin de toute son attention qu'au moment où elle pique dans l'étoffe, tandis que le lecteur voit défiler les mots sans relâche. Si l'on songe que l'on peut lire 100 lignes par minute, c'est-à-dire 6 000 par heure, et que par suite l'appareil accommodateur (muscles ciliaires) est obligé de se contracter 6 000 fois par heure, on comprend facilement la rapidité avec laquelle les myopies continuent à progresser. Les études contribuent donc à développer et aggraver la myopie. Les fortes myopies, dangereuses par les lésions qu'elles peuvent causer, proviennent le plus souvent de myopies faibles mal soignées.

Le repos de la vue et les exercices physiques ont une heureuse influence sur la myopie.

Le **strabisme** ou *loucherie* est une déviation des axes oculaires qui se produit de bonne heure, vers la quatrième année, et provient d'un défaut de réfraction. Par exemple, si l'un des yeux est myope et l'autre normal, il y en a un qui se dévie en dedans provisoirement d'abord, puis définitivement. Si le regard de l'enfant est incertain pendant qu'il travaille, on doit consulter un oculiste qui, en indiquant des lunettes appropriées, peut atténuer et même guérir ce défaut sans opération.

Il n'est pas exact d'attribuer le strabisme d'un enfant à une mauvaise orientation donnée au berceau.

3º Chez l'adulte. Éclairage. Poussières et corps étrangers. — Lorsqu'un enfant a eu sa vision bien surveillée, il en profitera étant adulte et pourra demander à ses yeux un travail prolongé. Pourtant l'adulte devra éviter une lumière trop intense comme la lumière solaire directe ou celle de la lampe à arc. De même, la lumière solaire réfléchie par les glaciers peut être dangereuse et même produire de la cécité. Aussi est-il prudent que les touristes parcourant les glaciers se protègent les yeux par des lunettes à verres légèrement noircis.

L'emploi de lunettes appropriées est aussi le meilleur moyen protecteur chez les ouvriers qui s'exposent aux poussières et aux projections de corps étrangers dans les yeux.

Lorsqu'il pénètre dans l'œil un *corps étranger* quelconque, un moucheron, un débris de charbon, on doit, si le corps est resté à la surface de l'œil, le chasser soit à l'aide de lavages à l'eau bouillie tiède, soit encore au moyen d'un coin de mouchoir bien propre, mais en procédant toujours avec douceur et propreté. Si le corps a pénétré dans l'œil, on fera des lavages à l'eau bouillie et on appellera le médecin.

Lorsqu'on fait travailler les yeux aussitôt après le repas, ils se congestionnent. La lecture en voiture, en chemin de fer devrait être proscrite à cause des secousses qui obligent l'œil à un travail d'accommodation pénible. L'abus de l'alcool et du tabac diminue l'acuité visuelle. Enfin, la vie mondaine et les veilles prolongées sont nuisibles aux yeux ; tandis que les exercices physiques, le séjour à la campagne, et surtout le sommeil ont un excellent effet sur la vision.

Éducation de la vue. — L'éducation de la vue est encore plus nécessaire que celle des autres sens, car les erreurs d'optique sont nombreuses et l'expérience seule est capable de les rectifier.

Faute d'exercice nous avons perdu la faculté de voir dans une obscurité relative ; il nous faut des éclairages intenses, ce qui a fait diminuer notre *acuité visuelle*, c'est-à-dire notre sensibilité à la lumière.

De même, par une mauvaise éducation de notre œil, nous perdons souvent la faculté d'accommodation. Dès notre jeune âge nous sommes habitués à regarder un horizon borné, et enfermés dans les classes, la tête penchée sur notre livre, nous nous habituons à regarder de trop près. Nous ne savons plus accommoder pour de grandes distances, nous devenons *myopes*, comme nous l'avons montré plus haut.

Il est donc utile d'habituer les yeux à regarder des objets éloignés. La preuve de l'avantage que l'on retire de cet exercice nous est donnée par ce fait que la myopie est presque inconnue chez les marins et les habitants des campagnes. Au contraire, elle est fréquente chez les personnes qui ont fait de longues études.

Il est difficile de bien voir les objets *en mouvement* ; aussi la plupart des représentations de sujets animés dans les œuvres de peinture et de sculpture sont-elles erronées. C'est qu'elles ont été dessinées par les artistes sur des modèles immobiles. Or, on ne peut poser le mouvement, il faut le saisir et pour cela le voir. On connaîtra alors l'attitude vraie (*fig*. 48), qui peut être donnée par la photographie. Il est curieux de constater que les dessins trouvés dans les œuvres des sculpteurs grecs ou romains figurent des attitudes vraies (*fig*. 49). C'est que les artistes de cette époque faisaient l'éducation de leur œil dans la nature, et non au moyen de dessins antérieurs dans lesquels l'imagination de l'artiste a souvent créé des types faux. Le cinématographe est appelé à

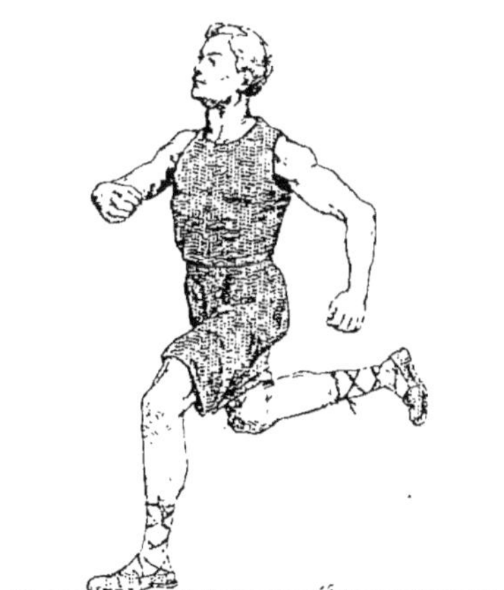

Fig. 48. — Attitude vraie du coureur donnée par la photographie.

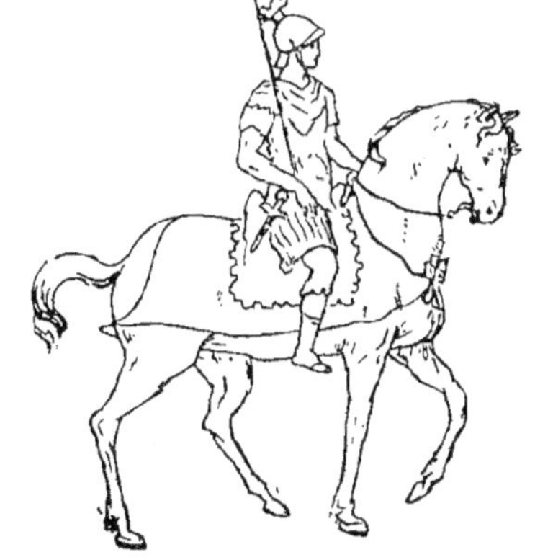

Fig. 49. — Allure exacte d'un cheval (colonne Trajane).

rendre de grands services dans ce sens, car il empêchera de telles erreurs d'interprétation de la nature.

Le dessin, tel qu'il est enseigné actuellement est d'une grande utilité pour l'éducation de l'œil ; de même certains jeux comme la balle, le tir, l'escrime, etc.

§ 5. — La voix.

Hygiène de la voix. — La voix étant produite par le *larynx*, il est nécessaire de maintenir cet organe dans un bon état, et pour cela il faut prendre soin de la bouche, du nez et de la gorge qui sont en communication avec le larynx ; ce que nous avons dit à propos de l'hygiène de ces parties s'applique donc au larynx.

La *fatigue* de la voix devra être évitée, car elle est la cause de nombreux troubles. On l'observe plus fréquemment chez les avocats et les professeurs, qui sont plus préoccupés du fond, que chez les acteurs, plus soucieux de leur diction. La fatigue provient donc plutôt d'une mauvaise élocution que du surmenage. Il faut par conséquent veiller à son élocution, articuler nettement sans crier. Dès qu'un effort est fait pour parler plus haut que d'habitude, non seulement le larynx se fatigue mais aussi tout l'organisme.

Les cris violents, les exclamations de colère congestionnent et irritent le larynx. On ne doit donc pas laisser les enfants crier du matin au soir, s'égosiller dans leurs jeux et leurs disputes ; cet abus vocal est souvent la cause d'une voix rauque.

Chez l'adulte, la mise au repos du larynx suffit à faire disparaître la fatigue et les troubles qui en dérivent. On évitera de parler dehors par un temps froid et humide, de discourir au milieu du bruit ou dans une atmosphère chargée de fumée, de chanter étant enrhumé, etc. On peut même, par un silence complet observé pendant des semaines, guérir des laryngites graves.

Éducation de la voix. — Puisque la fatigue survient plus vite chez les personnes qui dirigent mal leur voix, qui articulent mal, il est nécessaire d'apprendre de bonne heure à bien parler. L'éducation de la voix doit donc commencer dès que l'enfant parle, c'est-à-dire dès qu'il cherche à imiter les sons qu'il entend autour de lui. Vers l'âge de 12 mois, un enfant normal peut répéter les mots qu'il entend. Les parents devront s'efforcer d'articuler nettement les mots qu'ils veulent faire répéter au bébé, et éviter les zézaiements et les prononciations ridicules que l'enfant cherche à imiter. Pourquoi lui faire dire *lolo*, *papeau*, *bobo*, puisque dans quelques mois il sera obligé de dire *lait*, *chapeau*, *mal* ? C'est un double travail bien inutile.

Les aptitudes naturelles du larynx se développent progressivement par la récitation, la lecture à haute voix et le chant. Dans ces exercices il faut surtout veiller à bien articuler les consonnes et à prononcer clairement les voyelles. Il est certain que la qualité du timbre de la voix, la netteté de l'articulation donnent à la parole un charme particulier. Il faut cultiver ces qualités, qui constituent un moyen d'expression puissant pour convaincre ses semblables.

Certains défauts naturels, comme le *bégaiement*, sont difficiles à faire disparaître ; d'autres, comme le *zézaiement*, le *nasillement*, qui ne sont que de mauvaises habitudes, peuvent être combattus avec succès. Un bon moyen de corriger le zézaiement, dû à ce que la langue arrive entre les dents, consiste à parler avec les dents serrées. Le nasillement s'atténuera en ouvrant bien la bouche lorsqu'on parle.

D'une manière générale, on peut dire que la voix sera bonne et portera bien si les conditions du régime sont hygiéniques, si la personne ne surmène pas son larynx, et si l'éducation de la voix a été bien faite.

RÉSUMÉ

Nous devons chercher à conserver les organes des sens par l'*hygiène*, et à améliorer leur fonctionnement par l'*éducation*. A ce dernier point de vue le *travail manuel* est recommandable, car non seulement il est un repos pour l'esprit, mais il est, pour nos sens, un excellent moyen d'acquérir plus d'habileté.

Le toucher. — La peau doit être entretenue avec la plus grande propreté et des soins particuliers, afin de conserver à l'épiderme toute sa sensibilité. Le travail manuel, les ouvrages de dames sont favorables à l'affinement du toucher.

Le goût et l'odorat. — La propreté de la bouche et du nez est indispensable, car ces organes sont souvent les portes d'entrée des maladies contagieuses ; elle est aussi nécessaire pour protéger l'oreille. L'usage du tabac, de l'alcool et de mets trop épicés détruit la délicatesse du goût et de l'odorat.

L'audition. — On naît rarement sourd, mais souvent on le devient. On doit donc *surveiller* l'audition et prendre des soins d'*hygiène* méticuleux.

La *surveillance* doit s'exercer à tous les âges :

1° Chez le *nourrisson*, la mère devra surveiller avec attention les phases du développement de l'audition ; si à l'âge de six mois l'enfant semble indifférent aux bruits, il faut le faire examiner par un médecin spécialiste ; sinon le sourd pourrait devenir muet.

2° Chez l'*enfant*, l'avenir intellectuel est en rapport direct avec l'état de son audition. C'est surtout vers l'âge de 7 ans que l'enfant doit subir un examen sérieux de l'oreille.

3° Chez l'*adulte*, il faudra examiner l'oreille avant de faire choix d'une carrière.

L'hygiène de l'oreille varie avec l'âge :

1° Chez le *nourrisson*, l'oreille externe exige une grande propreté ; l'oreille moyenne doit être préservée du froid ; l'oreille interne doit être soustraite aux bruits intenses.

2° Chez l'*enfant*, l'hygiène doit être stricte, car c'est l'âge où se décide la perte ou la conservation de l'ouïe. Il faut surtout veiller à ce que l'enfant ait le nez libre et la bouche saine.

3° Chez l'*adulte*, il faut éviter d'introduire des corps étrangers dans l'oreille, d'avoir froid aux pieds, d'abuser du tabac et des changements de pression brusques. Le bruit et le surmenage intellectuel peuvent aussi causer de la surdité.

La vue. — Les soins d'hygiène sont pour l'œil de la première importance si l'on veut éviter la cécité :

1° Chez le *nouveau-né*, il faut éviter l'*ophtalmie purulente*, qui est la cause principale de la cécité, et on le peut avec *une goutte* de solution d'azotate d'argent au cinquantième.

2° Chez l'*enfant*, les troubles les plus fréquents sont la *myopie* et le *strabisme*. Les causes de la myopie sont ordinairement l'*insuffisance d'éclairage* et le *surmenage visuel*. Le repos de la vue, les exercices physiques et surtout l'usage des lunettes ont une heureuse influence sur la myopie. Quant au strabisme, il sera atténué par l'usage de lunettes appropriées.

3° Chez l'*adulte*, on doit éviter la lumière trop intense, les poussières et les corps étrangers, l'abus de l'alcool et du tabac, les veilles trop prolongées.

La voix. — Pour maintenir le larynx, organe de la voix, en bon état, il faut d'abord soigner le nez et la bouche. La *fatigue* de la voix sera évitée par une bonne articulation et un usage modéré du larynx. Il est donc nécessaire d'apprendre à bien parler. De bonne heure on doit commencer l'éducation de la parole chez l'enfant.

CHAPITRE VIII

EXERCICES PHYSIQUES

« *L'activité développe, l'inaction atrophie.* »
« *Un peu d'exercice fortifie ; beaucoup épuise.* »

**Nécessité des exercices physiques. Éducation physique
de la femme.** — Les exercices physiques sont nécessaires
non seulement au développement normal des organes chez
les jeunes gens, mais aussi à leur bon fonctionnement chez
les adultes. Ils permettent à l'organisme de conserver le plus
longtemps possible toute sa vigueur et de résister victorieusement aux maladies qui le guettent. L'oisiveté corporelle
amène rapidement la dégradation physique. Nous devons
donc entretenir nos forces pour ne pas les perdre, et l'exercice physique devrait être un besoin aussi impérieux que
celui de manger et de dormir. C'est une loi de la vie : *l'activité développe, l'inaction atrophie.* Aussi nous semble-t-il
utile d'étudier successivement l'influence des exercices physiques sur le squelette, les muscles et le système nerveux.

Les exercices physiques doivent évidemment être adaptés
au sexe, à l'âge, au tempérament, etc. Nous indiquerons
plus loin quels sont ceux qui conviennent particulièrement
aux jeunes filles. Mais dès maintenant nous voudrions mon-

trer que l'éducation physique de la jeune fille moderne lui est plus utile que jamais, si elle veut accomplir dignement son double rôle de femme et de mère. Autrefois, dans les sociétés primitives, lutter et se défendre était le sort commun de la femme et de l'homme ; la femme courant les mêmes dangers que l'homme, accomplissait les mêmes efforts physiques et intellectuels. Actuellement, la femme coopère d'une autre manière à l'évolution sociale, et pour remplir son double rôle d'épouse et de mère elle a besoin de développer sa vigueur physique et sa résistance à la fatigue. Elle a donc besoin de recevoir une éducation physique rationnelle.

De cette éducation, qui sera frivole ou solide, dépend l'avenir de la famille et par suite de la société. Aussi la jeune fille devra-t-elle poursuivre le même but que l'homme : développement général de l'organisme ; vigueur des muscles avec ses conséquences, harmonie des formes et élégance des mouvements ; augmentation de la capacité respiratoire normale, dont la moyenne, chez la femme, n'est que de 2 550 centimètres cubes, tandis qu'elle est de 3 660 chez l'homme.

Si les jeunes Anglaises sont ordinairement plus vigoureuses et plus résistantes que les jeunes Françaises, cela tient à ce que l'exercice physique occupe une large place dans leur éducation.

Effets de l'exercice. — La manifestation la plus frappante de la vie, c'est le mouvement, l'activité. Pour entretenir ce mouvement, la machine humaine accomplit plusieurs fonctions : elle absorbe des matériaux nutritifs, les fait circuler dans tout l'organisme, les brûle et débarrasse l'organisme des déchets provenant de cette combustion. L'exercice a pour effet, ainsi que nous l'avons montré dans les chapitres précédents, d'activer la digestion, la circulation, la respiration et l'élimination. D'autre part, comme nous allons le voir, il agit aussi sur la forme du squelette, sur le développement des muscles et même sur le système nerveux.

Mais pour atteindre de bons résultats, l'exercice doit être *modéré* et non *exagéré. Un peu d'exercice fortifie ; beaucoup*

épuise. Les personnes qui abusent des exercices violents ont,
en effet, de l'hypertrophie du cœur et souvent de l'anévrisme
de l'aorte ou d'autres accidents.

**Effets du manque d'exercice. Dangers de la vie séden-
taire.** — La personne qui fait de l'exercice augmente sa vigueur et sa résistance aux maladies ; au contraire, celle qui
est *sédentaire* obtient l'effet inverse : affaiblissement organique,
ralentissement de la nutrition et apparition de nombreuses
maladies.

Parfois l'absence d'exercice se combine avec une alimentation exagérée, et les sujets sédentaires usant peu et con-
sommant beaucoup deviennent obèses. Pourtant l'obésité ne
vient pas forcément du défaut d'exercice et de la bonne chère ;
sur 100 obèses, 40 seulement sont de gros mangeurs. De
même on n'arrive pas toujours, par l'exercice seul, à faire
maigrir un obèse, car si le travail physique use, il augmente
aussi l'appétit, ce qui fait une compensation.

Le *diabète*, une fois sur cinq, est causé par l'insuffisance
d'exercice physique. Aussi est-il fréquent chez les personnes
à profession sédentaire.

La *goutte* s'observe souvent chez les personnes qui ne
prennent pas assez d'exercice, mangent des aliments trop
azotés, boivent des vins généreux. Si l'hérédité exerce souvent une influence, le genre de vie que nous venons de
signaler contribue à aggraver le mal : la goutte est bien,
comme on l'a dit, une maladie de riches.

La *gravelle*, c'est-à-dire la formation de calculs, soit dans
le foie, soit dans le rein, est également due, dans de nombreux cas, à une insuffisance d'exercice et à une alimentation trop riche. Aussi apparaît-elle souvent à l'âge moyen de
la vie, alors que l'exercice diminue, tandis que les plaisirs
de la table augmentent. La vie sédentaire est encore plus
dangereuse quand viennent s'ajouter des causes morales,
préoccupations ou chagrins : c'est surtout sur la gravelle

du foie que se fait sentir cette influence. Pour le rein, c'est plutôt la vie enfermée qu'il faut craindre ; ainsi la gravelle atteint rarement les Arabes, qui vivent toujours au grand air.

La **neurasthénie** est souvent due au défaut d'exercice physique, aggravé par le surmenage nerveux et les chagrins.

La vie sédentaire cause donc de nombreux troubles et nous n'avons cité que les plus importants. L'exercice est par suite nécessaire, surtout aux arthritiques, qui ont une combustion ralentie ; mais il est bien entendu que l'exercice ne doit jamais aller jusqu'à la fatigue, car tandis que l'exercice modéré favorise les échanges nutritifs et accélère l'élimination, le travail excessif produit de nombreux déchets (acide urique, xanthines, etc.) qui sont toxiques et s'éliminent difficilement.

Il nous reste à étudier l'influence des exercices physiques sur le squelette, les muscles et le système nerveux. A cause de son importance, cette dernière question fera l'objet d'un chapitre spécial.

§ 1. — Hygiène du squelette.

Avant d'étudier, les organes actifs du mouvement, c'est-à-dire les muscles, il est utile de dire ce qu'il faut faire pour avoir un squelette solide, et d'étudier les déformations causées par les attitudes et les mouvements.

Ce qu'il faut faire pour avoir de bons os. — Les sels calcaires, carbonate et phosphate de calcium, étant indispensables à la formation des os, il est nécessaire que l'*alimentation soit riche en sels calcaires* pour que l'ossification puisse se faire chez le jeune enfant. Sinon le squelette ne s'ossifie pas ; il reste cartilagineux : c'est le *rachitisme*. C'est ce qui arrive chez les jeunes enfants privés de lait, aliment riche en sels calcaires, le seul d'ailleurs qui convienne pendant la première année. Il est donc mauvais, pendant cette période de la vie, d'alimenter les enfants avec des soupes épaisses, des légumes, de la viande, qu'ils sont incapables de digérer. En pareil cas leurs os restent mous, leur squelette se déforme : par exemple, les jambes, trop faibles pour supporter le poids du corps, s'incurvent en cerceau (*fig*. 50). Cette déformation est ordinairement accompagnée d'une augmentation de volume des extrémités et d'un ventre trop gros. Telles sont les infirmités que ces pauvres petits vont garder toute leur vie et qu'une alimentation faite uniquement de bon lait aurait pu éviter.

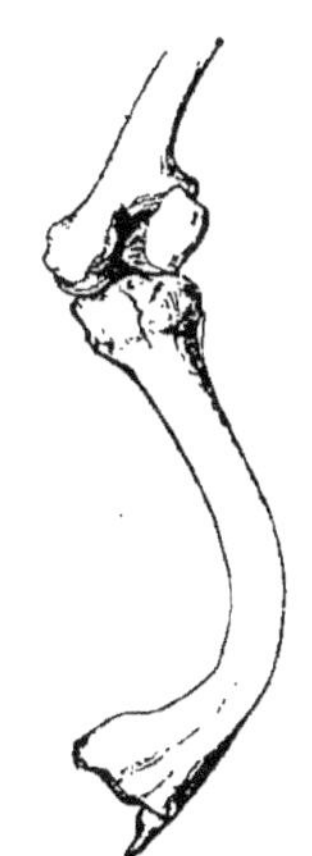

Fig. 50. — Os incurvé de la jambe d'un rachitique.

Une expérience a montré l'importance des sels calcaires, dans l'alimentation : on a nourri de jeunes Pigeons avec des aliments privés de calcaires, et on a vu que leur squelette continuait à s'accroître, mais qu'il restait mou et se déformait. Les Pigeons étaient devenus *rachitiques*.

Influence des exercices physiques sur le développement du squelette : nains et géants. — Nous avons montré, dans l'étude du squelette, que la taille s'accroît tant que l'ossification n'est pas définitive, tant qu'il reste un disque de cartilage entre la diaphyse et les épiphyses des os longs. Or, on a constaté qu'un exercice violent active l'ossification et fait souder rapidement la diaphyse aux épiphyses. Il en résulte que la taille n'atteint pas toute son ampleur. On remarque, en effet, que les enfants d'acrobates qui, très jeunes, sont astreints à des exercices violents, restent ordinairement petits.

Il ne faut donc pas faire exécuter aux enfants un travail

excessif : de même qu'on n'attelle pas un poulain à la **charrue**, on ne doit pas laisser l'enfant faire des exercices **violents**, sous peine d'en faire un homme rabougri. L'enfant doit courir et jouer, et remettre les jeux athlétiques à plus tard, lorsque sa croissance sera achevée.

Ce serait d'ailleurs une erreur de croire qu'une taille élevée est une condition de vigueur. Les géants sont, au contraire, peu résistants, au physique comme au moral. Le gigantisme est même considéré en médecine comme une maladie spéciale connue sous le nom d'*acromégalie*. Le géant, homme supérieur par la taille, par la force et par l'intelligence, n'existe pas. Les géants historiques sont autant de preuves de ce que nous avançons : à Milan, un géant occupait deux lits mis bout à bout, mais il ne pouvait tenir sur ses jambes ; Evans, le gigantesque portier de Charles Ier, était sans vigueur ; le portier de Cromwell, un géant énorme, fut enfermé dans un asile d'aliénés ; etc.

Chez un adulte, à la suite d'une maladie infectieuse, par exemple, il peut se produire de brusques poussées de croissance ; mais si les épiphyses sont soudées aux diaphyses, l'accroissement de l'os ne peut plus se faire en longueur, il se fait alors en épaisseur en produisant des déformations caractéristiques. Signalons parmi ces dernières : une face énorme, une mâchoire inférieure proéminente, un gros nez, une peau épaisse sillonnée de rides profondes, des mains disproportionnées (*fig.* 51)· de vrais « battoirs » avec des « doigts en boudins », aux bouts carrés et aux ongles striés, et des pieds à l'avenant. En général, ces difformités correspondent à une lésion de la *glande pituitaire*, petit appendice situé au-dessous du cerveau.

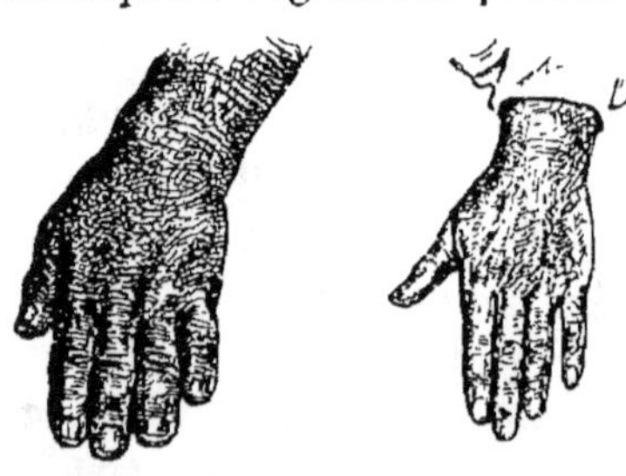

Fig. 51.   Fig. 52.
Mains de femme, l'une avec des dimensions exagérées, l'autre normale.

D'autre part, il est certain qu'une réduction trop grande de la taille est un signe de dégénérescence physique. La diminution de taille ou *nanisme* peut être une simple diminution de longueur d'un squelette sain ; c'était le cas chez les anciens Pygmées ; mais elle peut être aussi d'origine pathologique et due à des lésions osseuses ou glandulaires.

Les légendes populaires ont de tout temps fait jouer un rôle considérable aux nains, à ces êtres féeriques et malins qui semblaient ne relever que de la fable et dont l'existence ne peut plus être mise en doute. Les découvertes de squelettes de Pygmées dans les sépultures préhistoriques, les témoignages fournis par la sculpture antique, les récits des explorateurs modernes et les découvertes anthropologiques récentes, sont autant de preuves de l'existence réelle de ces nains d'autrefois, dont on trouve encore aujourd'hui quelques représentants isolés ou vivant en collectivité.

En somme, la taille ayant une influence sur la force musculaire, sur l'agilité et la vitesse des mouvements, il est avantageux de posséder une taille moyenne. C'est ce que l'on devra rechercher par une alimentation convenable, des exercices modérés et non prématurés.

Les aliments riches en phosphates et en lécithine semblent favoriser l'accroissement du squelette. « Ainsi, dit M. Springer, dans certaines contrées, 50 °/₀ des jeunes gens étaient reconnus impropres au service militaire pour défaut de taille. Or, dans ces régions les terrains étaient pauvres en phosphates, produisaient des races animales petites. Il a suffi de phosphater ce sol ingrat pour y faire pousser des soldats. »

Des exercices faits trop tôt peuvent aussi modifier l'état des articulations. C'est ainsi que chez certains acrobates dits *hommes serpents*, on obtient, dès l'enfance, par des exercices particuliers, l'allongement des ligaments articulaires et par suite l'élargissement des surfaces articulaires. Il en résulte que les mouvements sont plus amples, mais aussi que l'articulation est moins solide.

Déformations du squelette par les mauvaises attitudes, les mouvements et les vêtements. — On se figure volontiers que le squelette étant essentiellement dur, solide, doit garder une forme immuable : il n'en est rien. Le squelette est peut-être dans tout l'organisme ce qu'il y a de plus malléable : il se modifie avec les mouvements et suivant les habitudes. L'étude du squelette des animaux actuels et géologiques nous fournit sur ce point les renseignements les plus précieux. Nous ne devons donc pas nous étonner si notre squelette subit des déformations, surtout chez les enfants, sous l'influence d'exercices physiques mal dirigés, de mauvaises attitudes habituelles, de professions manuelles ou encore de vêtements mal adaptés à la forme du corps.

1º Les mauvaises attitudes habituelles. — Elles agissent surtout en déformant l'axe du squelette, c'est-à-dire la colonne vertébrale. Chez les enfants ces déformations se produisent rapidement, car le squelette n'a pas encore la rigidité de celui de l'adulte. Ainsi un enfant toujours porté sur les bras de sa mère ou de sa nourrice peut contracter une déviation de la colonne vertébrale ; on peut la redouter aussi chez l'enfant qui lit étant couché ou qui prend pour écrire, coudre ou se reposer une mauvaise attitude, et aussi chez celui qui porte trop tôt des charges trop lourdes.

Une cause de déformation du squelette dont nous parlerons à propos de l'hygiène de l'enfant, est l'horrible application du maillot, qui immobilise l'enfant comme une momie égyptienne. De peur que les corps ne se déforment par des mouvements libres, les partisans du maillot les déforment en les mettant sous presse.

La déviation de la colonne vertébrale est due à une déformation des vertèbres causée par une mauvaise nutrition. Les corps des vertèbres, au lieu de rester cylindriques, s'épaississent d'un côté parce que la nutrition est augmentée, et s'aplatissent de l'autre parce que la nutrition est ralentie : il en résulte une torsion des vertèbres et par suite une modification dans les courbures de la colonne vertébrale. C'est pourquoi, chez le jeune enfant, une gymnastique générale bien appropriée, en rétablissant une bonne nutrition, arrive à corriger ces déformations. Sinon il faut avoir recours à des appareils spéciaux. Le mieux est encore d'éviter ces accidents en se gardant de prendre des attitudes qui déforment ainsi le corps. Cherchons donc à connaître les bonnes et les mauvaises attitudes afin de prendre les premières et d'éviter les autres.

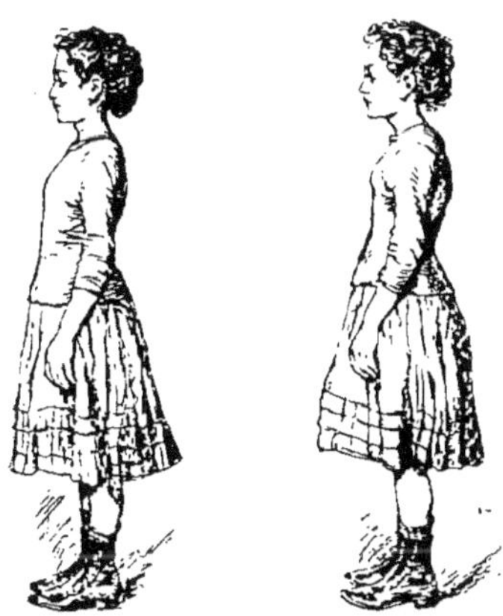

Fig. 53.— Bonne et mauvaise attitude *debout*.

Debout (*fig.* 53), la bonne attitude est celle que l'on prend contre un mur vertical en faisant toucher la nuque, le dos, les fesses et les talons. Dans cette position la tête est relevée, les épaules sont reportées en arrière, de façon à laisser à la poitrine tout son développement. Mais dès que l'on abandonne cette attitude, les courbures vertébrales s'accentuent et amènent une diminution de la taille, la voussure du dos se produit projetant le ventre en avant, la tête s'incline et les épaules font saillie en avant. C'est pour éviter cette difformité du *dos rond* (*fig.* 54) que l'on répète sans cesse aux jeunes gens de ne pas se tenir la tête et le corps penchés. Cette déviation atteint ordinairement les vieillards, mais d'autant plus tard et plus légèrement qu'ils se sont efforcés étant jeunes de se tenir plus droits : c'est le cas des officiers, qui conservent pendant leur

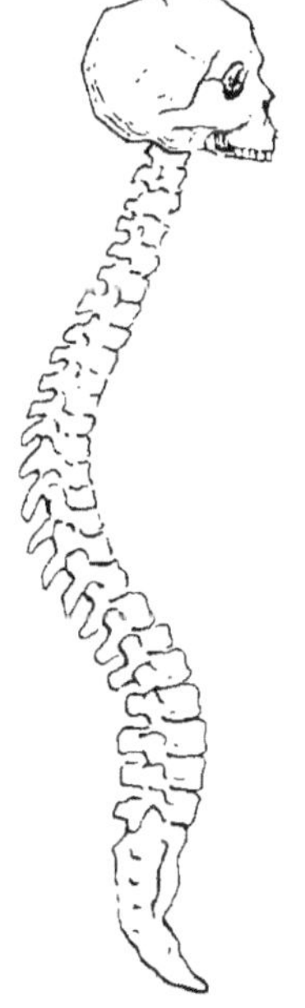

Fig. 54. — Déformation de la colonne vertébrale produisant le *dos rond*.

vieillesse une attitude correcte. La raison de cette déviation est d'ailleurs moins dans l'âge que dans la mauvaise habitude de se mal tenir ; aussi voit-on des vieillards droits et des jeunes gens voûtés.

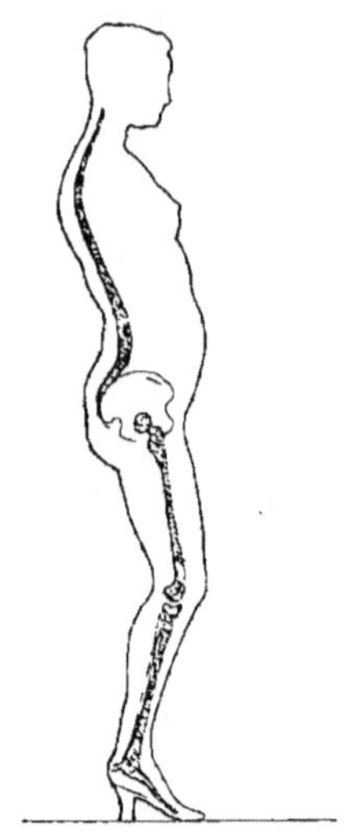

Fig. 55. — Mauvaise attitude du corps due à l'usage de hauts talons.

Une mauvaise attitude du corps peut aussi résulter de l'usage de chaussures munies de hauts talons (*fig.* 55) : les cuisses et les genoux sont fléchis ; le bassin trop penché en avant exagère les courbures de la colonne vertébrale en produisant une ensellure lombaire et une voussure dorsale. De plus, tout le poids du corps reposant uniquement sur les orteils, il se produit des crampes dans les membres inférieurs, et cette contracture des muscles peut à la longue retentir sur la moelle épinière.

Assis (*fig.* 56), la déformation du squelette se produit aussi bien que debout. Il suffit pour cela de prendre une mauvaise attitude sur son siège, ou bien de faire usage de sièges défectueux.

Dans une bonne attitude assise (*fig.* 56, A et 57), le corps doit reposer sur les cuisses et être d'aplomb sur le siège en effaçant la courbure vertébrale. Si le corps se penche en

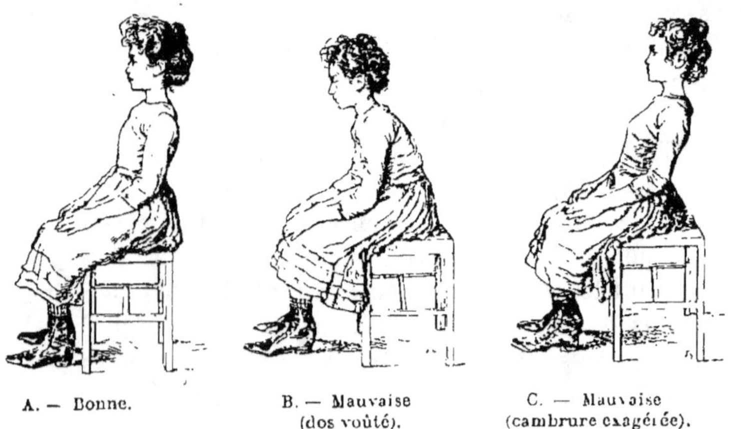

A. — Bonne.

B. — Mauvaise (dos voûté).

C. — Mauvaise (cambrure exagérée).

Fig. 56. — Bonne et mauvaises attitudes *assises*.

avant (*fig.* 56, B), il tend à se voûter. Si l'on se redresse trop (*fig.* 56, C), on exagère la cambrure des reins, ce qui produit aussi une déviation du squelette. En somme, il faut un effort pour maintenir le corps droit, et cet effort cesse si le siège a son dossier légèrement incliné en arrière (*fig.* 57).

L'attitude la plus mauvaise (*fig.* 58) consiste à s'asseoir sur le bord du siège, le dos appuyé contre le dossier, car la voussure du dos s'accentue et la tête s'abaisse davantage.

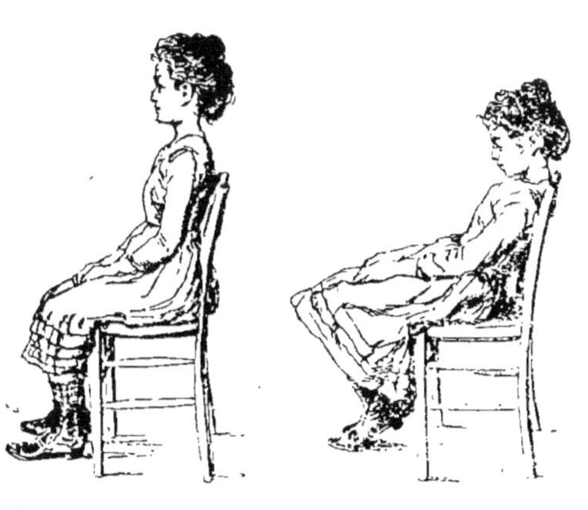

Fig. 57. — Bonne attitude donnant le maximum de repos.

Fig. 58. — La plus mauvaise attitude assise.

Le siège peut être défectueux : trop étroit et incliné en

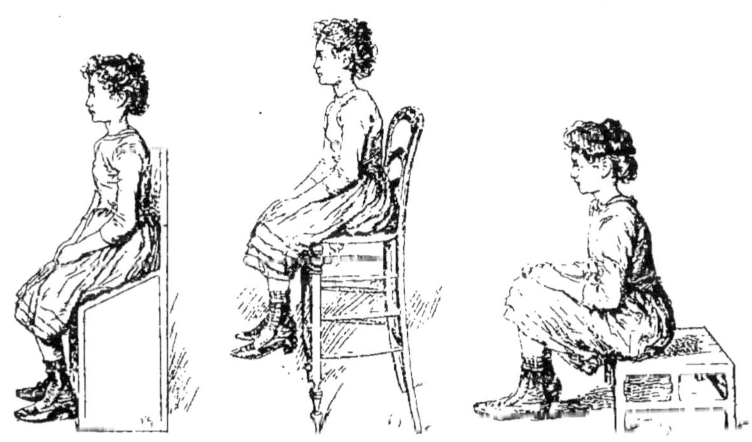

A. — Trop étroit et incliné.   B. — Trop élevé.   C. — Trop bas.

Fig. 59. — Sièges défectueux.

avant (*fig.* 59 A), il ne repose pas ; trop élevé (*fig.* 59, B), il laisse pendre les jambes, ce qui fatigue les ligaments des articulations et nécessite des contractions musculaires ; trop bas (*fig.* 59, C), il oblige la flexion des jambes, exagère la courbure du dos et comprime les organes de l'abdomen.

Enfin, des déviations latérales de la colonne vertébrale peuvent se **p**roduire si l'on fait porter le poids du corps sur une seule jambe, produisant ce qu'on appelle la *station hanchée*, ou bien si l'on s'asseoit de travers sur une seule fesse (*fig.*

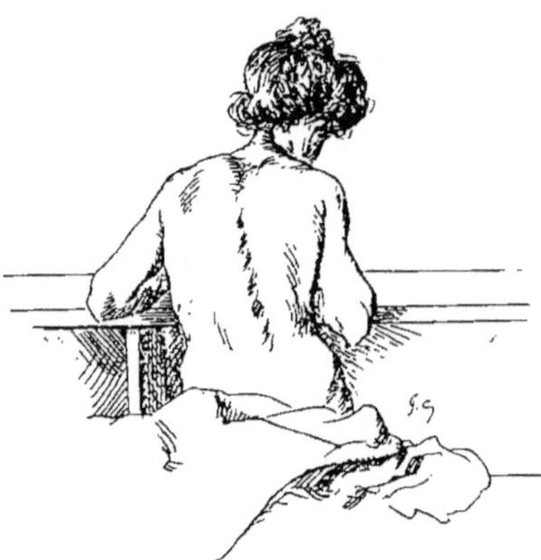

Fig. 60. — **Mauvaise attitude** produisant la *scoliose*.

60). C'est le cas fréquent de l'écolier qui s'appuie sur la fesse gauche et le coude gauche. « Sur 200 enfants, dit Schenk, 160 déplacent leur thorax à gauche. » L'épaule gauche devient alors plus élevée que l'autre, tandis que c'est la hanche droite qui est la plus élevée. Cette attitude, que les enfants prennent d'abord par négligence, ne tarde pas à devenir habituelle et à produire une véritable difformité de la colonne vertébrale

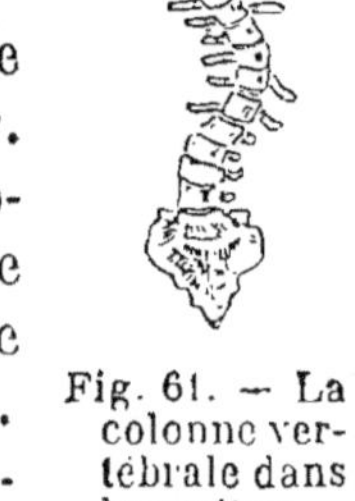

Fig. 61. — La colonne vertébrale dans la *scoliose*.

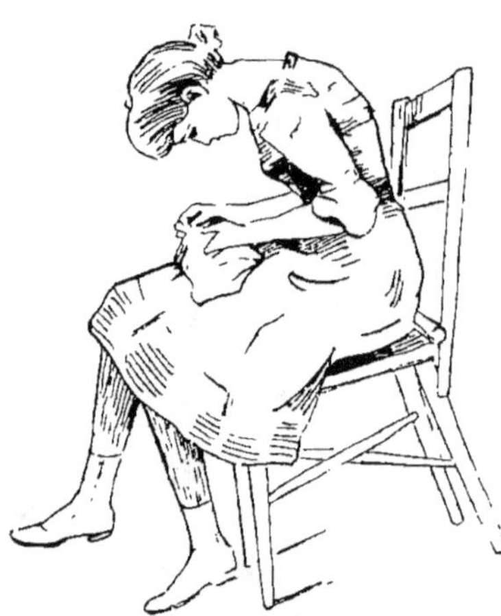

Fig. 62. — **Mauvaise attitude d'une** fillette au travail.

connue sous le nom de *scoliose* (*fig.* 61). Le seul moyen d'éviter cet accident est de s'asseoir d'aplomb sur les deux fesses, de maintenir le corps bien droit, et d'incliner légèrement le papier sur lequel on écrit pour faciliter les mouvements de la main.

La scoliose est très fréquente chez la femme : on la trouve chez 93 °/₀ des filles et chez 6 °/₀ seulement des garçons. Dans une classe d'un lycée de filles, un médecin trouve 17 sujets déviés sur 20 ; dans une autre classe, sur 15 élèves, 2 seulement se tiennent réellement bien. Par contre, les grosses déformations sont plus fréquentes chez l'homme : il y a plus de bossus que de bossues.

Une mauvaise attitude fréquente est celle que prend la jeune fille travaillant à la couture (*fig.* 62). Elle détermine une flexion du cou en avant, et par suite une saillie exagérée de la septième vertèbre cervicale et de la première dorsale. Et plus tard, quand vient l'embonpoint, ces saillies sont couvertes de bourrelets graisseux d'un vilain effet. La jeune fille devra donc s'efforcer de se tenir droite sur son siège, les pieds un peu surélevés à l'aide d'un tabouret ; elle devra approcher son travail à une distance qui lui permette de le regarder sans se fatiguer les yeux et sans se courber.

Le squelette présente d'autres déformations que celles de la colonne vertébrale. Ces déformations, comme le pied bot, les genoux cagneux, la coxalgie, peuvent produire aussi des déviations de la colonne vertébrale. Toutes finissent par troubler le fonctionnement des organes internes : il faut donc chercher à prévenir ces difformités par l'éducation physique, plutôt que de chercher à les guérir.

A ce point de vue, il est bon de ne pas faire marcher les enfants trop jeunes, car leurs jambes trop faibles fléchissent et restent courbées.

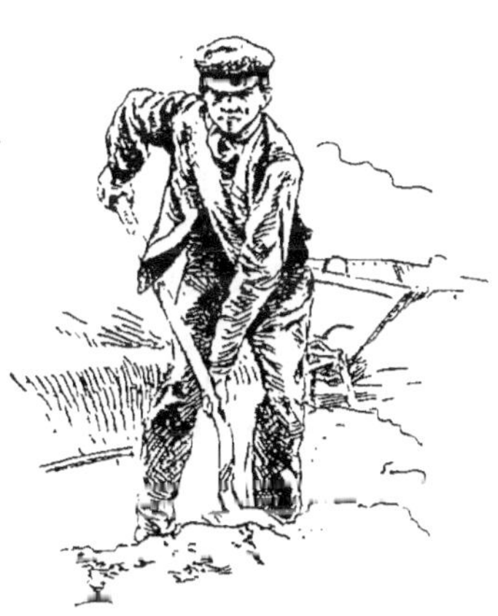

Fig. 63. — Le terrassier (effort de redressement).

2° **Les mouvements professionnels.** — Les ouvriers conservant pendant de longues heures la même attitude pour produire les mêmes efforts constamment répétés présentent souvent des déformations du squelette.

Le *terrassier* (*fig.* 63) qui charge des tombereaux à la pelle, la *femme* qui porte des fardeaux sur la tête, ont le buste droit car ils font des efforts constants pour se redresser. Au contraire, le *vigneron* qui reste toujours fléchi est voûté à 40 ans ; le *menuisier* est dévié à droite ; la *couturière*, l'*employé de bureau* se voûtent également de bonne heure.

Si l'ouvrier a soin d'approprier son outil à sa taille, il subit peu de déformation. Par exemple, l'étau doit être adapté à la taille de l'ouvrier (*fig.* 64) ; s'il est trop haut, l'ouvrier est obligé de lever les bras, ce qui le fatigue à l'excès ; s'il est trop bas, l'ouvrier est obligé de se pencher et de balancer son corps, ce qui le fatigue rapidement et produit une déviation du squelette. De même, la table sur laquelle la couturière taille et apprête les costumes doit arriver à 10 centimètres environ au-dessus de la hanche de l'ouvrière qui se tient debout.

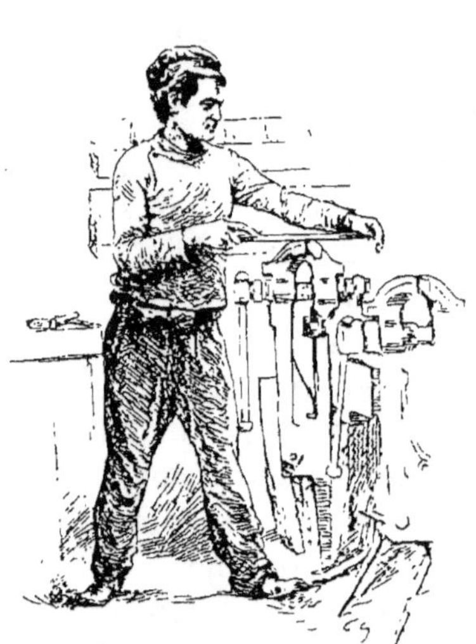

Fig. 64. — Le travail à l'étau (effort fléchissant).

L'attitude du corps pendant le travail n'a pas seulement pour effet de déformer le squelette, elle a un retentissement direct sur la santé. Ainsi l'attitude assise congestionne les organes de la digestion ; l'attitude debout cause des troubles graves de la circulation ; l'attitude courbée, celle des cordonniers, par exemple, enfonce le sternum dans la poitrine et détermine des affections du cœur.

Les jeunes gens qui s'entraînent exclusivement aux mêmes exercices, soit par le sport, soit par la gymnastique, arrivent aussi à détruire la symétrie et l'harmonie de leur squelette. C'est ainsi que des cyclistes préoccupés seulement de *faire de la vitesse* se tiennent presque couchés sur le guidon de leur machine (*fig.* 65), prenant ainsi une attitude mauvaise pour leur squelette et pour le fonctionnement des autres or-

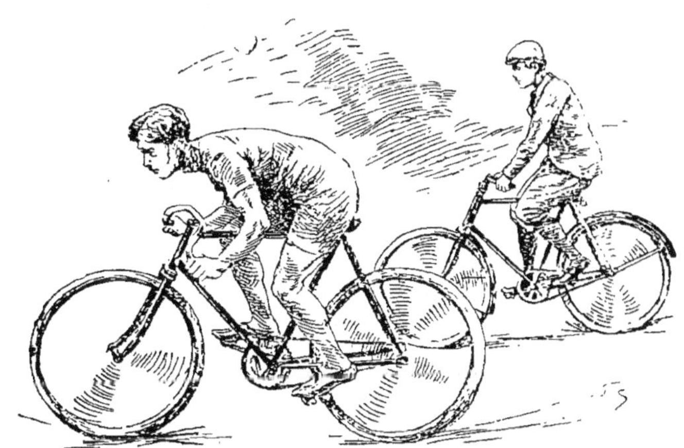

Fig. 65. — Mauvaise et bonne attitude du cycliste (effort fléchissant).

ganes. Cette attitude longtemps gardée et reprise chaque jour ne manquera pas de causer des déformations, surtout chez les jeunes gens, dont le squelette est en voie d'ossification. A ce point de vue, il est hygiénique de combiner les sports et de ne pas se spécialiser. Le canotage (*fig.* 66), par exemple, qui exige des efforts de redressement, pourra corriger l'attitude trop fléchissante du cycliste.

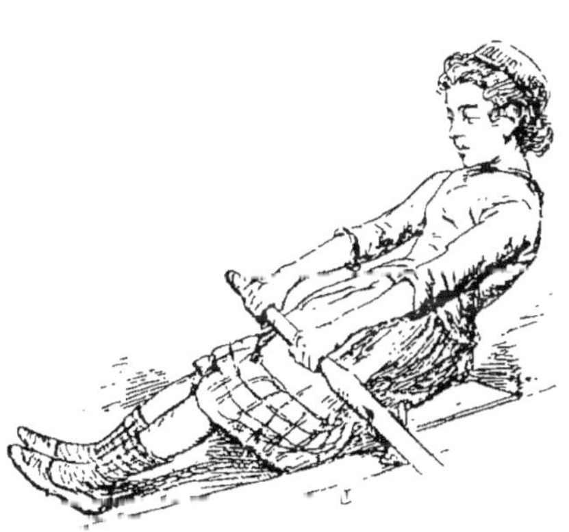

Fig. 66. — Canotage (effort de redressement).

En résumé, les mauvaises attitudes habituelles sont incompatibles avec la santé : l'hygiène et la beauté sont ici solidaires.

3° **Les vêtements trop serrés.** — Les vêtements trop serrés et, en particulier, pour les femmes, les *corsets* trop étroits et mal adaptés à la forme du tronc, sont des causes fréquentes de déformation du squelette de la cage thoracique. Le thorax rétréci à la base comprime les poumons, le cœur, l'estomac et le foie. Les mouvements des côtes inférieures sont presque abolis ; il en résulte une modification (*fig.* 21) dans la forme du squelette du tronc. La pression sur les organes de l'abdomen les déforme, ainsi que nous l'avons dit dans le Cours d'Hygiène de Troisième année : l'estomac se déplace, le foie se replie, le rein se mobilise. De là une foule de malaises dyspeptiques et nerveux qui ont une cause unique : le corset.

Les méfaits du corset sont de plus en plus connus, même des dames ; mais la finesse de la taille exerce encore sur beaucoup d'entre elles une attraction invincible. On ne peut s'expliquer cette tyrannie du corset que par un long usage, passé à l'état d'habitude maladive. On voit fréquemment des jeunes filles ayant un corps fluet se sangler pour se faire une taille de guêpe ; elles croient provoquer de l'admiration, elles n'inspirent que de la pitié. La beauté du corps est d'ailleurs incompatible avec une taille trop mince : la Vénus de Milo, par exemple, a 80^{cm} de tour de taille ; la Vénus de Médicis, 75. Ajoutons que ni la race, ni la couleur n'ont raison du corset. On raconte, en effet, que lors de l'émancipation des noirs au Brésil, le premier usage que firent des négresses de leur liberté fut d'acheter un corset ; en quelques jours les corsetières de Rio en vendirent plus d'un demi-million.

Les médecins ne pouvant obtenir la suppression du corset essayèrent de faire adopter des transformations de cet appareil. Pour être parfait, le corset devrait, tout en dessinant la taille, s'opposer au refoulement des viscères et permettre le libre mouvement de la poitrine. « Le modèle de ce corset, dit M. Glénard, nous est fourni par la nature elle-même dans les anneaux dont elle a orné le ventre de ses plus jolis insectes. »

Une autre cause de la déformation du squelette chez la femme, et ce n'est peut-être pas la moindre, c'est la gêne oc-

casionnée par le vêtement au niveau des épaules. Dès que
l'*enfant* est né, on lui met une brassière qui emprisonne ses
bras et entrave ses mouvements ; il essaye de se dégager,
mais comme il est toujours arrêté par le même obstacle, il
renonce à faire ce mouvement et ses muscles inactifs s'atrophient, en même temps que son thorax se déforme. Il est
donc nécessaire de faire des emmanchures très larges afin
de laisser libre l'articulation de l'épaule.

Chez la *fillette*, on retrouve les mêmes inconvénients. Le
petit corset appliqué sur son buste est muni d'épaulières
qui enserrent l'articulation de l'épaule en avant et empêchent l'enfant de se redresser. De plus, comme ce corset est
attaché aux bas par son bord inférieur, il rend les épaules et les jambes solidaires ; or celles-ci étant plus musclées, plus mobiles, tirent sur les épaules et obligent l'enfant à s'infléchir. On peut vérifier facilement ce fait : sur
une fillette ainsi vêtue de son corset, coupez les épaulières ;
immédiatement l'enfant se redresse et gagne en hauteur
plusieurs centimètres tandis que son dos s'efface ; en même
temps le corset, tiré par les jarretelles, descend et se place
naturellement au-dessous des fausses côtes, libérant ainsi
toute la cage thoracique. Il faut donc supprimer du vêtement de la fillette tout ce qui appuie sur les épaules.

Chez la *femme*, ce mouvement des épaules est encore plus
entravé à cause de l'ajustement excessif des corsages, et
pourtant c'est à tout instant qu'elle a besoin de remuer à
l'aise : pour atteindre un objet placé au-dessus de sa tête ;
pour mettre son chapeau ; pour dégrafer son corsage dans le
dos ; pour soulever et effacer ses épaules, etc. Il est donc
nécessaire que la manche du corsage soit courte et large, de
façon que le bras puisse s'allonger sans l'entraîner. A ce
point de vue la mode des manches courtes est excellente.

En résumé, toutes les personnes gênées par leurs vêtements
dans les mouvements des épaules et des bras s'incurvent et
se tordent si elles sont jeunes, s'empâtent et se voûtent si
elles sont plus âgées. Le buste s'immobilise, se tasse et gêne
le fonctionnement des organes internes ; tandis que la mobi-

lité du buste conserve la jeunesse de l'organisme en facilitant le bon fonctionnement des organes nécessaires à la vie.

§ 2. — Hygiène des muscles.

Pour que les muscles fonctionnent bien, il faut que l'*alimentation* soit appropriée au travail qu'ils doivent accomplir ; il faut aussi les *exercer* de façon à leur apprendre à travailler le mieux possible et à éviter la *fatigue*. Ce résultat sera obtenu par l'*entraînement*. Enfin les exercices ont une importance non seulement sur l'activité, mais aussi sur *l'harmonie des formes* du corps. Ce sont ces questions que nous allons étudier.

Alimentation appropriée au travail musculaire. — L'alimentation doit varier suivant que les individus travaillent avec leurs muscles ou avec leur cerveau. L'observation de ce qui se passe chez les animaux suffit à nous guider dans le choix des aliments musculaires. C'est ainsi qu'une alimentation exclusivement végétale suffit aux animaux, comme les Bœufs et les Chevaux, dont on exige un travail musculaire considérable. Une alimentation où prédominent les *hydrates de carbone* (féculents, sucres, graisse) doit convenir aux travailleurs qui produisent du mouvement. D'autre part les animaux carnivores, comme le Tigre, le Chat, font des efforts violents, mais brefs, et rapidement ils sont fatigués sans avoir produit beaucoup de travail ; ils sont capables d'un effort intense, mais de courte durée. Donc l'alimentation carnée, les albuminoïdes conviennent plus à la production nerveuse qu'à celle du travail.

L'expérience a confirmé ces observations. Ainsi l'introduction du sucre dans la ration alimentaire du troupier augmente considérablement le rendement du travail musculaire et atténue sensiblement la fatigue. Des expériences faites sur les animaux ont donné des résultats identiques. Donc les hydrates de carbone sont les aliments qui conviennent le mieux à la production du travail musculaire, mais à la condition que ce travail soit régulier et qu'il se fasse sans surmenage, comme c'est le cas pour l'ouvrier des campagnes. Si le travail est excessif, la combustion dans les organes se produit comme dans une machine surchauffée, l'usure de ces organes est, par conséquent, plus grande et exige des aliments réparateurs. Aussi l'habitant des villes, surmené et excité, a-t-il besoin d'aliments plus riches en azote, et les albuminoïdes, particulièrement la viande, lui sont indispensables.

La fatigue musculaire ; causes et effets. — Chacun a pu remarquer que dans tout travail physique, l'organisme passe par trois phases bien distinctes : pendant la première, qui est la période de mise en train, le travail s'effectue avec un certain effort, et il semble y avoir des frottements, comme dans une machine ; puis vient la période de travail facile, pendant laquelle on a une notion assez nette de sa vigueur ; enfin survient une sensation pénible causée par un état particulier connu sous le nom de *fatigue*. Cet état est dû, ainsi que nous l'avons montré dans le Cours de Physiologie, à ce que le muscle en travail produit beaucoup de gaz carbonique, de l'acide lactique et d'autres produits toxiques qui s'accumulent dans le sang. Ces produits de la combustion du muscle, en se répandant dans le sang, causent dans la circulation et dans la respiration des troubles qui se manifestent par des *battements de cœur* et une accélération des mouvements respiratoires ou *essoufflement*.

La fatigue est donc une intoxication. Pour faire disparaître la fatigue il faut, par conséquent, aider à l'élimination, par l'urine et par la sueur, de ces résidus toxiques. Si la circulation du sang est activée, ces matières sont enlevées plus rapidement et la fatigue disparaît plus vite : d'où l'utilité du *massage*, qui retarde la fatigue en activant la circulation.

La fatigue se manifeste d'abord par une sensation vague : nous avons de la peine à continuer notre travail, et pour agir il nous faut faire un effort. C'est qu'aucun travail physique ou intellectuel ne peut être prolongé au delà d'un certain temps sans être suivi de repos. Après une journée de labeur, il nous faut dormir la nuit. Nous avons usé, il nous faut réparer. Aussi le repos doit-il être réglé de façon que les pertes subies par l'organisme soient intégralement réparées. A chaque reprise du travail, les fonctions doivent être complètement rétablies. De cette façon, la machine humaine peut travailler longtemps sans se fatiguer. Au contraire, si la dépense continue avant que la réparation soit complète, la fatigue se fait sentir et peut aller depuis la *courbature* inoffensive jusqu'à la *syncope* mortelle.

Un muscle fatigué est moins excitable, se contracte plus lentement et sa force va en diminuant pour disparaître complètement. Ce dernier fait a été bien mis en évidence par le physiologiste italien Mosso, à l'aide d'un appareil appelé *ergographe* (*fig.* 67). Cet appareil se compose d'un anneau dans lequel on passe le doigt dont on

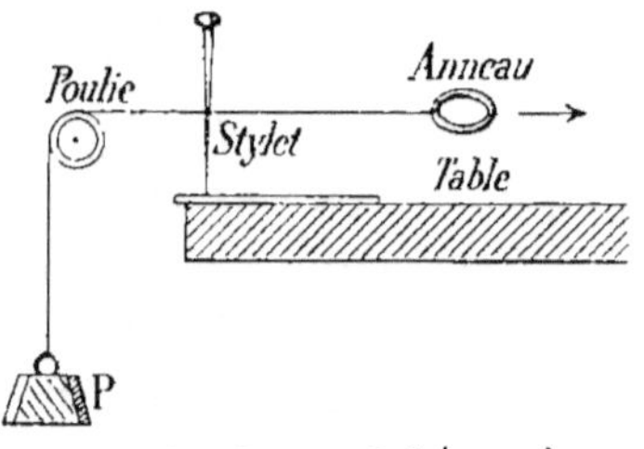

Fig. 67. — Schéma de l'ergographe.

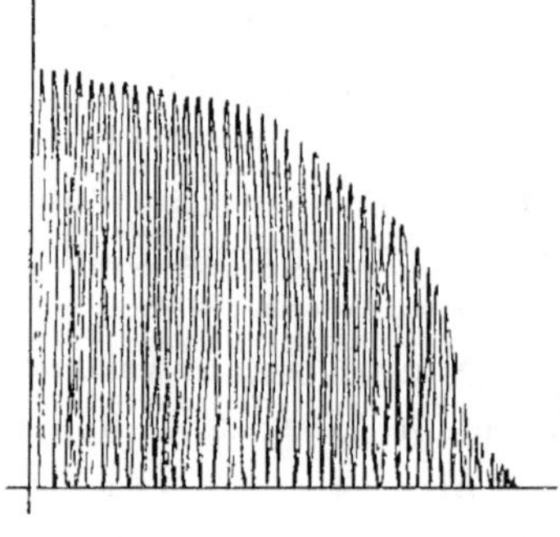

Fig. 68. — Tracé ergographique montrant une diminution d'abord graduée, puis brusque, de la force musculaire.

veut mesurer la force musculaire. Cet anneau est rattaché, par une corde qui passe sur une poulie, à un poids à soulever. Un stylet inscrit les mouvements de va-et-vient sur un papier qui se déplace. Le tracé obtenu (*fig.* 68) montre qu'à mesure que les flexions se succèdent, elles vont en diminuant d'abord lentement, puis brusquement, montrant de cette façon la fatigue du muscle. Après une trentaine de flexions, pour un poids de 5^{kg}, la force musculaire est épuisée.

Cet appareil permet aussi de reconnaître l'effet dynamogène du sucre dans l'alimentation.

Il faut distinguer dans la fatigue deux cas, suivant qu'elle est *locale* ou *générale*.

La première est produite par le travail exagéré d'une seule partie du corps ; par exemple, si l'on maintient le bras horizontalement pendant quelques minutes, les muscles tremblent et il faut un effort de volonté pour ne pas laisser retomber le bras, qui est fatigué. Cette fatigue locale, de même que la courbature qui s'ensuit, n'ont pas de graves inconvénients. Il n'en est pas de même de la fatigue générale qui, suivant son degré, peut causer des troubles plus ou moins sérieux.

Les degrés de la fatigue : lassitude, surmenage, forçage. — Trois degrés sont à considérer dans la fatigue générale : la *lassitude*, le *surmenage* et le *forçage*.

La *lassitude*, qui est le degré le plus léger, se ressent lorsqu'au milieu d'une longue marche, par exemple, on s'arrête pour se reposer, et qu'en se levant on n'est plus aussi dispos : on est *las*, et un effort de volonté est nécessaire pour se remettre en route. Si cette lassitude est légère, elle disparaît avec une bonne nuit de repos ou simplement un bon déjeuner pris de bon appétit. Au contraire, si elle a été trop intense, le sommeil est agité, et nous nous levons le matin encore las de la veille. Si nous continuons quand même notre travail, la lassitude augmente, car nous sommes plus faibles que la veille, et nous arrivons ainsi au *surmenage*.

Le *surmenage* cause des troubles de nutrition, puisqu'il y a dans l'organisme excès des dépenses sur les recettes. L'équilibre est rompu, le corps s'appauvrit et devient un terrain de culture favorable à l'éclosion des maladies. Il y a cependant une certaine tolérance de l'organisme, car les obligations de la vie imposent à la plupart des hommes un peu de surmenage. Heureusement des repos espacés, des vacances, permettent de rétablir l'équilibre, mais il vaudrait mieux ne pas arriver jusqu'au surmenage. Voyez, par exemple, la différence de vigueur entre un cheval de fiacre d'une grande ville et un cheval de maître : le premier est dans un état permanent de surmenage, tandis que le second fait à peine le travail nécessaire à sa santé.

Les symptômes du surmenage sont : la sensation de fatigue même après le repos et le sommeil, la perte de l'appétit et la diminution de poids. L'auto-intoxication causée par le surmenage exerce une action pathologique sur l'organisme (fièvres, troubles cardiaques, etc.).

Le *forçage*, qui est la fatigue poussée à l'extrême, est atteint lorsqu'on continue le travail étant surmené. La mort peut alors survenir. Tout le monde se rappelle le cas du soldat de Marathon qui, pour annoncer la victoire, courut jusqu'à Athènes et tomba mort en arrivant. De même un animal *forcé* à la course tombe et meurt sur place ; et sa chair n'est pas mangeable, tellement elle contient de toxines.

En résumé, pour éviter ces accidents de la fatigue, il faut régler le travail musculaire sur les forces de l'individu, sur son alimentation et aussi sur son *entraînement*, ainsi que nous allons le montrer.

Entraînement. — La résistance à la fatigue peut s'acquérir par l'éducation. On peut apprendre à ne pas gaspiller ses forces, à ne pas dépenser inutilement son énergie, à régulariser ses mouvements, et cela par des exercices méthodiques et gradués : c'est ce qu'on appelle de l'*entraînement*.

On peut, par ce procédé, amener le corps à accomplir presque sans fatigue un travail considérable. C'est par l'entraînement que les ascensionnistes gravissent pendant des journées entières des pentes abruptes, et cela d'un pas calme et régulier, tandis que des touristes non entraînés et dont la marche est rapide et saccadée se fatiguent vite. C'est aussi par l'entraînement que les cyclistes arrivent à accomplir de longs trajets avec une vitesse considérable.

L'entraînement exige l'application rigoureuse des règles de l'hygiène. Ses effets sont d'ailleurs excellents : la poitrine se dilate et la respiration devient plus active ; la circulation est tellement active que les contusions ne produisent pas d'ecchymose, et qu'un coup de poing formidable ne laisse pas de traces apparentes sur la peau ; enfin on accomplit sans fatigue des exercices qui auraient provoqué la courbature et l'essoufflement chez des personnes non entraînées.

Un entraînement bien conduit permet d'améliorer un être débilité soit par les conditions de l'existence, soit par l'hérédité, et de faire d'individus délicats et souffreteux des hommes vigoureux et bien équilibrés.

Pourtant il ne faut pas pousser l'entraînement trop loin, comme on le fait souvent dans les sports athlétiques pour satisfaire la vanité de détenir un record ; car les jeunes gens forcés par des exercices trop violents sont arrêtés dans leur développement. Rappelons-nous que des Chevaux trop surmenés dans le jeune âge ne font que des rosses.

L'exercice et l'éducation des mouvements. — L'exercice est utile à tous, car l'oisiveté corporelle amène rapidement la dégradation physique. Jeunes ou vieux, faibles ou forts, tous nous devons entretenir nos forces pour ne pas les perdre. Mais pour que l'exercice soit profitable, il faut qu'il soit sagement pondéré et, surtout, approprié au sexe, à l'âge et au tempérament.

Non seulement l'exercice active la circulation du sang et par suite la nutrition de tous les organes, mais il fait aussi l'éducation des mouvements.

La personne *non exercée* se reconnaît à la maladresse et au manque de sûreté de ses mouvements ; quand elle marche, court ou saute, elle fait des contractions inutiles ; elle ne sait pas économiser ses forces ; aussi est-elle peu résistante à la fatigue et les précautions qu'elle prendra pour éviter toute peine physique développeront-elles vite en elle un état d'apathie qui entraînera la dépression du système nerveux et le ralentissement de la nutrition.

Exercée, au contraire, elle se reconnaît à la précision et à la sûreté de ses mouvements ; sa démarche et ses allures sont assurées et rapides ; elle résiste à la fatigue parce qu'elle dépense seulement le nécessaire.

Sans éducation, la force est peu. Le jardinier amateur remue fièvreusement la terre sans rythme ni précision ; aussi bientôt, le front en sueur et les bras rompus, il est épuisé et doit cesser son travail. Le vrai praticien, avec ses mouvements lents et réguliers, continue le travail toute la journée et fait, sans fatigue, trois fois plus de besogne.

L'exercice et l'harmonie des formes. — La beauté et la laideur. — Un muscle qui travaille régulièrement et souvent reçoit plus de sang, par suite plus d'aliments ; il se développe donc davantage. Aussi l'homme qui fait des exercices physiques a-t-il les muscles plus développés que l'homme inactif (*fig.* 69). Les boulangers et les forgerons, par exemple, ont les muscles des bras plus gros que ceux des personnes qui font surtout de la marche ; chez celles-ci les muscles des membres inférieurs sont, au contraire, plus développés.

Les muscles doivent être suffisamment développés, mais pas trop. Il ne faut pas viser à devenir un athlète, car les muscles en s'hypertrophiant détournent de la nourriture aux dépens des autres organes, qui s'appauvrissent. Aussi la santé des athlètes est-elle peu enviable et leur activité intellectuelle faible. Il ne faut donc pas tomber dans l'exagération et imiter ces personnes qui, pour étonner les badauds, cultivent leurs muscles, comme l'éleveur cul-

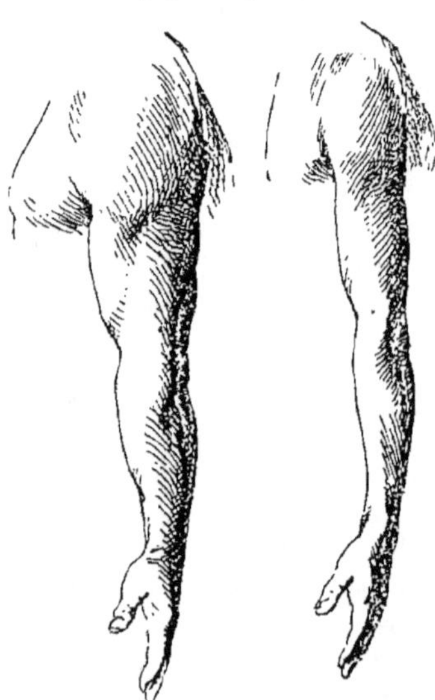

Fig. 69. — Muscles du bras chez un homme exercé et chez un homme non exercé.

tive chez le Bovidé la chair ou le lait à l'exclusion du reste.

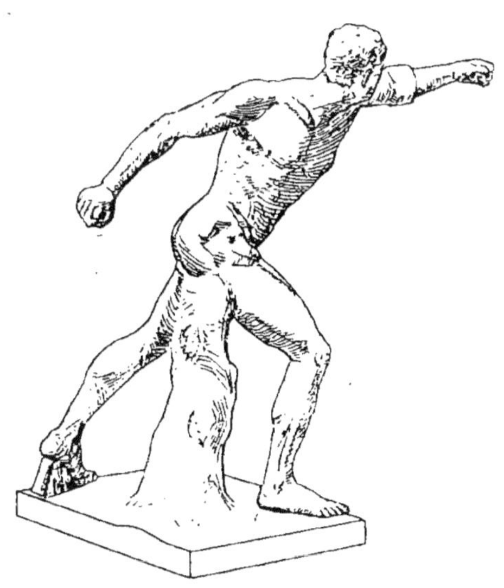

Fig. 70. — Le gladiateur combattant (musculature moyenne et fine).

Mieux vaut rechercher une musculature moyenne, car il y a avantage pour la santé, la vigueur et la beauté.

L'hercule et le gladiateur (*fig*. 70) de l'antiquité représentent assez bien ces deux types de musculature. Tandis que l'hercule est embarrassé par sa masse, le gladiateur est plus élégant ; et si l'hercule est plus terrible quand il étreint, le gladiateur est plus rapide et plus agile. Les mêmes différences existent entre le Cheval de trait et le Cheval de course, entre le Bœuf et le Cerf. Les uns sont adaptés aux efforts lents et prolongés, les autres à la grande vitesse.

Il faut aussi éviter les exercices qui ne font développer qu'un côté du corps. Tel est le cas de l'escrime, qui est cependant un excellent sport : pratiquée d'un seul bras, elle cause une dissymétrie du corps qui s'étend aux épaules et à la colonne vertébrale. Il est donc utile de tirer alternativement des deux mains. Cela est d'autant plus nécessaire que le corps est naturellement asymétrique : ses deux moitiés, droite et gauche, ne sont pas équivalentes. Nous sommes tous dissymétriques : 97 fois sur 100, la main droite est plus large que la gauche, et le bras droit plus lourd que le bras gauche. Chez les gauchers, bien entendu, c'est le bras gauche qui l'emporte. De même, le crâne est asymétrique et c'est le côté gauche qui est le plus fort, ce qui s'explique, car nous avons vu dans le Cours de Physiologie que c'est lui qui innerve le côté droit du corps.

Pour maintenir une certaine harmonie dans la forme et le développement des muscles, il faut les exercer tous. C'est le but cherché dans la gymnastique rationnelle et les exercices physiques, que nous allons étudier plus loin.

Si donc les exercices ont une importance au point de vue hygiénique, ils agissent aussi pour donner au corps sa forme définitive et lui constituer par conséquent la *beauté* ou la *laideur*. A ce point de vue la notion de beauté varie avec le temps et avec le lieu.

Ainsi dans l'antiquité, à Rome et à Athènes, l'homme, entraîné à la lutte, est fort ; au moyen âge, la culture physique est négligée et le corps s'étiole ; à l'époque de la Renaissance, l'humanité se réveille en admirant les chefs-d'œuvre antiques et le type de beauté réapparaît ; enfin, il y a soixante ans à peine, il était beau d'avoir l'air maladif : les épaules tombantes et une atrophie générale étaient des marques de distinction.

Actuellement, pour définir plus scientifiquement la beauté, il faut se débarrasser des préjugés et la considérer comme un perfectionnement physique et une adaptation au milieu. D'autre part, il ne faut pas, à l'exemple de beaucoup de nos contemporains, chercher la beauté dans la mode du vêtement, car souvent que de misères physiques sont cachées sous l'élégance du costume ! La beauté ne dépend pas des caprices de la mode ; elle est indépendante de la forme de la chaussure, de celle du corset, et de la dimension du chapeau.

En somme, une personne saine et de force moyenne doit avoir : un squelette osseux solide, symétrique et sans déviation ; des muscles bien développés, mais pas trop ; la poitrine large et bien ouverte ; l'épaule bien placée, ni tombante, ni en porte-manteau ; enfin, le ventre peu volumineux et à parois musclées.

Pour obtenir ces résultats, il suffit de faire des exercices physiques variés, et surtout de ne pas se laisser envahir par la paresse, car le corps dégénère, les muscles s'atrophient, le dos se voûte, la poitrine se creuse et le ventre devient proéminent ; la laideur en un mot, survient et la vigueur physique disparaît (*fig*. 71). Et si nous trouvons parmi nous trop de types de laideur, la cause en est dans cet abandon de la culture physique. Dans les villes les sujets bien plantés sont devenus rares, et les attitudes dénotant la vigueur disparaissent de plus en plus. Les métiers laissent leur empreinte chez tous les travailleurs ; les passions impriment leur trace sur la physionomie ; partout nous voyons l'être humain subir l'influence du milieu factice qu'il s'est créé par ses habitudes, ses préjugés et son ignorance. Si donc nous voulons arrêter cette sorte de dégénérescence, nous devons, par une éducation physique bien conduite, améliorer notre organisme en lui faisant acquérir des formes plus parfaites et une vigueur plus grande.

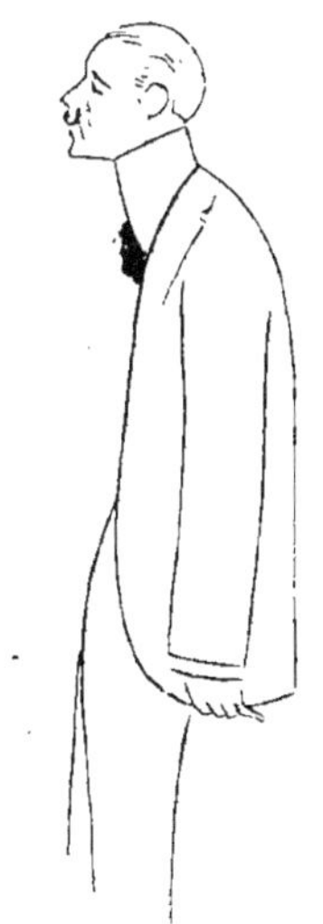

Fig. 71. — Type parfait de laideur et de faiblesse.

Les jeunes filles surtout qui désirent être belles et se préparer à leur rôle de mère, ne doivent pas, pour atteindre ce but, suivre les caprices de la mode. Elles ne doivent pas oublier que les artifices de coquetterie sont presque toujours impuissants à dissimuler les imperfections physiques ; plus souvent ils les soulignent. Qu'elles veillent donc à leur éducation physique si elles veulent développer leur beauté et leur santé. Elles savent d'ailleurs que la solidité n'exclut pas la grâce.

§ 3. — Exercices, jeux et sports.

La femme doit-elle pratiquer les sports ? — Il y a quelques années, une enquête était faite auprès de physiologistes et de médecins pour savoir si la femme devait pratiquer les sports. Les réponses ne furent pas aussi nettes qu'on l'espérait. C'est qu'il fallait d'abord s'entendre sur ce qu'on appelait *sports*. Il faut en effet distinguer les *sports* des *exercices* et des *jeux*.

Il y a **exercice** quand il y a seulement mise en activité d'une allure naturelle, comme la marche, la course, la natation, l'alpinisme. Les *jeux*, tels que le croquet et le tennis, sont caractérisés par le maniement d'accessoires de luxe, inutiles dans la vie pratique ; les *sports* exigent de véritables outils, tels que cheval, aviron, armes, automobile, etc. dont les professionnels se servent pour gagner leur vie, tandis que les sportifs les utilisent dans un but désintéressé pour satisfaire au besoin naturel de mouvement et d'activité cérébrale.

Nous dirons plus loin à quelles personnes conviennent respectivement les exercices, les jeux et les sports. Cherchons d'abord à savoir si la femme doit se livrer indifféremment aux exercices, aux jeux ou aux sports.

Tandis que l'homme sédentaire éprouve l'impérieux besoin de faire des exercices physiques, la femme, même celle qui échappe à la nécessité de gagner sa vie, trouve dans les soins du ménage ou dans l'accomplissement de ses devoirs mondains une activité physique suffisante au maintien de sa santé. Ce qui lui manque surtout, c'est la respiration au grand air, c'est de ventiler ses poumons emprisonnés dans des vêtements inextensibles, c'est de faire jouer ses articulations ankylosées par des allures trop réglées. La femme trouvera tout cela dans la pratique des jeux, particulièrement dans le tennis qui est le type des jeux féminins.

Sans doute, il est des femmes capables de faire des exercices ou des sports. Il y a d'excellentes nageuses, d'élégantes patineuses et de bonnes écuyères ; mais ce sont là des exceptions, presque des objets de curiosité. L'organisme de la femme n'est pas fait pour un travail musculaire intensif. Il n'est donc pas prudent de lui demander un effort continu, ni une attention soutenue comme celle que réclame le sport. La femme sportive est exposée à des défaillances de l'attention qui peuvent avoir des conséquences déplorables, comme dans l'automobilisme, par exemple.

En réalité, les femmes font peu de sports, et celles qui paraissent les pratiquer font plutôt semblant, ne tenant qu'à une exhibition sensationnelle, mais de courte durée ; c'est ainsi qu'en automobile elles passeront vite le volant au compagnon de route.

Il est certain que par l'entraînement la femme pourrait corriger ses faiblesses physiologiques. Mais à la vérité on ne voit guère ce qu'elle pourrait gagner à cette transformation de ses aptitudes, alors qu'on voit très bien ce qu'elle y perdrait.

Nous allons chercher parmi les exercices de plein air et les jeux ceux qui répondent le mieux aux aptitudes de la jeune fille.

On recommande aux jeunes filles des exercices d'équilibre avec port d'un léger fardeau sur la tête, dont l'usage donne aux femmes de certains pays une élégance remarquable.

La gymnastique. — La gymnastique comprend une série d'exercices méthodiques qui peuvent se faire soit à l'aide

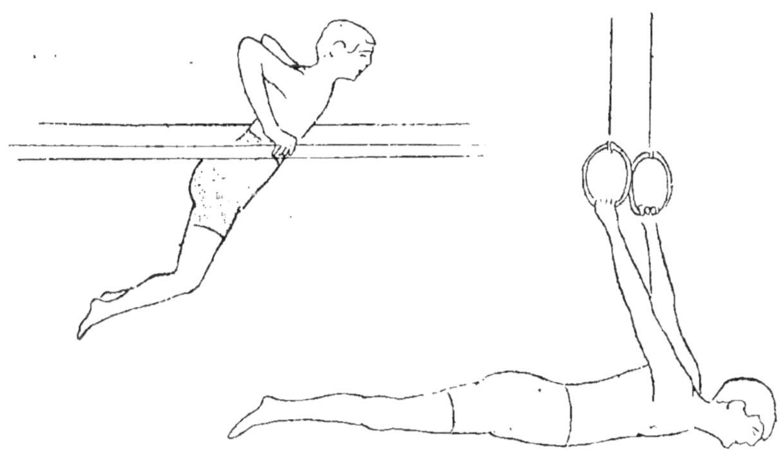

Fig. 72. — Exemples d'exercices mauvais et dangereux
pour les enfants.

d'appareils (*gymnastique française*), soit sans appareils, les mains libres (*gymnastique suédoise*).

La gymnastique aux appareils ne convient pas à la femme,

car elle fatigue trop vite et provoque un développement exagéré des muscles de l'épaule et du thorax, produisant ainsi de mauvais résultats esthétiques. Ces mouvements sont souvent même dangereux pour les enfants (*fig.* 72).

La gymnastique suédoise, au contraire, est d'une utilité incontestable pour la femme. Par ses gestes faciles et gradués (*fig.* 73 et 74), elle constitue parfois un véritable agent médical : elle assure l'éducation de la respiration et la correction des attitudes; elle empêche le développement de la scoliose, si fréquente chez les jeunes filles.

Le but de la gymnastique est double : développer la force, augmenter l'amplitude des mouvements. On peut, par exemple, développer la force du biceps en s'entraînant à soulever des poids lourds. Cette gymnastique de force est peu utile au point de vue hygiénique ; elle peut même être dangereuse en arrêtant le développement du squelette de l'enfant, ainsi que nous l'avons montré. Quant aux exercices d'amplitude, ils ont une action utile, car ils favorisent la circulation et par suite la nutrition des tissus. C'est ainsi que lorsque nous nous étirons les bras en bâillant, nous favorisons la circulation du sang et son oxygénation dans les poumons.

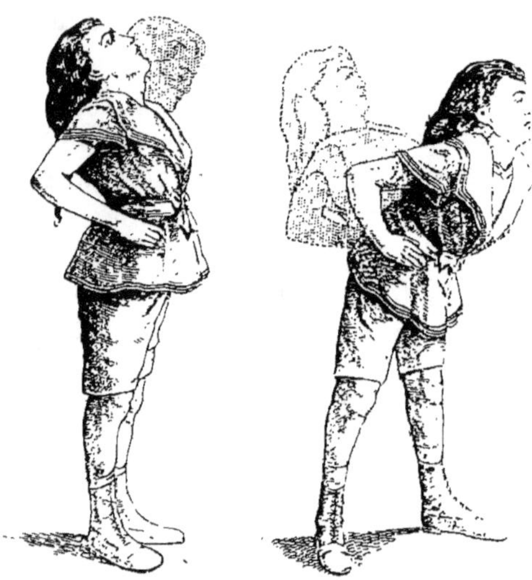

Fig. 73. — Flexions de la tête en arrière et en avant (gymnastique suédoise).

Fig. 74. — Flexions du tronc en avant et en arrière (gymnastique suédoise).

La gymnastique suédoise est celle qui est la mieux appropriée aux mouvements d'amplitude. Elle a malheureusement un léger défaut, c'est d'être ennuyeuse par ses mouvements sériés ; aussi convient-elle mieux aux fillettes qu'aux jeunes filles.

Exercices : marche, course, natation, etc. — Les exercices consistent presque exclusivement en activité musculaire; le travail cérébral n'y prend guère de part que sous une forme inconsciente et automatique. C'est donc la pratique de ces exercices que l'on doit conseiller aux travailleurs intellectuels, aux producteurs de pensée, dont l'existence manque d'activité physique et pêche par une trop grande activité intellectuelle. Ces exercices permettent de mettre au cran d'arrêt le mécanisme de la pensée et de lui procurer le repos dont il a besoin.

En nous basant sur les principes énoncés au début de ce chapitre, nous rangerons dans les exercices : la *marche*, la *course*, le *saut*, la *natation*, le *patinage*, etc.

Le meilleur exercice étant celui qui fait entrer en jeu tous les organes, afin qu'une harmonie complète s'établisse dans leur fonctionnement, on peut dire que la *marche* est le type de l'exercice complet : par le mouvement, elle facilite la digestion, active et régularise la circulation et, par suite, la nutrition ; par le déplacement, elle nous procure l'air pur si nécessaire à nos poumons ; par la lumière dans laquelle elle nous place, elle facilite l'accommodation et l'éducation de nos yeux ; enfin, par les changements d'aspect de la nature qu'elle nous fait voir, elle distrait le cerveau et le repose de son travail habituel. Ajoutons encore que la marche est un exercice qu'il est facile de graduer, et par lequel on ne risque pas d'atteindre le surmenage si fréquent dans les sports, car elle se limite par la fatigue.

La marche en plein air a les meilleurs effets. Aussi les professions comportant cet exercice (bergers, forestiers, cultivateurs) sont-elles les plus salubres.

La marche est un exercice à bon marché ; aussi a-t-elle pris un grand développement, et à Paris, par exemple, le *footing* a ses partisans groupés en sociétés.

La marche adoptée par les peuples civilisés est la marche

en *extension*, dont le type exagéré est le pas de parade des soldats allemands. Elle est un peu artificielle et plus fatigante que celle des peuplades sauvages, qui se fait en *demi-flexion* du genou. Le physiologiste Marey a bien étudié ces deux types opposés et a montré que la marche en flexion était surtout supérieure dans les trajets difficiles et longs.

La *course*, qu'elle soit lente ou rapide, courte ou longue, constitue toujours un exercice violent. Elle peut même causer chez des personnes non entraînées des troubles graves du cœur et de l'appareil circulatoire. Les coureurs ont une fatigue du cœur, et parfois des lésions persistantes du cœur forcé. Les grandes épreuves de course se terminent souvent par un ou deux décès. C'est donc un exercice qui n'est pas à recommander aux jeunes filles.

Le *saut* n'est pas davantage à conseiller. Il se compose d'un *élan* et d'une *retombée*. Or, celle-ci est dangereuse à cause du choc qui peut produire des entorses, des fractures et des déplacements de viscères abdominaux. Pour le pratiquer, il faut savoir retomber en fléchissant les jambes.

La *natation* est un exercice que l'on pratique beaucoup à l'étranger et sur nos plages ; il est excellent au point de vue de la vigueur et de la souplesse, car il met en jeu beaucoup de muscles, favorise les mouvements respiratoires, sans parler de l'action tonique de l'eau froide. La jeune fille excelle d'ailleurs à cet exercice, qui a aussi l'avantage de donner une grande sécurité dans certains cas d'accidents. Aussi son enseignement devrait-il être plus répandu.

Le *patinage* est placé parmi les exercices, bien qu'utilisant un outil, le patin ; mais ce dernier, en réalité, n'est qu'une chaussure adaptée à la nature du sol. La jeune fille est gracieuse dans cet exercice, mais sa pratique ne développe pas assez le thorax. De plus la chute en arrière, qui est fréquente, est dangereuse surtout pour la femme, dont les viscères libres peuvent être déplacés. ce qui entraîne des troubles graves.

Jeux : tennis, danse, etc. — Nous avons dit plus haut que les jeux constituaient la meilleure gymnastique et le meilleur exercice pour la fillette et la jeune fille. Tous sont avantageux, car ils développent la souplesse, l'habileté et la force sans exiger des efforts intenses.

Il est nécessaire de détruire cette idée qu'ont certaines jeunes filles de croire que le jeu ne convient plus à leur âge ; il est aussi utile à leur développement physique que l'étude à leur développement intellectuel.

Le *tennis* est le jeu féminin par excellence, et ses qualités justifient largement la faveur dont il jouit en France et la rapidité avec laquelle, venu d'Angleterre, il s'est répandu dans notre pays. Il ne se borne pas à faire développer une partie seulement du corps, il fait appel à un grand nombre de muscles. Pour donner le coup de raquette, « tous nos muscles s'unissent d'un commun accord, des pieds à la tête, dans une synergie qui semble détacher le corps du sol et le jeter sur le projectile qu'on veut chasser » (F. Lagrange). De même, pour courir après la balle, tous les muscles sont mis en jeu. Le tennis ne fatigue pas l'attention du joueur qui a besoin de délassement après un travail intellectuel.

Le tennis a aussi le grand avantage d'être un jeu familial, car il peut être joué presque à tout âge : par le grand-père avec ses petits-enfants, par la mère avec sa jeune fille. Aussi que de joyeuses et saines réunions que celles qui s'organisent sur le « court » du tennis dans les familles ayant le bonheur d'en posséder un dans leur jardin. Au tennis, la jeune fille avec sa jupe claire et courte, avec ses mouvements de souplesse, est certainement plus gracieuse que la cycliste et moins sévère que l'amazone. Aussi serait-il désirable de voir les jeunes Françaises fréquenter un peu moins les cours des Facultés et un peu plus les « courts » de tennis : elles seraient certainement moins savantes et moins myopes, mais plus fraîches et plus souples.

Évidemment le tennis n'est pas à la portée de tout le monde ; mais d'autres jeux voisins, comme le *volant*, la *balle*, peuvent lui être substitués.

La *danse* est un excellent exercice féminin, surtout si elle est pratiquée à l'air libre, si elle est débarrassée des excitations nerveuses produites par le désir de paraître et de briller, et si elle n'est pas accompagnée d'une veille prolongée. La danse assouplit et fortifie les parties du corps qui doivent être solides : jambes, reins et poitrine. Par les mouvements qu'elle exige, les pas et les attitudes qu'elle enseigne, elle arrive à donner au corps et aux mouvements la souplesse, l'élégance et la simplicité qui constituent la distinction.

Dans les établissements de jeunes filles, il est rare qu'une fête se termine sans danse. Quelques musiciennes de bonne volonté, un coin de jardin ou de cour, et en avant la musique pour les mouvements rythmés! Il est regrettable, à ce point de vue, que le bal champêtre ait presque disparu de nos mœurs.

Le *foot-ball* est un jeu très passionnant et hygiénique, comme tous les jeux de plein air. Mais, à cause de l'ardeur des joueurs, il devient rapidement brutal et occasionne souvent des accidents. Il est aussi dangereux parce que le joueur, excité par une émulation excessive, ne sent plus sa fatigue et ne connaît plus la limite de ses forces. Que de jeunes gens déprimés par un tel surmenage physique ont été victimes de maladies et en particulier de la tuberculose! De la vigueur, de l'entraînement et de la prudence sont donc nécessaires à celui qui pratique ce jeu qui n'a rien de féminin.

Sports : boxe, escrime, canotage, équitation, etc. — Les sports sont utiles aux *oisifs* qui, n'ayant pas à travailler pour vivre, manquent par conséquent de la double activité physique et intellectuelle. Ils trouvent alors dans les sports l'occasion du travail agréable et désintéressé, mais nécessaire à l'entretien de la santé physique et morale. La plupart de ces sports exigent non seulement des efforts physiques continus, mais souvent une attention qui entraine une fatigue cérébrale. De sorte que si les sports offrent aux oisifs le moyen

de bien vivre, ils les soumettent aux dures exigences impo-
sées aux travailleurs professionnels. C'est une leçon de morale naturelle.

La *boxe* est un sport qui augmente remarquablement la
souplesse, la force musculaire et l'amplitude de la poitrine.
Elle développe aussi le sang-froid et la hardiesse. Mais sa
brutalité est indiscutable, malgré les gants qui sont là pour
protéger contre les blessures. Sa pratique intéresse peu la
femme.

L'*escrime* développe l'adresse et la vitesse des mouvements,
mais c'est un sport très fatigant, car il exige une attention cérébrale soutenue et des décisions incessantes et rapides ; la fatigue cérébrale y est aussi grande que la fatigue
physique. L'escrime convient donc mal pour reposer du
travail intellectuel.

Les bons effets de l'escrime sur la santé ont été bien mis
en évidence par M. Legouvé qui, à 98 ans, faisait une séance
quotidienne d'escrime. Il attribuait même à cette pratique sa
longévité et la conservation d'un entrain de jeune homme.

La femme peut pratiquer l'escrime, car elle peut en faire tous
les gestes sans danger, mais elle doit éviter la fatigue ; elle
y gagnera non seulement du sang-froid et de la volonté, mais
aussi une certaine fierté dans l'allure.

Le *canotage* exige de la force et met en jeu un grand nombre de muscles. L'action de ramer impose un effort de redressement qui favorise le développement de la poitrine. Les
mouvements alternatifs de flexion et d'extension du tronc
qu'il faut faire lui donnent une grande valeur hygiénique.
C'est donc un excellent exercice même pour les jeunes filles,
mais à la condition d'éviter la fatigue et le surmenage.

L'*équitation* est un sport utile et qui a l'avantage de faire
respirer le cavalier plus activement. Les médecins du Moyen
âge lui attribuaient une valeur considérable comme remède
à certaines maladies. Faite en plein air et à une allure modérée, elle a des avantages hygiéniques. Mais il est certain que
par ses secousses et ses chutes elle peut provoquer des dépla-

cements des viscères et être dangereuse pour la femme. Celleci ne devra donc pratiquer ce sport qu'avec modération.

On a dit beaucoup de belles choses sur la *bicyclette*. Sans doute elle fait travailler les muscles des membres inférieurs et aussi ceux du tronc et des bras, elle fait respirer beaucoup d'air et donne de l'appétit ; mais sa pratique est fatigante et cause facilement du surmenage physique. Il faut donc savoir en faire avec modération ; surtout pas de match : c'est dangereux pour de nombreuses raisons.

Il faut aussi éviter : un guidon trop courbé vers le sol, une position trop inclinée qui empêche le développement du thorax, une multiplication trop considérable qui donne une grande vitesse, mais qui produit une fatigue extrême dans les montées. C'est surtout sur le cœur et ses battements que la bicyclette agit d'une façon défavorable. Le cœur peut être forcé d'une façon irrémédiable. Aussi tous les enfants qui font du cyclisme doivent-ils être surveillés avec attention.

Ce sport a l'avantage de pouvoir être pratiqué par toute la famille. Il donne aussi des sensations fort agréables. « Partir dans l'inconnu, dit un spirituel écrivain, errer à des distances que jamais ne parcourraient le cavalier ni le piéton, pénétrer où les chemins de fer sont inconnus, ne prendre conseil que de ses propres forces, ne compter qu'avec sa fantaisie, voilà ce que permet la bicyclette, et nous trouvons en elle la satisfaction de cet instinct antique, datant des premières habitudes de l'humanité, le *vagabondage*. »

La sudation étant abondante chez le cycliste, la propreté exige des ablutions générales. Et cela est d'autant plus nécessaire que la femme portant, en été, des vêtements très légers (corsages de toile, de soie, et non de laine), est exposée à des refroidissements brusques. Or, si elle est habituée aux ablutions froides, elle en sera quitte pour un léger rhume, alors que dans le cas contraire la congestion pulmonaire eût été presque certaine.

L'automobilisme, avec ses excès de vitesse et ses rafales d'air, est un sport dangereux. Il n'est bien supporté que par des sujets vigoureux et munis de vêtements protecteurs et de couvertures. Des automobilistes improvisés ont parfois chèrement payé une promenade faite sans avoir pris la précaution de se prémunir contre le refroidissement.

La *chasse* est un sport qui réunit bien des avantages : promenade en plein air, exercice des bras, de la vue et de l'ouïe, oubli des préoccupations, etc. Mais il oblige à une grande prudence contre les accidents et à quelques précautions contre les intempéries.

La *pêche* est un sport médiocre au point de vue hygiénique. L'immobilité, le voisinage de l'eau entraînent souvent des rhumatismes, des névralgies. La sciatique est fréquente chez les pêcheurs qui s'assoient longtemps dans l'herbe mouillée.

Le *jardinage*, au contraire, par la distraction qu'il procure, par les mouvements qu'il exige, est un exercice excellent. De toutes les professions, celle de jardinier assure le maximum de longévité. Aussi la création de jardins populaires au voisinage des grandes villes et surtout des grands centres industriels constitue-t-elle un réel progrès social, et surtout un des meilleurs moyens de lutter efficacement contre l'alcoolisme et la tuberculose. L'œuvre des Jardins ouvriers est des plus méritoires et des plus intéressantes par sa valeur morale et hygiénique ; d'autre part ces jardins permettent au père de famille de se procurer à bon compte des légumes et des fruits.

Choix des exercices suivant les tempéraments. — Il est utile d'indiquer quel exercice on doit choisir selon son tempérament.

Parmi les exercices, les uns, comme la course, le canotage, l'escrime, exigent des efforts intensifs et de courte durée ; les autres, comme la marche, l'équitation, le cyclisme, exigent des efforts modérés et soutenus. Les premiers provoquent rapidement la sudation, et doivent être recommandés aux arthritiques dont la peau doit fonctionner activement pour soulager les reins. Pour éviter tout refroidissement, chaque sudation devra être suivie de la douche ou tout au moins de la friction, et du changement de flanelle si l'on en porte. Mais l'arthritique devra éviter l'automobilisme, qui ne pourrait qu'exagérer sa tendance au refroidissement. Au contraire, les prédisposés à la tuberculose, qui sont des accélérés de la nutrition, se trouveraient bien de l'automobilisme s'ils n'avaient à redouter les poussières de la route. Le canotage, qui est une excellente gymnastique respiratoire, leur convient particulièrement. Quant à la bicyclette, elle doit être conseillée à tous les nerveux, dont le cerveau toujours en activité ne peut prendre le repos qui est nécesaire à sa réparation. Les mouvements des jambes, la tenue de l'équilibre exigent une mise au cran d'arrêt de l'activité cérébrale.

RÉSUMÉ

Les *exercices physiques* sont nécessaires au développement des organes et à leur bon fonctionnement. Ils conservent à l'organisme le plus longtemps possible sa vigueur et sa résistance aux maladies. L'éducation physique est plus que jamais utile à la jeune fille pour remplir dignement son rôle de femme et de mère. Pour atteindre de bons résultats, l'exercice doit être *modéré* et non *exagéré*. La personne *sédentaire* a son organisme affaibli par ralentissement de la nutrition, par l'apparition de l'obésité, de la goutte ou de la gravelle, parfois même du diabète et de la neurasthénie.

Hygiène du squelette. — Il faut d'abord aider à la formation du squelette par une alimentation riche en sels calcaires, du lait par exemple ; sinon le squelette ne s'ossifie pas et se déforme (*rachitisme*).

Les exercices physiques agissent sur le développement du squelette, qui est arrêté s'ils sont excessifs Une taille trop petite est un signe de dégénérescence, mais une taille trop élevée n'est pas une preuve de vigueur.

Les déformations du squelette sont causées : 1° par de *mauvaises attitudes habituelles*, soit debout, soit assis (dos rond, scoliose) ; 2° par les *mouvements professionnels* et les exercices physiques mal dirigés ; 3° par les *vêtements trop serrés*, ce qui est fréquent chez la fillette et la jeune fille.

Hygiène des muscles. — Les exercices physiques développent les muscles. L'*alimentation* appropriée au travail musculaire est celle où prédominent les *hydrates de carbone* (féculents, sucres, graisses).

La *fatigue* est causée par une intoxication due aux produits de combustion du muscle en travail. Elle diminue la force musculaire et présente trois degrés : *lassitude, surmenage* et *forçage*. La résistance à la fatigue peut s'obtenir par l'*entraînement*.

L'exercice physique fait l'éducation des mouvements. Une personne *exercée* dépense juste le nécessaire.

Pour maintenir une harmonie dans la forme des muscles, il faut les exercer tous ; c'est pourquoi les exercices spéciaux sont mauvais, tandis que la gymnastique générale et les exercices bien combinés donnent de bons résultats.

Exercices, jeux et sports. — La femme doit pratiquer les *jeux* plutôt que les *sports*, qui exigent une attention soutenue. La gymnastique *suédoise* (sans appareils) est d'une grande utilité pour la fillette et la jeune fille.

Parmi les *exercices*, la *marche* est un des meilleurs, car elle fait entrer en jeu tous les organes. La *natation* donne aussi de bons résultats ; mais la *course* et le *saut* conviennent peu aux jeunes filles.

Parmi les *jeux,* le *tennis* est le jeu féminin par excellence. La *danse*, surtout pratiquée au grand air et débarrassée des excitations nerveuses que produit le désir de paraître, donne aussi de bons résultats.

Les *sports* doivent être pratiqués avec précaution et modération par la femme. Parmi les meilleurs, citons le *canotage*, la *bicyclette* et l'*équitation*.

On doit aussi tenir compte du tempérament dans le choix des exercices.

CHAPITRE IX

HYGIÈNE DU SYSTÈME NERVEUX

« Il faut vouloir être en bonne santé. »

Pour conserver au système nerveux toutes ses propriétés physiologiques, il faut éviter les *excitants*, la *fatigue* et le *surmenage* et lui accorder après le travail le *repos* dont il a besoin ; on doit enfin rechercher dans les occupations la *modération* et la *bonne humeur*.

Les excitants toxiques : alcool, tabac, opium. — Nous avons déjà parlé des aliments nervins comme le *café* et le *thé*, qui pris à dose modérée sont excellents, mais qui peuvent produire des troubles assez graves lorsqu'on en abuse. Occupons-nous surtout des excitants dangereux comme l'*alcool*, le *tabac* et l'*opium*.

Tout le monde connaît la pernicieuse influence de l'*alcool* sur le cerveau. Il semble que cet organe soit le plus sensible de tous à l'action déprimante de cette boisson. Si l'alcool donne le *coup de fouet*, c'est-à-dire une excitation passagère, il faut reconnaître que celle-ci est bientôt suivie d'une dépression inévitable. Aussi l'alcoolique présente-t-il rapidement des troubles intellectuels que nous rappelons : affaiblissement de la mémoire ; colères non motivées ; rêves et cauchemars dans lesquels le malade voit toutes sortes de bêtes et particulièrement des Rats ; puis enfin du délire ou de la manie. L'alcoolique est en outre sujet au *delirium tremens*, sorte d'attaque d'épilepsie qui tord le corps dans de hideuses convulsions ; et c'est souvent par la paralysie générale, qui se manifeste extérieurement par la folie ou le gâtisme, que se termine ce triste tableau de l'intoxication alcoolique.

Nous devons donc nous abstenir d'alcool si nous voulons conserver toute notre vigueur intellectuelle, toute notre volonté.

Le *tabac* peut être considéré comme un excitant du système nerveux dont il est bon de ne pas abuser. Si une cigarette isolée et fumée au grand air n'est pas nuisible, il n'en est plus de même lorsqu'elle est suivie de plusieurs autres et que l'on fume à l'intérieur des appartements. La combustion du tabac, en effet, dégage deux poisons : la *nicotine* et l'*oxyde de carbone*, qui se répandent dans l'air que l'on respire et vont par suite pénétrer dans notre organisme. La nicotine n'est pas le seul alcaloïde contenu dans le tabac, mais c'est surtout elle qui est responsable des méfaits causés par le tabac. Aussi trouve-t-on aujourd'hui dans le commerce du tabac dénicotinisé, qui d'ailleurs n'est guère apprécié par le véritable fumeur.

Chez les fumeurs trop précoces les troubles causés par le tabac se réduisent à des maux de tête, des nausées, des vomissements, du vertige et une pâleur caractéristique du visage ; mais chez les fumeurs habituels l'abus du tabac jaunit les dents, altère l'haleine, produit des palpitations de cœur suivies d'accès d'angine de poitrine, des troubles visuels et une diminution sensible de la mémoire. « Grand fumeur, petite mémoire », dit le proverbe. Enfin, une maladie fort grave, le *cancer des fumeurs*, a été souvent observée chez les personnes qui se servent de pipes trop courtes, dont la fumée chaude vient exciter d'une façon continue la muqueuse de la langue ou des lèvres.

Aux fumeurs incorrigibles il faut recommander de fumer le plus possible au grand air, de se rincer la bouche souvent et de ne pas fumer à jeun, car le tabac agit alors d'une façon plus nuisible encore.

L'*opium*, qui est extrait du Pavot, est aussi un excitant très dangereux du système nerveux. Il contient plusieurs poisons, dont les plus connus sont la *morphine* et la *codéine*.

Aussi apporte-t-il, plus vite encore que l'alcoolisme, l'abrutissement, la déchéance et la mort. On commence par deux ou trois pipes et l'on arrive vite à dix et même trente pipes par jour. Cette intoxication cause d'abord de l'ivresse, variable avec chaque individu suivant ses facultés ; un bien-être envahit tout l'organisme : plus de soucis, l'esprit est libre et l'imagination a des ailes. Mais après cette béatitude momentanée, c'est le sommeil lourd, le réveil avec courbatures et nausées, la marche titubante, la langue pâteuse, la gorge sèche, le teint pâle et le cerveau débile. Bientôt l'épuisement continuant, le fumeur ne pourra plus digérer, son intelligence et sa sensibilité auront disparu, il ne sera plus qu'une loque humaine : plus d'esprit et plus de cœur : les affections de famille et les devoirs professionnels n'existent plus. C'est le gâtisme précoce.

Les Orientaux et surtout les Chinois font de l'opium un usage déplorable : ils le mâchent ou le fument pour se procurer cette ivresse spéciale, dont le renouvellement devient un besoin qui les conduit vite à la décrépitude physique et morale. L'usage de l'opium est pour les pays orientaux un fléau social, et il n'a d'équivalent dans son action dégradante que l'alcoolisme dans nos pays. Nous devons reconnaître que si l'on fume l'opium dans nos colonies, on le fume aussi en France. C'est que malheureusement, s'il a tant d'attraits pour le spleen du colonial, il n'en a que trop pour nos neurasthéniques. Nous devons donc lutter énergiquement contre ce vice de l'opium.

Excitants psychiques. Les émotions : joie et tristesse. — A côté des excitants que nous venons de citer et qui agissent comme des poisons, on peut en placer d'autres purement physiques, comme la *musique,* ou purement intellectuels, comme les *émotions*

Tout le monde sait que la *musique* est excitante, qu'elle exalte les sentiments ; on soulève les masses avec des chants appropriés aux circonstances, et on accélère l'allure d'une troupe avec une marche entraînante.

Quant aux *émotions*, leur action est bien connue : sous leur influence le cœur bat plus vite, la respiration est haletante et la syncope peut survenir. La peur paralyse le corps et l'esprit ; elle fatigue et, selon l'expression populaire, « coupe bras et jambes ». La haine et la colère rendent malades ceux qui s'y abandonnent, tandis que la bonté et la gaieté font épanouir la vigueur de l'homme. La bonne humeur et la santé sont inséparables : l'une appelle l'autre.

La modération dans les passions est de toute nécessité. « Toutes les passions, dit Bouchut, surtout celles que l'on qualifie de passions dépressives, la jalousie, la haine, l'ambition, les chagrins prolongés, les déceptions du jeu et de la politique, toutes les impressions morales altèrent notablement la santé. » D'ailleurs, les passions gaies ne sont pas moins déprimantes par suite de l'épuisement nerveux qu'elles provoquent toujours, même chez les plus robustes. La joie fait peur, a dit le poète ; elle peut même faire mourir quand elle est trop intense. Heureusement les exemples de cette dernière action sont rares ; plus souvent la joie fait vivre, car elle aide à chasser la maladie et à entretenir la santé.

La joie incite au mouvement, à l'activité, à la bienveillance ; elle donne un sentiment de force et de vigueur. La tristesse, au contraire, tue l'activité. Le joyeux est robuste et sain ; le neurasthénique, dont l'organisme est débilité, ne connaît que la tristesse.

Les observations faites sur les animaux viennent à l'appui de ce que nous venons de dire : la bête bien portante s'étire, s'étale ou gambade ; malade, elle se couche en rond et se replie. La joie correspond à un mouvement d'expansion organique, à une aisance des fonctions et à un accroissement de vitalité. « Le premier précepte des traités d'hygiène, disait Tarde, devrait être : soyons gais. » L'enfant surtout doit être gai, et l'ennui devrait être écarté de nos établissements scolaires à l'égal d'une maladie infectieuse.

La fatigue nerveuse. — Les centres nerveux sont très

sensibles à l'altération du sang. Aussi, dès que le sang n'est plus suffisamment nutritif, des troubles surviennent-ils ; et si le sang contient des toxines comme il s'en produit dans la fatigue musculaire, le cerveau souffre et la folie peut même se déclarer, ainsi que cela a été observé plusieurs fois dans des concours athlétiques

Il faut donc, par des exercices modérés, activer la circulation et par suite assurer une meilleure nutrition au cerveau. C'est ce qui explique pourquoi les personnes sédentaires sont énervées, irritables, souvent mal équilibrées. L'enfant qui ne joue pas, non seulement perd ses forces, mais a mauvais caractère (*fig.* 75) ; au contraire, l'exercice au grand air prévient et combat l'énervement (*fig.* 76).

La fatigue musculaire est toujours accompagnée de *fatigue nerveuse*, ce qui se conçoit facilement puisque les muscles reçoivent leur excitation des centres nerveux. Mais il peut y avoir

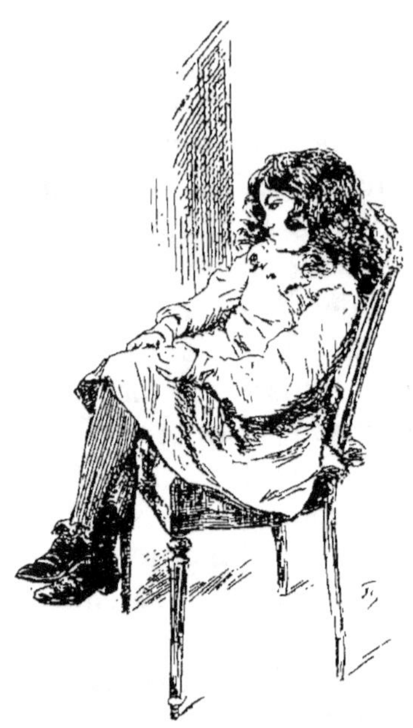

Fig. 75. — L'enfant qui ne joue pas a mauvais caractère.

fatigue nerveuse sans fatigue musculaire. Elle est alors causée par des travaux intellectuels trop prolongés, par des préoccupations trop nombreuses, ou par la satisfaction de sensations nouvelles. Le savant, l'artiste, l'inventeur éprouvent souvent cette fatigue, dont ne se rendent pas compte certaines personnes qui ne mesurent le travail que par le déplacement d'objets matériels. Pourtant cette fatigue cérébrale est particulièrement pénible, et elle use le corps plus encore que la fatigue causée par le travail physique. Elle peut être combattue par un exercice musculaire modéré, qui, en activant la circulation, entraîne plus vite les résidus du travail cérébral qui intoxiquent le cerveau. Mais il ne faut pas que le travail musculaire amène de la fatigue, car les deux modes de fatigue, la fatigue intellectuelle et la fatigue physique, se surajouteraient.

Il faut reconnaître que pour beaucoup de personnes les

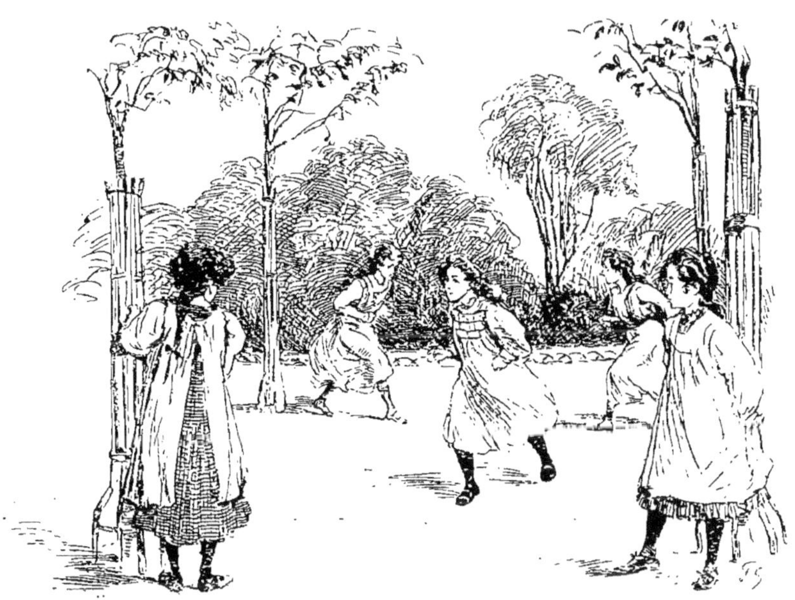

Fig. 76. — Le jeu combat la fatigue nerveuse.

soucis, les rêves d'ambition, les déceptions inévitables, toutes les inquiétudes de la vie, épuisent beaucoup plus que le tra vail intellectuel lui-même. Nous pourrions citer de nombreux savants qui sont arrivés à fournir une somme énorme de travail sans fatigue apparente et en conservant une santé parfaite. C'est que, suivant le conseil de Pasteur, ils avaient la sagesse de vivre dans le calme des laboratoires et des bibliothèques; ils laissaient les intrigues aux ambitieux, et s'ils étudiaient beaucoup, ils s'agitaient peu.

L'âpreté de la vie moderne contribue au moins autant que l'excès de travail à créer cet état de fatigue cérébrale qui mène au surmenage et à sa principale maladie, la *neurasthénie*. Ainsi, on a constaté que sur 828 cas de neurasthénie, 114 seulement n'étaient dus qu'au surmenage intellectuel, tandis que les autres étaient causés par l'association du surmenage et des chagrins.

En somme, ce qu'il faut éviter, c'est la *mauvaise fatigue*, qui amène la prostration de l'organisme, force les muscles, le cœur et le cerveau et laisse au corps et à l'esprit de l'usure et de la neurasthénie. Ce qu'il faut rechercher, c'est la *bonne fatigue*, qui cause une sensation de calme profond à la fin d'une journée de travail bien dosé ; d'où un apaisement moral autant que physique, et un heureux équilibre de l'individu qui se possède et se domine.

La fatigue nerveuse présente les mêmes degrés que la fatigue musculaire : la *lassitude* et le *surmenage*, qui ne cèdent qu'au repos, et le *forçage*, qui peut être mortel.

Surmenage et neurasthénie. — Si robuste que l'on soit, on ne peut toujours dépenser : on doit s'arrêter à temps pour éviter le *surmenage*. Sinon on arrive à cet épuisement nerveux qu'on appelle la *neurasthénie*, dont les moindres maux sont le défaut d'énergie et l'inégalité d'humeur, et dont les désordres, en s'accentuant, causent les maladies de la volonté, détruisent le caractère et font disparaître la personnalité.

Le caractère distinctif du surmenage réside dans le mode de disparition de la fatigue. Il n'y a pas surmenage si, à la suite d'un travail intellectuel, la fatigue qui en résulte disparaît après un repos plus ou moins long.

C'est surtout chez les enfants que nous devons éviter tout ce qui peut amener une surexcitation des centres nerveux, si nous voulons leur donner et leur conserver la vigueur physique dont ils auront tant besoin dans la lutte qu'ils vont entreprendre. Gardons-nous de faire de nos enfants de petits prodiges : la méningite guette ceux-ci et souvent, nous l'avons maintes fois observé dans nos classes des lycées, ils sont *éteints* avant d'arriver au terme de leurs études et sont impuissants non seulement à donner le coup de collier qui doit leur assurer l'entrée dans la carrière qu'ils avaient choisie, mais impuissants aussi à produire une œuvre quelconque. Fatigués avant d'avoir produit, ils sont vieux avant d'avoir vécu. N'oublions donc pas que le travail cérébral de l'enfant ne doit être ni prématuré, ni excessif.

Depuis quelques années on a beaucoup parlé du surmenage scolaire. On a même beaucoup exagéré son intensité, car le surmenage ne se produit que par une continuité de l'effort ; or l'enfant fatigué intellectuellement ne travaille plus que mécaniquement. « Donnez à un enfant, disait Charcot, un travail énorme, beaucoup au-dessus de ses forces, il l'accomplira peut-être. Mais toute la portion qui dépassera la moyenne de sa vigueur intellectuelle, il la fera comme une machine... » Le surmenage s'observe donc peu chez l'enfant, mais on le trouvera chez l'adulte ou l'adolescent qui, par la volonté, peuvent assurer la continuité de l'effort. Certes il existe dans les classes supérieures où les élèves se préparent aux difficiles concours des grandes Écoles, et on ne le supprimera pas de si tôt puisqu'il est une conséquence de notre état social. Dans ces concours les plus vigoureux résisteront seuls ; le grand nombre échouera, et parmi ceux qui triompheront beaucoup ne seront plus que des épaves.

Quant aux élèves plus jeunes, le travail qu'ils fournissent n'est réellement pas si considérable qu'il puisse amener des troubles nerveux. Nous croyons pourtant qu'il pourrait être plus profitable et causer moins de fatigue s'il était mieux réparti. Ainsi les médecins et les professeurs qui se sont occupés de cette question sont unanimes à reconnaître que le travail de la matinée est beaucoup supérieur en rendement à celui de l'après-midi.

Chez l'homme normal, reposé par le sommeil de la nuit, c'est la matinée qui est particulièrement favorable au travail intellectuel. C'est, au contraire, le caractère du neurasthénique d'être fatigué en se levant : il est toujours las, toujours fatigué. On peut dire que le travail du matin est un travail normal, et le travail du soir un travail contre nature. Et, seules, les nécessités de la vie des peuples trop civilisés peuvent excuser l'homme soucieux de sa santé physique et intellectuelle de s'imposer ce travail. En tout cas, il doit toujours être épargné aux enfants et aux adolescents, qui doivent se coucher et dormir de bonne heure s'ils veulent trouver le sommeil le plus réparateur.

L'hygiène nous conseille donc de donner la première place au travail de la matinée ; mais le travail d'une matinée bien employée appelle le repos, d'autant plus que la fin de la matinée est marquée par le repas le plus important de la journée et que le travail de la digestion réclame ses droits. Les animaux dorment quand ils ont copieusement mangé, les ouvriers des champs font de même ; et ils sont dans la vérité physiologique. Cela ne veut pas dire que les écoliers doivent faire la sieste ou jouer pendant la durée de l'après-midi, mais simplement que le repos qui suit le repas de midi devrait être un peu plus prolongé qu'il ne l'est actuellement et se passer au grand air.

L'expérience a d'ailleurs démontré qu'un repos prolongé au début de l'après-midi donnait d'excellents résultats dans les écoles qui ont appliqué ce régime, et qu'il favorisait l'épanouissement physique et moral des enfants.

En somme, la neurasthénie, qui est fort rare dans le monde des écoliers et qui ne devient fréquente chez l'adolescent qu'à l'époque des concours et examens, atteint son maximum chez les adultes au moment où les efforts ambitieux sont particulièrement intenses ; elle diminue de fréquence dans un âge plus avancé, car la vieillesse apporte avec elle une certaine philosophie qui calme les troubles nerveux. On peut dire, en répétant la définition de Charcot, que la neurasthénie est surtout une *maladie de la volonté*.

Les enfants et les fleurs. — Parmi les procédés employés pour lutter contre la fatigue nerveuse et aider au développement physique et intellectuel des enfants, il en est un fort répandu en Amérique et en Angleterre et qui consiste à les intéresser à la culture des fleurs. L'association des enfants et des fleurs n'est-elle pas la plus charmante qui ait été évoquée par les poètes et les artistes ? Tous les observateurs sont unanimes à constater le plaisir que la vue des fleurs cause aux enfants. Ce plaisir a sans doute son origine dans la vivacité et la variété des couleurs ou dans la délicatesse de la plante que leurs petites mains curieuses aiment à toucher. Il est certain que si l'on met de tout jeunes enfants dans une prairie émaillée de fleurs, les bébés cueilleront toujours les plantes fleuries et dédaigneront les autres, non écloses ou fanées. Plus tard, quand l'enfant aura compris le charme des bouquets, lorsque son intelligence se sera développée, il éprouvera un véritable bonheur à faire des bottes de fleurs, recherchant particulièrement celles dont l'aspect et le parfum l'ont le plus séduit:

Voilà pourquoi les enfants préfèrent de beaucoup un pré de la campagne aux superbes jardins publics des villes dont les fleurs ne peuvent être touchées. Le jardin public n'est pour eux que l'endroit où l'on joue, mais non l'endroit où il y a des fleurs.

Il faut aux enfants des fleurs à eux. Ce serait même parfait s'ils pouvaient les obtenir eux-mêmes en semant des graines ou en soignant des boutures. Aussi quelle joie l'enfant éprouvera-t-il si on lui donne, à la campagne, un coin de jardin, à la ville quelques vases remplis de terre ! Quand la chose est possible, pourquoi ne pas intéresser les jeunes enfants aux petits travaux du jardin ? Ce serait un exercice infiniment préférable aux conversations que les jeunes filles affectionnent et qui fatiguent sans profit leur cerveau.

En Angleterre, on fait à ce point de vue des choses charmantes. Au printemps, chaque élève des écoles reçoit, dans un pot de terre, une bouture en bon état ; il l'emporte chez lui et la soigne pendant tout l'été. A l'automne, avant les gelées, chaque enfant doit rapporter à l'école, au jour fixé, sa bouture devenue plante, ou le pot de terre resté stérile. Ce jour-là est jour de fête ; la classe est toute fleurie, car les échecs sont rares ; et des prix sont donnés aux jeunes horticulteurs dont les plantes sont les mieux venues. Puis chaque élève remporte sa plante, recommence l'année suivante et arrive ainsi à se constituer un petit jardin dont la vue ne peut avoir qu'une heureuse influence sur són caractère.

Le sommeil. — Les centres nerveux, comme tous les organes, s'épuisant par le travail, ont besoin de repos. Le sommeil, qui est un arrêt dans les fonctions de relation, est donc nécessaire. D'ailleurs il devient vite un besoin impérieux et nous avons beau lutter, c'est une nécessité que nous devons subir. On a montré par des expériences cruelles que le Chien succombe plus vite à l'insomnie qu'à la privation complète d'aliments. Avec les fatigues et les émotions de la vie actuelle, on estime que pour l'homme adulte 6 à 8 heures de sommeil par jour sont nécessaires. Cette durée varie avec les tempéraments ; à chacun de voir ce dont il a besoin. Ainsi, Mirabeau, Schiller, Humboldt, Frédéric le Grand, Napoléon, pour prendre des exemples célèbres, se contentaient de 5 ou 6 heures ; mais ce sont des cas exceptionnels, car la plupart des personnes ont besoin de plus de 6 heures de sommeil.

On a constaté que l'insomnie, comme la fatigue, altère les cellules nerveuses : elles se ratatinent, tandis que le repos les répare et les remet en état. Mais pour que cette réparation se fasse, il faut un certain temps de sommeil, sinon les réserves de forces s'épuisent et l'organisme s'affaiblit vite.

Le sommeil est complet si le cerveau est au repos dans toute son étendue ; mais certaines régions de l'organe peuvent veiller, il en résulte des *rêves*.

Pour bien dormir, de quel côté doit-on se coucher de préférence ? Les uns disent qu'il faut éviter de se mettre sur le côté gauche afin de laisser au cœur son bon fonctionnement ; les autres pensent que coucher sur le côté droit dégage le cœur, mais favorise la chute de l'estomac ; d'autres enfin ne peuvent dormir que sur le dos, bien que cette situation soit favorable au ronflement et aux cauchemars. En somme, suivant l'état de son estomac, de son foie et de son cœur, chacun devra déterminer par l'expérience la position qui donne le repos le plus calme et le plus réparateur.

Nous avons indiqué dans le Cours d'Hygiène de Troisième

année les conditions hygiéniques que devait remplir le lit pour assurer un sommeil réparateur. Une question qui a aussi son intérêt est celle de *l'orientation* du lit. Certains observateurs pensent que le dormeur doit avoir la tête au nord et les pieds au midi. C'est un fait que certaines personnes qui dorment bien dans une direction donnée ont de l'insomnie si l'on change l'orientation de leur lit ; il suffit alors de rendre au lit son ancienne orientation pour faire revenir le sommeil. L'orientation tête-ouest paraît aussi préférable à l'orientation tête-est.

La modération et ses avantages ; la hâte et ses dangers. — Il existe véritablement un art de vivre plus utile à connaître que le piano ou la danse. Dans l'activité de la vie il est des procédés plus profitables que d'autres. Pourquoi ne pas les pratiquer ? C'est ainsi qu'un des procédés les plus favorables au maintien de la santé est la *modération* dans l'action. Ne pas se hâter est tout le secret de l'hygiène personnelle. Malheureusement ce précepte est plus facile à formuler qu'à suivre. Aussi parmi les causes du surmenage physique ou nerveux, la plus habituelle peut-être est la rapidité plus que la durée du travail.

Si le paysan est ordinairement plus résistant aux maladies, c'est en grande partie parce que son travail est plus calme. Pourtant il peine aussi, mais avec lenteur. Il va à son champ sans impatience, et travaille sans plus de hâte. Au contraire l'ouvrier des villes court à l'atelier, et là il travaille avec une activité qui n'est jamais assez rapide ; aussi s'épuise-t-il beaucoup plus vite.

Le surmenage intellectuel a souvent la même cause : la *hâte*. Le docteur Toulouse cite le cas d'un chef d'une industrie importante qui éprouvait les troubles nerveux suivants : maux de tête, énervement, tremblement dans les jambes, profonde lassitude. Comme cet état lui paraissait dû à la manière de travailler en hâte, il fit prendre à son malade la méthode contraire. Ce dernier, en arrivant à son bureau, devait s'appliquer uniquement à faire des gestes lents, à parler d'un ton mou, à ne pas recevoir deux employés à la fois, et à prendre une attitude d'autant plus nonchalante qu'il avait plus d'affaires à expédier. Après quelques semaines de cette méthode, les crises disparurent et le malade redevint bien portant.

Tous ceux qui mènent une existence très active savent par expérience qu'ils peuvent en quelques instants, s'ils n'y prennent garde, se courbaturer moralement et physiquement pour toute une journée. Pour cela il leur suffit de se presser dès le début de leurs occupations, par exemple de se hâter en donnant des ordres ou dans la rédaction de la correspondance.

La vraie neurasthénie apparaît donc comme une maladie provoquée par la hâte. Les troubles qui en résultent peuvent même par l'épuisement conduire à la paralysie générale qui tue tant de cerveaux dans les grandes villes.

Si l'on ne se hâte pas, il est possible de travailler long-temps sans ressentir de fatigue ; mais la précipitation dans les actes a une influence néfaste dont on retrouve des traces partout dans l'organisme. C'est par l'éducation que l'on doit acquérir cette faculté si nécessaire de ne pas se hâter dans ses actions. Le malheur est que dans notre civilisation tout est combiné pour précipiter l'activité. On a de moins en moins le temps de se reposer. Mais il faudra bien que l'Hygiène reprenne ses droits et on en arrivera à ne pas s'user plus vite que ne le veut la nature. Alors l'avenir sera à celui qui ne se pressera pas : *il durera s'il est patient.*

La bonne humeur. — Rien n'est plus précieux que la *bonne humeur* pour conserver la santé au corps et à l'esprit. Elle semble appeler sur nous le bonheur en nous rendant indulgents aux personnes et aux événements. Mais comment acquérir cette précieuse faculté ?

Pour être de bonne humeur, il faut d'abord être bien por-tant. Nous devons donc nous efforcer de nous bien porter en pratiquant les règles de l'hygiène.

Il faut ensuite que notre amour-propre soit satisfait, car

s'il souffre, notre âme en est troublée. Il est vrai que si nous faisons de notre mieux tout ce que nous avons à faire, nous avons de grandes chances d'être loués et par suite bien disposés.

Ensuite, faisons-nous aimer de nos semblables, car rien ne nous aide plus à voir les choses en beau que de sentir autour de nous une atmosphère de sympathie.

Mettons aussi de l'ordre dans les objets qui nous entourent, dans nos actes et dans nos idées. La confusion et le désordre, en détruisant l'équilibre de la vie, altèrent, en effet, le contentement.

Enfin, *faisons notre devoir*. C'est une recette qui équivaut à toutes celles que nous venons de citer. Le plaisir d'avoir accompli sa tâche remplace les satisfactions de l'amour-propre et les douceurs de la sympathie.

En somme, la mauvaise humeur vient d'un *désaccord* avec nous-mêmes. C'est pourquoi les indécis sont moroses. C'est pourquoi les rêveurs, toujours incertains entre les chimères et les réalités, sont mélancoliques.

RÉSUMÉ

Pour conserver la santé au système nerveux, il faut éviter les *excitants,* la *fatigue* et le *surmenage,* lui accorder le *repos* nécessaire et rechercher la *modération* et la *bonne humeur*.

Parmi les *excitants* les plus dangereux, signalons : *l'alcool,* qui agit sur les cellules nerveuses ; le *tabac,* qui agit par la nicotine sur le cerveau et sur le cœur ; *l'opium,* qui contient de la morphine et amène vite la décrépitude physique et morale.

Il existe aussi des *excitants psychiques,* comme la *musique,* et *intellectuels,* comme les *émotions* (joie et tristesse).

La *fatigue nerveuse* est produite par un excès de travail physique ou de travail intellectuel. Elle use le corps plus encore que la fatigue physique. Elle mène au *surmenage* et à la *neurasthénie*.

Le *surmenage* n'existe guère chez les enfants, mais il est fréquent chez les adolescents et les adultes.

Les centres nerveux, comme tous les organes, s'épuisent par le travail ; ils ont donc besoin de repos, de *sommeil*. L'homme adulte a besoin de 6 à 8 heures de sommeil par jour, sinon les réserves de forces s'épuisent et l'organisme s'affaiblit.

Un procédé favorable au maintien de l'équilibre dans le fonctionnement du système nerveux est la *modération* dans l'action. Le surmenage intellectuel a souvent pour cause la *hâte*.

Rien n'est plus précieux aussi pour conserver la santé du corps et de l'esprit que la *bonne humeur*.

HYGIÈNE SOCIALE

« *L'intérêt de l'abeille est le même
que l'intérêt de la ruche.* »

L'*hygiène sociale*, c'est-à-dire l'hygiène des hommes en
société, comprend l'étude des moyens propres à leur conserver la santé. Son but est de diminuer la mortalité et par
suite d'augmenter la durée de la vie moyenne. Pour y par-
venir, il faut, d'une part, accroître le degré de *résistance* de
l'organisme humain aux différentes causes qui tendent à
l'affaiblir, en particulier aux maladies ; d'autre part, supprimer autant que possible les maladies en évitant la *contagion*.

Dans cette partie de l'hygiène on doit donc étudier : 1° l'*assainissement de l'habitation*, condition première de toute amélioration hygiénique de la vie ouvrière (cette question a été
traitée dans le Cours de Troisième année) ; 2° la lutte contre
les *maladies contagieuses* et en particulier contre la *tuberculose* ; 3° la lutte contre la *mortalité infantile* (il meurt chaque
année en France près de 150 000 enfants de moins d'un an),
qu'on peut enrayer dans de grandes proportions ; 4° l'effort
à faire pour diminuer les ravages de l'*alcoolisme*.

La solidarité au point de vue de l'hygiène. — Les
individus ne vivent pas isolés. La vie d'un homme dépend
de la vie des autres hommes ; chacun a besoin de ses semblables et réagit à son tour sur eux. Nous sommes tous solidaires les uns des autres.

La solidarité est un fait que l'hygiène sociale met bien en
évidence. Prenons, par exemple, le citadin égoïste qui se

croit à l'abri de la maladie parce qu'il habite un appartement confortable, bien aéré et bien éclairé, parce qu'il s'habille et se nourrit suivant les règles de l'hygiène. Qu'une maladie contagieuse, comme la peste ou le choléra, s'abatte sur la ville et voilà les logements insalubres qui deviennent des foyers d'infection d'où la contagion débordera sur la ville entière, y compris les plus luxueux quartiers, menaçant par conséquent les riches comme les pauvres.

De ces taudis où l'indifférence laisse mourir de maladie et de misère des familles entières, descendent tous les jours des tuberculeux qui viennent semer la contagion dans les rues. De ces taudis où étouffent des diphtériques et grelottent des fiévreux sortent des objets fabriqués, des jouets par exemple, qui pénétreront dans l'appartement du riche et y introduiront des colonies de microbes infectieux susceptibles de faire de nouvelles victimes.

Ainsi toutes les classes sont solidaires, puisque le riche dans sa belle maison peut être atteint par la tuberculose qui se développe dans le taudis voisin. Les classes aisées aussi bien que les classes pauvres ont donc intérêt à faire disparaître les habitations insalubres, et il serait sage et prévoyant de la part du riche de s'imposer les sacrifices nécessaires pour atteindre ce but : il ferait un acte non pas de charité, mais de solidarité bien entendue. D'ailleurs, grâce à l'œuvre des habitations à bon marché dont l'action s'étend de plus en plus dans les grands centres, les capitalistes peuvent sans qu'il leur en coûte aider à la construction d'immeubles dont la location leur assure un certain revenu.

Ainsi apparaît au grand jour, avec ses effets implacables, cette loi naturelle de la solidarité qui rapproche le pauvre et le riche, le malade et le bien portant, et les condamne à subir en commun le mal comme le bien. La solidarité, qui est une conséquence de notre état social, unit donc entre eux tous les citoyens par des liens de plus en plus étroits. Aussi ce sentiment de solidarité humaine, qui ne se révélait autrefois que par des manifestations de la pensée, s'affirme-t-il aujourd'hui par des organisations pratiques.

Partout il se fonde des sociétés qui arrachent l'ouvrier au taudis pour lui donner un logement salubre, qui combattent la tuberculose et la mortalité infantile, qui luttent contre l'alcoolisme.

Dans la lutte entreprise contre ces grands fléaux qui menacent la famille et le pays, la femme doit se placer au premier rang des combattants. « Qui peut mieux qu'elle prodiguer à l'enfant les soins qui le sauveront ; qui peut mieux qu'elle, par sa vigilance quotidienne, assainir le logis ; qui peut mieux qu'elle combattre l'alcoolisme en retenant au foyer son mari ou son fils ? » (*Discours de Casimir-Périer à l'Alliance d'Hygiène sociale.*) Son action serait encore plus efficace si elle mettait au service de son dévouement et de sa bonté un peu plus de science et de méthode. C'est à lui fournir ces armes, pour le bon combat, que nous allons tâcher dans les pages qui vont suivre.

CHAPITRE PREMIER

LES MICROBES

> « ... *Entre nos ennemis,*
> *Les plus à craindre sont souvent les plus petits.* »
> (LA FONTAINE.)

Les microbes. Principales formes et dimensions. — Les microbes sont les plus petits des êtres vivants. Ils ne peuvent être vus qu'au microscope, et encore cet instrument, si puissant qu'il soit, ne suffit-il pas toujours à les mettre en évidence. Pour les rendre visibles on a recours à un artifice : on les colore à l'aide de réactifs convenablement choisis, en utilisant la propriété qu'ont certaines couleurs d'aniline de ne colorer que les microbes, à l'exclusion du milieu dans lequel ils sont placés. Le plus souvent on emploie la méthode de la *double coloration*, c'est-à-dire qu'on teint les microbes avec une certaine couleur, et avec une autre couleur la matière dans laquelle ils se trouvent. Par exemple, on colore en *rouge* les bacilles tuberculeux d'un crachat, et en *bleu* tout ce qui dans le crachat n'est pas bacilles. Immédiatement les petits bâtonnets rouges se détachent sur le fond bleu de la préparation.

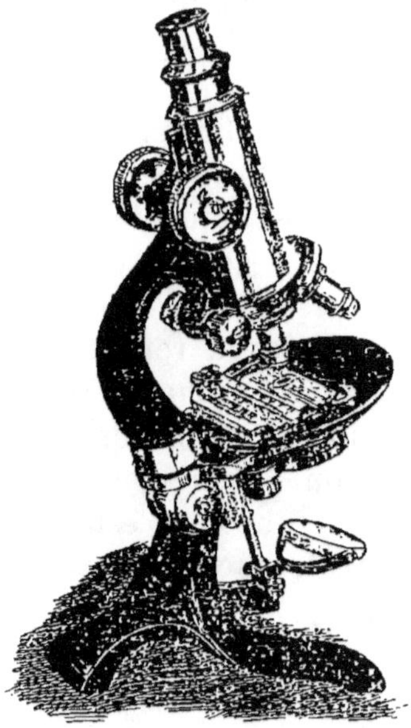

Le microscope utilisé dans les laboratoires pour l'observation des microbes (*fig.* 77)

Fig. 77. — Microscope employé dans les laboratoires de microbiologie.

permet de voir des objets ayant un peu moins de 0^{mm}, 001 de longueur.

Les microbes peuvent être divisés en deux groupes : les *végétaux* et les *animaux*.

Parmi les **microbes végétaux**, les plus abondants sont les *Moisissures* et les *Levures,* qui sont des Champignons; les *Bactéries*, qui appartiennent au groupe des Algues et qui présentent trois types principaux suivant qu'elles sont sphériques, allongées ou incurvées :

1° Les *Microcoques* (*fig.* 78, A), qui sont arrondis et isolés; parfois ils se groupent en amas comme les *Staphylocoques* (*fig.* 78, B), ou en longs chapelets comme les *Streptocoques* (*fig.* 78, C) ;

2° Les *Bacilles*, qui ont la forme de bâtonnets plus ou moins allongés (*fig.* 78, D). Ils peuvent parfois s'allonger en longs filaments;

3° Les *Vibrions*, qui sont incurvés, soit en *virgule* comme

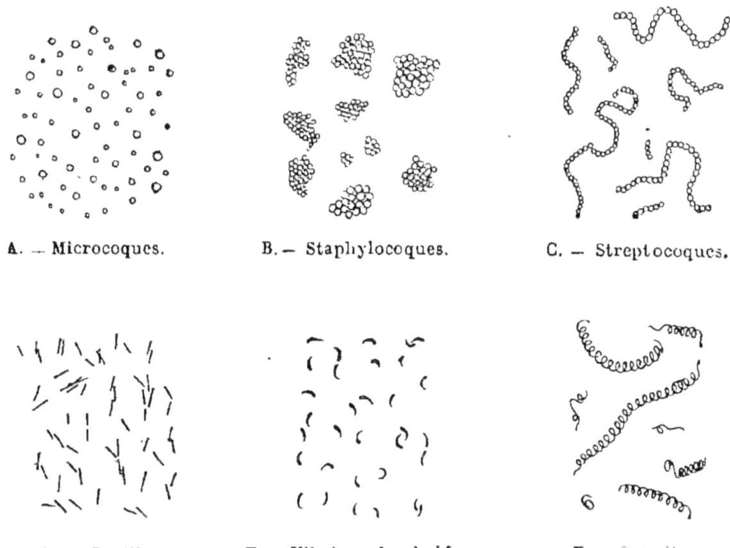

Fig. 78. — Principales formes de microbes.

le Vibrion du Choléra (*fig.* 78, E), soit en plusieurs spires comme les *Spirilles* (*fig.* 78, F), ou *Spirochètes*.

D'ailleurs la forme d'une même espèce de Bactérie peut changer suivant les conditions dans lesquelles elle se développe. Pour reconnaître un microbe, on ne doit donc pas se baser uniquement sur la forme, il faut tenir compte de ses fonctions et de son action sur les animaux et les substances chimiques.

La surface du corps des Bactéries est souvent couverte de cils qui peuvent être

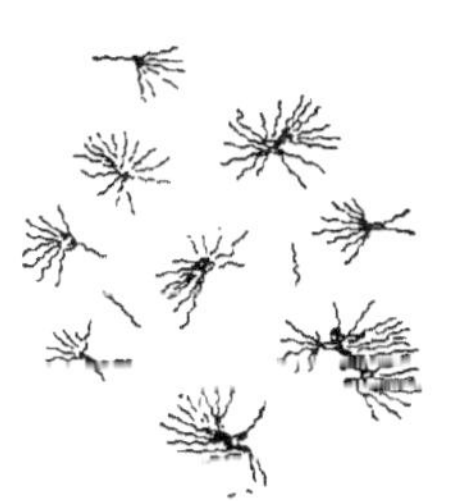

Fig. 79. — Bacilles typhiques avec leurs cils.

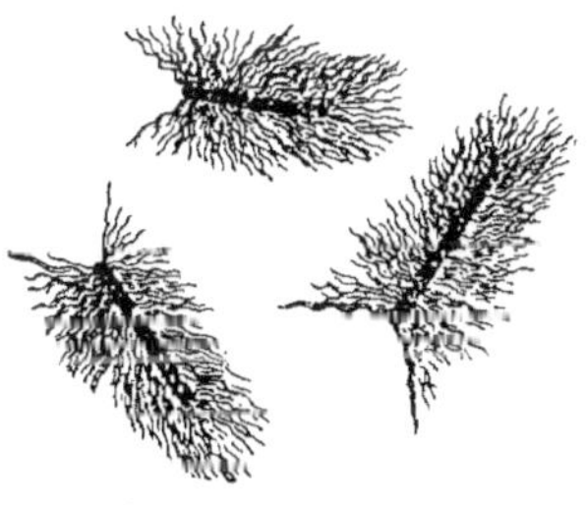

Fig. 80. — Bacilles du tétanos.

nombreux, comme dans le Bacille de la fièvre typhoïde (*fig.* 79) ou du tétanos (*fig.* 80).

Quant aux dimensions des Bactéries, elles varient suivant les espèces. Le plus petit microbe observé est celui de la *Péripneumonie* des Bovidés : grossi 2 000 fois, il se présente sous la forme de petits points dont il faudrait 2 000 placés bout à bout pour couvrir un millimètre ! Les Bactéries ordinaires sont un peu plus grosses : les *Staphylocoques* ont 1μ (un millième de millimètre) de diamètre ; le *Bacille typhique*, 2 à 3μ de long ; le microbe du charbon, 5 à 6μ de long.

Les **microbes animaux** appartiennent au groupe des Protozoaires, c'est-à-dire des animaux les plus inférieurs. Citons parmi eux l'*Hématozoaire* du paludisme et le *Trypanosome* de la maladie du sommeil, sur lesquels nous reviendrons plus loin.

Multiplication des microbes. — Nous avons montré dans le Cours de Physiologie que la génération spontanée n'existe pas. Un être vivant provient toujours d'un autre être vivant. Les microbes n'échappent pas à cette règle : ils ne naissent pas spontanément, ils descendent tous d'un microbe semblable à eux.

Les Champignons, comme la Levure par exemple, se reproduisent par simple *bourgeonnement* (*fig.* 81) si le milieu est

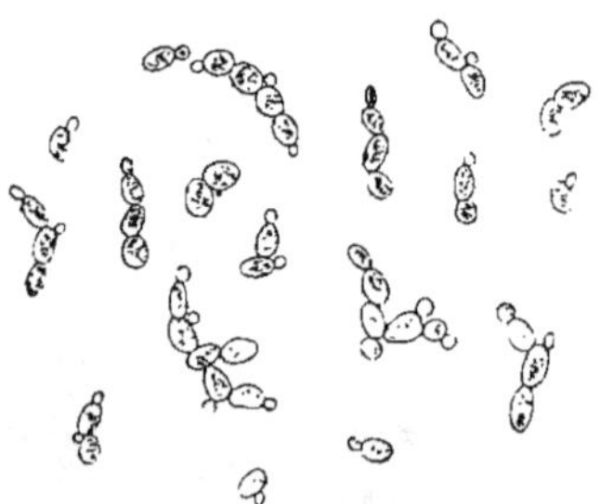

Fig. 81. — Bourgeonnement
des cellules de Levure.

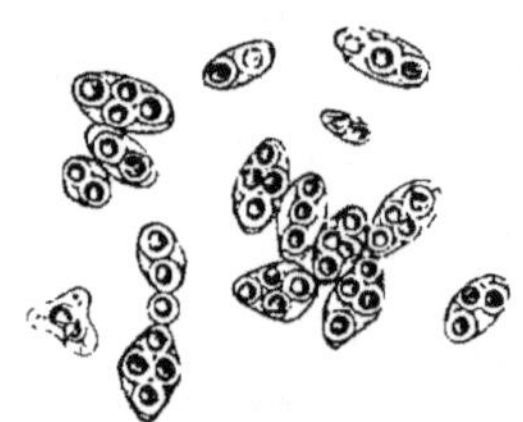

Fig. 82. — Spores dans les
cellules de Levure.

favorable, ou par *spores* (*fig.* 82) si le milieu est défavorable.

Chez les Bactéries, le procédé de multiplication le plus ordinaire est la division transversale ou *segmentation*. Ainsi un Microcoque qui va se segmenter (*fig.* 83) s'allonge, puis il se forme vers son milieu une cloison qui partage le microbe en deux. Ces deux microbes pourront se segmenter à leur tour et ainsi de suite.

Cette segmentation se fait avec une grande rapidité. Ainsi le *Bacille typhique* peut en une demi-heure en donner deux autres, qui pourront en produire 16 millions en 12 heures.

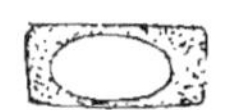
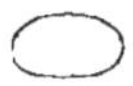

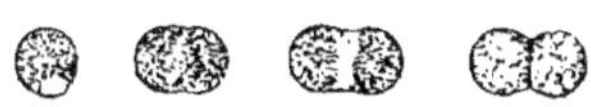
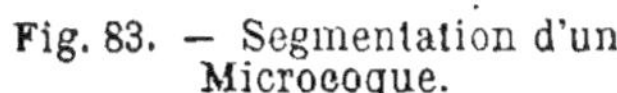

Fig. 83. — Segmentation d'un Microcoque.

Fig. 84. — Formation et mise en liberté de la Spore du Bacille du Charbon.

Ceci ne se produira que si les conditions du milieu dans lequel vit le microbe sont favorables.

Si, au contraire, les conditions sont défavorables, la reproduction sera moins rapide et ne se fera plus de la même façon : il se formera à l'intérieur de la Bactérie des *spores* (*fig.* 84), qui seront mises en liberté par gélification de la membrane, et qui, en s'allongeant, se transformeront en Bacilles, par exemple. Ces spores sont beaucoup plus résistantes que les microbes eux-mêmes ; elles se détruisent plus difficilement que les microbes par la sécheresse, la chaleur et les antiseptiques. Aussi est-ce là une grosse difficulté dans la pratique de la désinfection.

Nutrition et cultures microbiennes. — Les microbes comme tous les êtres vivants, se nourrissent. Pour savoir ce dont ils se nourrissent, il faut obtenir un grand nombre de microbes de la même espèce. C'est ce que l'on a réussi à faire par la méthode des *cultures pures*, c'est-à-dire des cultures ne contenant exclusivement qu'une même espèce microbienne.

Les milieux de culture peuvent être *liquides* ou *solides*.

1° Les *milieux liquides* ont été les premiers connus et sont encore utilisés fréquemment. Pasteur, dans son admirable étude de la maladie du Charbon, s'est servi d'un bouillon de viande (*bouillon de culture*) auquel il ajoutait un peu de peptone et de sel marin. Ce bouillon de culture convient bien aux microbes des maladies; il en est de même des liquides organiques comme le lait, l'urine, le sérum du sang, etc. Par des expériences précises, en variant la composition du milieu de culture, on a pu déterminer l'aliment qui convenait ou qui nuisait aux microbes. Ceux-ci sont très sensibles aux moindres changements d'alimentation.

Pour obtenir une culture pure, c'est-à-dire ne contenant qu'une seule espèce de microbes, voici la méthode suivie : *a*) on prépare un bouillon de culture *stérile*, c'est-à-dire dépourvu de germes, soit en prenant un liquide de l'organisme (lait, sérum), soit en stérilisant par la chaleur ou la filtration un liquide préparé artificiellement; *b*) on ensemence ce milieu (*fig*. 85) en y plongeant un fil de platine fixé à l'extrémité d'une baguette de verre et qu'on a préalablement plongé dans la matière contenant les microbes.

2° Les *milieux solides* sont obtenus avec de la gélatine que l'on fait fondre dans du bouillon de viande chauffé. Par refroidissement le milieu se prend en une masse transparente. Si l'on enfonce dans cette gélatine

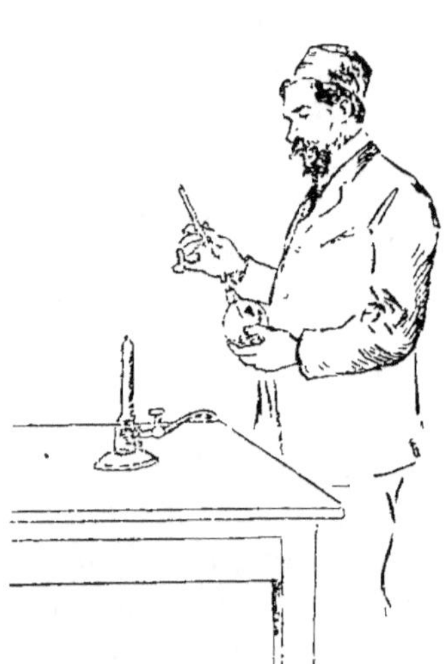

Fig. 85. — Ensemencement d'un milieu de culture.

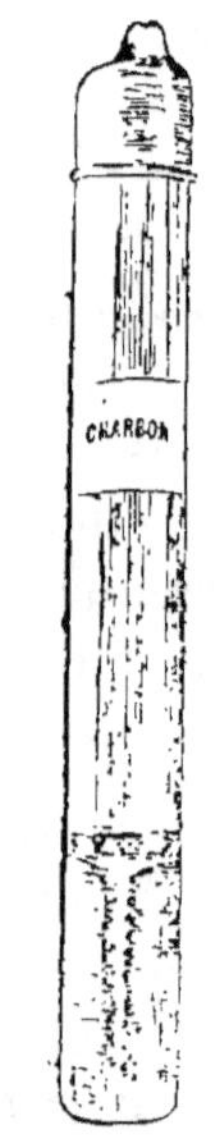

Fig. 86. — Culture en gélatine du microbe du Charbon.

nutritive un fil de platine chargé de microbes, une culture va se faire le long de cette piqûre d'ensemencement, et se révélera par une arborescence souvent caractéristique des espèces (*fig*. 86).

Résistance des microbes aux agents de destruction : chaleur, lumière, antiseptiques. — Des agents physiques comme la *chaleur*, la *lumière*, et de nombreuses substances chimiques comme les *antiseptiques*, sont, dans certaines conditions, nuisibles aux microbes.

Les microbes, comme tous les êtres vivants, préfèrent les températures moyennes ; ils craignent les excès de *chaleur* et les excès de *froid*. Des expériences ont montré qu'il existe pour chaque espèce de microbe trois températures caractéristiques : 1° une *minima*, au-dessous de laquelle le microbe ne se reproduit pas ; 2° une *maxima*, au-dessus de laquelle le microbe ne se reproduit plus ; 3° une *optima*, à laquelle la multiplication se fait le mieux possible.

Les deux températures marquant les limites inférieure et supérieure sont souvent rapprochées. Ainsi le Bacille de la tuberculose se développe peu au-dessous de 37° et au-dessus de 40°, — c'est à 38° qu'il pousse le mieux. Il est bien entendu qu'en dehors de ces limites il *vit*, mais ne se reproduit pas.

Les microbes résistent bien au froid : ainsi la Levure maintenue quelques instants à — 90° peut encore faire fermenter du sucre ; les spores du Bacille du Charbon ne sont pas tuées par une température de — 130° supportée pendant 20 heures.

Ils sont plus sensibles à la chaleur : ainsi les espèces dépourvues de spores meurent à 60° ; les spores ne sont tuées qu'à 100-115°.

La *lumière* agit énergiquement sur les microbes, ainsi que nous l'avons montré dans le Cours de Troisième année. Quelques heures d'insolation suffisent à tuer les microbes les plus dangereux, ou tout au moins à affaiblir leur virulence. Le soleil est donc un merveilleux antiseptique. Aussi faire payer un impôt pour les portes et fenêtres est une mesure essentiellement antihygiénique.

Les *antiseptiques* sont des substances nuisibles aux microbes. Mais il faut savoir qu'une matière antiseptique pour une espèce de microbe peut être utile à une autre ; de même, un corps antiseptique à doses fortes peut être utile pour le microbe à doses plus faibles. Nous étudierons plus loin l'usage des antiseptiques.

Les microbes bienfaisants et malfaisants. — Préoccupés surtout des microbes qui attaquent notre santé, nous oublions volontiers ceux qui nous rendent service. Pourtant ces *microbes bienfaisants*, qui travaillent pour nous, sont heureusement plus nombreux et plus répandus que les microbes des maladies. Au premier rang se placent les *Levures*, agents actifs de la fabrication de l'alcool, du vin, du cidre, de la bière ; puis le *ferment acétique*, qui produit le vinaigre ; enfin, un grand nombre d'autres microbes, qui jouent un rôle actif dans la laiterie, la boulangerie, la préparation de la choucroute, la tannerie, etc. Citons encore parmi les plus utiles : les *microbes du sol*, en particulier les microbes nitrifiants, si nécessaires aux cultivateurs ; les *microbes des eaux*, qui font disparaître les déchets de notre vie animale et permettent l'épuration des eaux d'égout.

Les découvertes de Pasteur ont montré la nature microbienne de la plupart des maladies. Nous en parlerons dans le chapitre suivant, où nous étudierons les principaux *microbes malfaisants*. Les uns sont des Bacilles, comme ceux du *charbon*, de la *diphtérie,* de la *fièvre typhoïde*, de la *tuberculose* ; d'autres sont des Vibrions, comme ceux du *choléra ;* enfin certains sont invisibles, comme ceux de la *fièvre jaune* et de la *rage*. On peut citer aussi des Protozoaires causant le *paludisme* et la *maladie du sommeil*.

RÉSUMÉ

L'*hygiène sociale* a pour but de diminuer la mortalité, en augmentant la *résistance de l'organisme* et en évitant la *contagion* des malades.

La *solidarité* est une loi naturelle que l'hygiène sociale met bien en évidence, en montrant les liens étroits qui unissent le pauvre et le riche, le malade et le bien portant.

Les microbes. — Les *microbes* sont des êtres vivants infiniment petits qui ne sont visibles qu'au microscope et après avoir été colorés.

Ils sont *végétaux* ou *animaux*.

Parmi les *microbes végétaux*, les plus communs sont certains Champignons, comme les *Moisissures* et les *Levures*, et surtout des Algues, comme les *Bactéries* (Microcoques, Bacilles, Vibrions, etc.).

Les *microbes animaux* appartiennent aux Protozoaires (Hématozoaires, Trypanosomes).

Les microbes se multiplient par *bourgeonnement*, par *segmentation*, ou par *spores* dans le cas où le milieu est défavorable.

On a réussi à *cultiver* les microbes dans des milieux liquides ou solides nutritifs.

Des agents physiques (*chaleur, lumière*) et des substances chimiques (*antiseptiques*) sont, dans certaines conditions, nuisibles aux microbes.

Les microbes sont groupés en deux catégories au point de vue de leur rôle social : 1° ceux qui sont *bienfaisants*, comme les Levures, le ferment acétique, les microbes de la laiterie, de la boulangerie, etc. et surtout ceux du sol et des eaux ; 2° ceux qui sont *malfaisants*, parce qu'ils sont la cause de la plupart des maladies.

CHAPITRE II

LES MALADIES CONTAGIEUSES

Tout ce qui fortifie rend réfractaire à la tuberculose ; tout ce qui affaiblit y prédispose.

Causes des maladies contagieuses. — Les maladies contagieuses sont des maladies que l'on peut contracter par le contact avec un malade, ou par le séjour dans la chambre d'un malade ou dans son voisinage. Ces maladies ont joué un grand rôle dans l'histoire de l'humanité : la *peste* dans l'antiquité, la *lèpre* au moyen âge, la *variole* au XVIIIe siècle, le *choléra* au XIXo siècle, et la *tuberculose* à notre époque.

Les immortelles découvertes de Pasteur (*fig.* 87) et de ses élèves ont montré que les maladies contagieuses sont dues à des

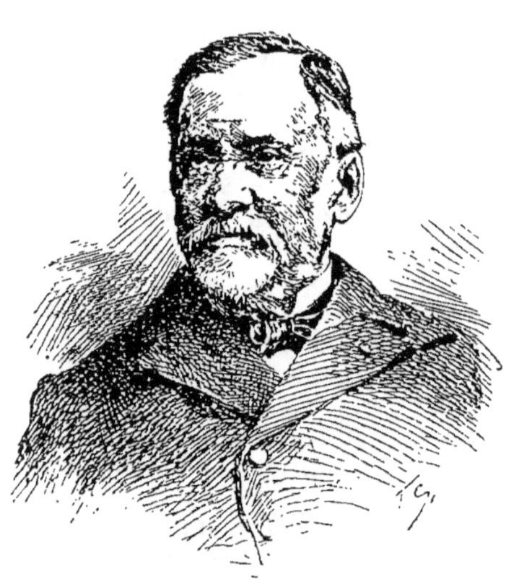

Fig. 87. — Pasteur (1822-1895).

parasites infiniment petits, les *microbes*, qui se développent dans l'organisme et qui peuvent transmettre les maladies en passant d'un individu malade chez un individu sain.

Chaque maladie contagieuse a son parasite particulier, qui se distingue par des caractères spéciaux comme la maladie se distingue elle-même de toutes les autres. Nous ne connaissons pas encore les microbes de toutes les maladies contagieuses, mais nous connaissons la plupart d'entre eux.

Nous avons vu, par les expériences de Pasteur, combien ces êtres microscopiques sont abondants dans l'air, dans l'eau et dans les aliments. Ajoutons qu'on a réussi non seulement à les isoler en les cultivant dans des milieux nutritifs appropriés, mais à rendre l'Homme et les animaux réfractaires aux attaques de quelques-uns d'entre eux. Les résultats des découvertes de Pasteur causèrent une véritable révolution dans la médecine et surtout dans la chirurgie. « La médecine, jusqu'ici, était l'art de guérir les maladies ; grâce à Pasteur, c'est l'art de les prévenir. » Aussi peut-on dire à juste titre que Pasteur fut un grand bienfaiteur de l'humanité.

Inoculation des maladies contagieuses. Principales voies de transmission. — C'est le sang qui est ordinairement le véhicule des microbes dans l'organisme ; et c'est la pénétration de ces germes dans le sang qu'on appelle *inoculation*. Puisque l'appareil circulatoire est complètement clos, l'inoculation ne peut se produire que par une brèche faite soit dans les voies *digestives* ou *respiratoires*, soit dans la *peau*.

Dans les laboratoires, on transmet la maladie d'un animal malade à un animal sain en injectant, à l'aide d'une petite seringue, le sang du premier sous la peau du second (*fig.* 88).

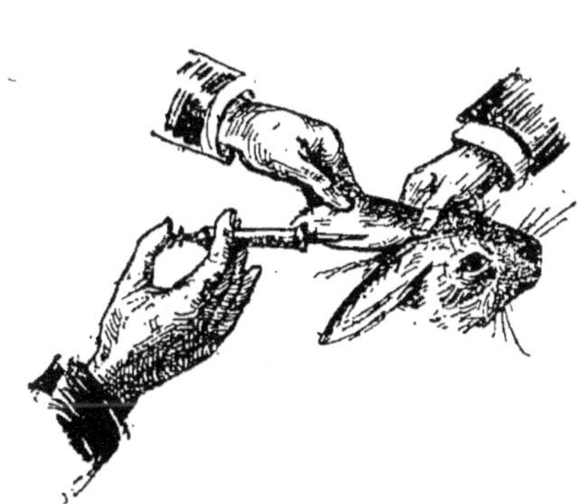

Fig. 88. — Inoculation d'une maladie à un animal.

Nous ne connaissons pas toujours d'une façon certaine le mode de passage des microbes de l'individu malade à l'individu sain ; mais nous avons pourtant sur chaque maladie des renseignements suffisants pour établir un traitement préventif.

Si le microbe pénètre dans le sang par les voies digestives, c'est qu'il provient des aliments ou de l'eau ; s'il pénètre par les voies respiratoires, c'est qu'il est contenu dans l'air. Cela explique pourquoi on dit que la contagion de telle ou telle maladie se fait *par l'eau* ou *par l'air*.

Pour bien comprendre ce qu'est une maladie contagieuse et saisir le mécanisme de la contagion, le mieux est d'étudier une maladie typique, le *Charbon*, par exemple. Nous décrirons ensuite avec plus de profit les *principales maladies contagieuses* et nous indiquerons enfin les moyens à employer *pour les éviter*.

§ 1. — Étude d'une maladie contagieuse.
Le Charbon.

Le microbe est la cause de la maladie. — Le *Charbon* ou *sang de rate* est une maladie qui s'attaque aux animaux

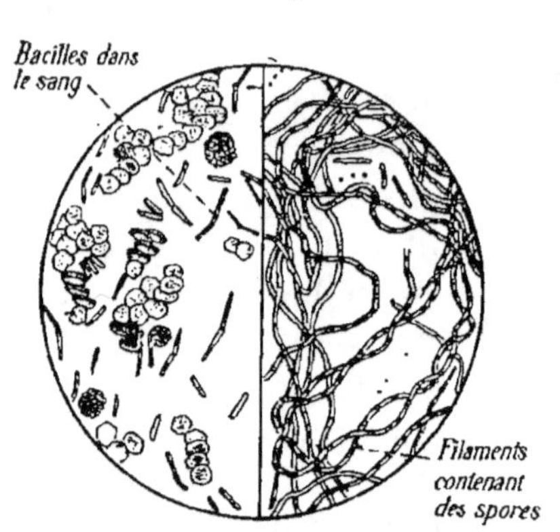

Fig. 89. — Bacilles et spores du Charbon.

domestiques, au Bœuf et au Cheval, et particulièrement au Mouton ; il peut même atteindre l'Homme, pour lequel il est presque toujours mortel. Cette maladie faisait, jusqu'aux découvertes de Pasteur, les plus grands ravages dans les troupeaux et causait aux agriculteurs de la Brie et de la Beauce des pertes immenses. Son étude fut le point de départ de la révolution opérée dans toute la médecine, il y a une trentaine d'années.

Un Mouton atteint du Charbon succombe au bout de quelques heures et son sang est noir et visqueux. Si l'on prend une goutte de ce sang et qu'on l'examine au microscope, on voit qu'il présente de nombreux globules agglutinés et déformés au milieu desquels se trouvent des petits bâtonnets qui sont la cause de la maladie : ces bâtonnets sont les *Bacilles du Charbon* (*fig*. 89). Ils ont de 5 à 20μ de long et 1μ de large. Ce sont les plus gros microbes pathogènes connus.

Pasteur a montré, par l'expérimentation, que ces microbes étaient bien la cause de la maladie en inoculant celle-ci à un Mouton sain.

Pour cela il prenait une goutte de sang d'un Mouton mort du Charbon et il l'injectait sous la peau d'un Mouton sain. En 24 heures, le Mouton inoculé succombait, et son sang examiné au microscope montrait une quantité innombrable de Bacilles. Le Bacille était donc bien la cause de la maladie. Pourtant on pouvait se demander si la maladie était due au Bacille lui-même ou à des toxines sécrétées dans le sang par les Bacilles. Pour le savoir on a isolé les microbes dans un bouillon de culture pure, par le procédé que nous indiquons plus loin ; puis on a filtré ce bouillon de culture à travers une bougie de porcelaine qui arrêtait les microbes et laissait passer le liquide. Ce liquide recueilli et injecté à petite dose à des Moutons ne les faisait pas mourir ; pourtant en quantité suffisante ce liquide, à cause des toxines qu'il contient, peut tuer les animaux injectés, mais par empoisonnement général et sans présenter les caractères du Charbon. Si au contraire on injecte sous la peau d'un Mouton sain une goutte de culture non filtrée, l'animal meurt du Charbon. La maladie est donc bien due au Bacille lui-même, qui agit d'une part en désorganisant les tissus dans lesquels il vit, et d'autre part en sécrétant des toxines qui empoisonnent l'organisme.

Le microbe est la cause de la contagion. — Pour bien comprendre le mécanisme de la contagion, il suffit de rappeler les expériences de Pasteur. Ce savant réussit à cultiver le Bacille dans un milieu nutritif, du bouillon par exemple. Il déposait dans ce bouillon une gouttelette de sang charbonneux, puis il fermait le vase contenant ce bouillon et il le portait dans une étuve à la température de 35°. Dès le lendemain un trouble apparaissait dans le bouillon, et si l'on en faisait l'examen microscopique, on voyait que ce trouble était dû à l'enchevêtrement de filaments formés de Bacilles placés bout à bout (*fig.* 89) et non plus isolés comme dans le sang de l'animal malade. De plus on observe dans ces filaments des petits corps ronds ou *spores* qui vont jouer le principal rôle dans la contagion. Ces spores, en effet, sont très résistantes : elles restent intactes jusqu'à 120°, tandis que les Bacilles sont tués à 60° Elles peuvent se conserver plusieurs années, échappant aux causes habituelles de destruction et attendant le moment favorable à leur développement.

Avec ce bouillon de culture ne contenant que des spores, Pasteur arrosa de la Luzerne mélangée de quelques Chardons pouvant piquer la muqueuse du tube digestif; puis il la fit manger à des Moutons. Quelques heures après, un certain nombre de ces animaux succombèrent avec les signes ordinaires du Charbon, et leur sang examiné montra de nombreux Bacilles. Les piquants des Chardons mélangés à la Luzerne avaient été comme autant de petits stylets qui avaient inoculé la maladie, en faisant passer à travers les parois du tube digestif les spores qui, trouvant un milieu favorable, s'étaient transformées en petits bâtonnets. Ceux-ci, se multipliant en nombre infini dans le sang des Moutons, tuèrent rapidement ces animaux.

C'est donc la *spore qui est l'agent de la contagion*, et, dans la nature, voici comment se fait le passage de ce germe d'un animal à un autre.

Mécanisme de la contagion. Les champs maudits. — Lorsqu'un animal meurt du Charbon, le sang qui sort par ses naseaux va souiller le sol. Ce sang contient des Bacilles qui au contact de l'air donnent des spores, lesquelles vont se répandre sur l'herbe, conservant leur vitalité et attendant le moment propice pour se développer. Qu'un Mouton sain vienne à brouter cette herbe, il avalera les spores qui germeront dans son sang et s'y multiplieront si vite que l'animal sera tué en quelques heures. C'est de cette façon que le Charbon se répand avec une rapidité terrifiante: il suffit d'un animal charbonneux pour décimer un troupeau en quelques heures.

Depuis longtemps on avait remarqué que les troupeaux ne pouvaient paître dans certains champs sans être ravagés immédiatement par le Charbon. Aussi ces endroits avaient-ils reçu le nom de *champs maudits*. La vérité est que de nombreuses années auparavant des cadavres de Moutons charbonneux y avaient été enfouis et avaient souillé le sol autour d'eux en l'ensemençant de Bacilles du Charbon, qui avaient produit alors des spores. Celles-ci avaient été ramenées de la profondeur du sol à la surface par des Vers de terre qui les avaient avalées, puis rejetées avec les petits tortillons de terre que ces animaux déposent à la surface du sol après la rosée du matin ou une petite pluie. La pluie et le vent intervenaient ensuite pour disséminer les spores sur l'herbe et il suffisait que les Moutons vinssent manger cette herbe pour contracter la maladie et succomber.

Pour éviter ces accidents il a suffi, au lieu d'enfouir les cadavres dans les champs, de les brûler ou de les traiter par une solution de sulfate de cuivre à 1 °/o. Du même coup les « champs maudits » ont disparu.

Vaccination. Réceptivité et immunité. — On avait remarqué depuis longtemps qu'un animal qui guérissait d'une attaque de Charbon était à l'abri de toute rechute : le Charbon ne récidive pas. D'autre part, Pasteur avait observé que les Vaches auxquelles on inocule le Charbon ne meurent pas toujours et qu'elles résistent ensuite aux inoculations les plus actives. Ces animaux, devenus réfractaires à la maladie, sont *vaccinés*.

Pasteur eut alors l'idée de préparer du *vaccin* de la façon suivante : il prit une culture de Bacilles qu'il soumit pendant huit jours au moins à une température de 42°. Dans ces conditions les Bacilles ne sécrètent plus de toxine et ne produisent plus de spores. Ils ont donc perdu de leur activité et même de leur virulence, car, inoculés aux animaux, ils ne leur causent qu'une simple indisposition et les préservent au moins pour une certaine durée de toute atteinte de la maladie. Le *vaccin* du Charbon était trouvé.

En 1881, Pasteur en fit le premier essai dans une expérience célèbre qui eut lieu à Pouilly-le-Fort, près de Melun, et dont les résultats furent merveilleux : 25 Moutons vaccinés résistèrent à l'inoculation du sang charbonneux, tandis que 25 Moutons non vaccinés périrent au bout du troisième jour.

L'application de cette vaccination a fait presque disparaître la mortalité par le Charbon. Elle se réduit, en effet, à 1 °/₀ des bêtes vaccinées. Mais l'*immunité*, c'est-à-dire la propriété qu'a l'animal vacciné d'être réfractaire à la maladie, n'est pas indéfinie : elle disparaît au bout d'un an ou deux.

Enfin, Pasteur montra que certains animaux résistent mieux que d'autres aux inoculations charbonneuses. Par exemple, le Cheval et le Bœuf résistent mieux que le Mouton : la plupart des Chevaux et des Bœufs auxquels on inocule le Charbon guérissent. Les Moutons d'Algérie ne sont pas comme nos Moutons indigènes : ils sont complètement réfractaires aux inoculations. C'est que leur sang n'est pas un terrain de culture favorable au Bacille : on dit que leur *réceptivité* est moindre.

La température de l'organisme a aussi de l'influence sur sa réceptivité. Ainsi une Poule, dans les conditions ordinaires, sa température étant de 40°, est réfractaire à l'inoculation du Charbon ; elle le contracte, au contraire, si on abaisse sa température à 35° en la plaçant dans l'eau froide.

Les animaux réfractaires au Bacille du Charbon sont doués d'une *immunité naturelle*, tandis que les animaux vaccinés ont une *immunité acquise*.

En résumé, pour contracter une maladie contagieuse, il faut deux conditions : 1° la pénétration du *microbe* dans le sang ; 2° l'aptitude plus ou moins grande de l'individu à nourrir le microbe, c'est-à-dire la *réceptivité*. Or, cette réceptivité varie avec les espèces et les individus, ce qui explique pourquoi la même maladie peut revêtir les formes les plus variées. Ce que nous venons d'étudier nous montre que nous devons, pour échapper à la maladie, travailler à augmenter le plus possible la *résistance de l'organisme* à l'invasion du microbe. Tel doit être le but de l'hygiène.

La maladie du Charbon est la première affection microbienne que l'homme soit parvenu à maîtriser. On redoubla alors d'efforts pour lutter contre les maladies infectieuses qui désolent l'humanité. On pensait qu'on trouverait peut-être les virus atténués, les vaccins de toutes les maladies infectieuses. Un immense espoir était né, qui d'ailleurs n'a pas été complètement déçu, car depuis ce temps d'autres vaccins furent trouvés, de nouvelles méthodes furent découvertes qui permirent de résister à bon nombre de maladies.

Pourquoi les animaux vaccinés résistent-ils à la maladie ? — C'est un fait incontestable qu'un animal *vacciné* résiste à une inoculation de la maladie. Comment l'expliquer ? L'expérience va répondre. On inocule à un Lapin du Charbon virulent ; l'animal meurt et dans son sang on observe de nombreux microbes qui voisinent avec les cellules (*fig.* 90, A) et en particulier avec les globules blancs du sang ou *leucocytes*. Au contraire, si l'on injecte le vaccin du Charbon et qu'on observe le sang de l'animal, les microbes sont presque tous à l'intérieur des leucocytes (*fig.* 90, B) et en voie de destruction : les leucocytes vont les digérer. Aussi a-t-on donné à ces cellules le nom de *phagocytes* et au phénomène de destruction celui de *phagocytose*.

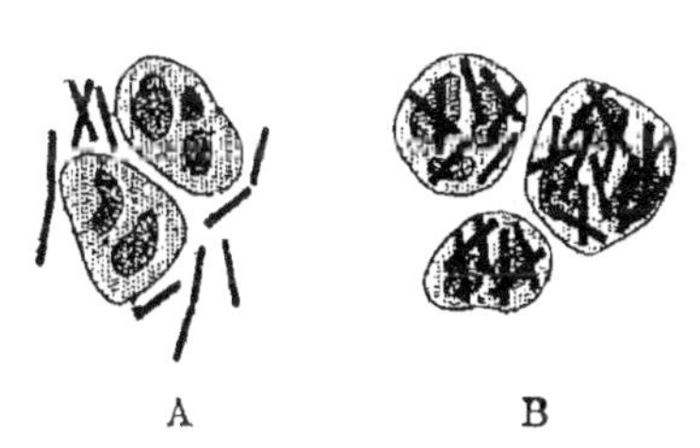

Fig. 90. — Microbes et phagocytes.

En poursuivant ces recherches, on a vu que chez les animaux réfractaires à une maladie infectieuse les phagocytes sont attirés par les microbes et les détruisent ; au contraire, chez les animaux sensibles à cette maladie les phagocytes sont repoussés et les microbes se multiplient et envahissent l'organisme : c'est ce qui se passe chez un Mouton non vacciné mourant du Charbon.

§ 2. — Principales maladies contagieuses.

A cause de leur mode particulier de transmission, nous étudierons d'abord : la *diphtérie*, maladie à propos de laquelle nous décrirons une nouvelle méthode connue sous le nom de *sérothérapie*; le *tétanos* ; puis le *paludisme* et autres maladies transmises par les Insectes ; enfin les fièvres éruptives (*variole, rougeole, scarlatine*) et les maladies transmises par les déjections humaines et les crachats (*fièvre typhoïde, choléra, tuberculose*).

La diphtérie et la sérothérapie. — La diphtérie est une maladie qui s'attaque surtout aux enfants, bien que les adultes n'en soient pas exempts. On estime que dans la seconde moitié du siècle dernier cette affection enlevait chaque année, rien qu'à Paris, 2 500 enfants.

Elle se présente sous deux aspects : à l'état d'*angine couenneuse* lorsque des membranes blanchâtres ou *fausses membranes* se développent dans le pharynx; à l'état de *croup* lorsque ces fausses membranes tapissent le larynx et même la trachée-artère. Dans les deux cas les fausses membranes peuvent obstruer les voies respiratoires et produire l'asphyxie par manque d'air. Ces fausses membranes sont dues à des colonies de Bacilles agglomérés par une matière albumineuse que sécrète la muqueuse malade.

A cette cause d'asphyxie s'ajoute un accident encore plus grave : le Bacille, cause de la maladie, sécrète une *toxine* qui passe dans le sang et par suite dans tout l'organisme où elle paralyse les muscles de la respiration et de la déglutition, ce qui produit de la suffocation et finalement la mort.

Le rôle du microbe et de sa toxine est mis en évidence par l'expérience suivante : on cultive le microbe dans du bouillon ; il va sécréter son poison, et au bout de quelques jours on filtre le bouillon sur de la porcelaine poreuse, de façon à séparer complètement les microbes de la dissolution de toxine; puis on inocule à un animal sain cette dissolution dépourvue de microbes et l'on voit apparaître les symptômes généraux de la diphtérie, mais les fausses membranes n'apparaissent pas. On peut donc conclure : 1° que les fausses membranes sont dues au *microbe* lui-même ; 2° que l'empoisonnement de l'organisme, cause de la paralysie

et de la mort, est dû à la *toxine* que sécrète ce microbe.
Le Bacille de la diphtérie (*fig.* 91) n'existe que dans les fausses membranes, jamais dans le sang. Il a 3ᵘ de long sur 0ᵘ,7 de large ; il est donc très petit. Ses cultures sur sérum coagulé sont caractéristiques (*fig.* 92) ; un jour après l'ensemencement, les colonies microbiennes sont visibles sous forme de petites taches blanches.

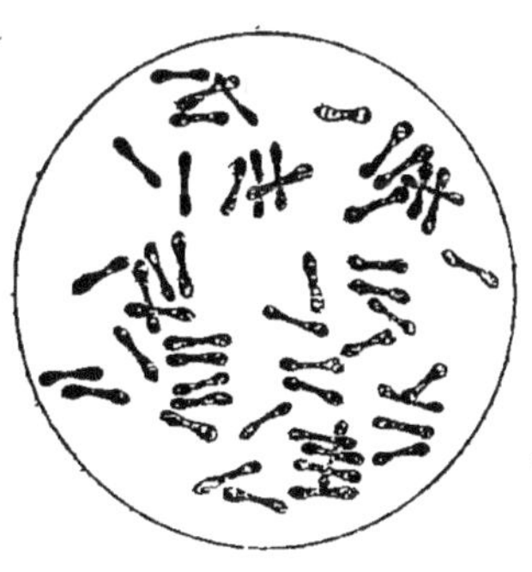

Fig. 91. — Bacille de la diphtérie.

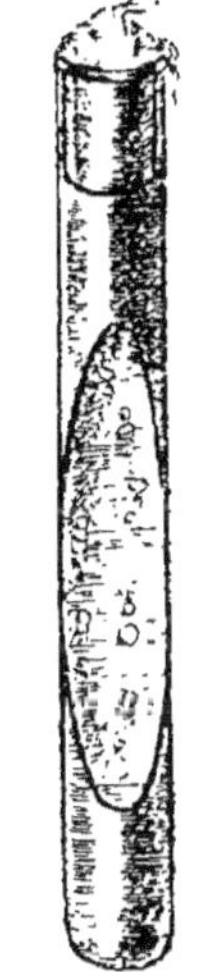

Fig. 92. Culture de Bacilles diphtériques sur du sérum coagulé.

En chauffant la toxine à 70°, on atténue sa virulence, car, inoculée ensuite à un animal, elle ne produit qu'une indisposition et met désormais l'animal à l'abri de la diphtérie. On a donc là un vaccin *préventif* analogue à celui du Charbon.

Les docteurs Roux et Behring ont trouvé, en 1890, le moyen de *guérir* les malades atteints de la diphtérie. Pour cela ils inoculent à un Cheval une certaine quantité (une fraction de centimètre cube) de toxine atténuée comme nous venons de le dire, puis progressivement des quantités plus fortes. On arrive ainsi après quelques mois à lui injecter sans danger un demi-litre de toxine, alors que 10 centimètres cubes tueraient un Cheval non préparé. On choisit de préférence le Cheval parce qu'il offre une grande résistance au poison diphtérique et aussi parce qu'il peut supporter des saignées à des intervalles rapprochés. Au bout de deux mois l'immunité du Cheval est complète ; on le saigne à la veine jugulaire ; on recueille le sang et on le fait coaguler à l'abri de l'air pour en extraire le *sérum* qui contient le remède. Ce sérum, en effet, inoculé à un malade diphtérique, fait baisser la température, facilite la respiration et au bout de quelques heures détache les membranes, qui ne se reforment plus. Le malade entre alors en convalescence.

Cette nouvelle méthode a diminué la mortalité dans des proportions considérables. De 51 %, elle tombait à 8 % chez les enfants inoculés. Et si la diphtérie fait encore de nombreuses victimes, c'est simplement parce que les injections de sérum sont faites trop tardivement.

On explique cette action du sérum en disant que les cellules de l'organisme, pour résister à la toxine de la maladie, ont sécrété une sorte de contre-poison, une *antitoxine*, qui se dissout dans le sang. De sorte que c'est le sérum sanguin qui constitue le vaccin : d'où le nom de *sérothérapie* donné à cette méthode, qu'on a appliquée à d'autres maladies, comme la peste, la fièvre typhoïde, le tétanos, etc.

Le sérum antidiphtérique est préparé à l'Institut Pasteur de Paris et dans les établissements semblables. Tous les 20 jours environ un Cheval en traitement peut fournir 6 litres de sang dont le sérum est mis dans des tubes d'une contenance de 20 centimètres cubes. C'est la quantité que l'on injecte et qui est ordinairement suffisante pour enrayer la maladie. La piqûre de sérum est faite habituellement dans la peau de l'abdomen.

La diphtérie est très contagieuse. Aussi importe-t-il d'isoler le malade et de désinfecter tous les objets placés dans son voisinage. Quand cette maladie entre dans une famille, il est prudent de faire aux membres de cette famille des *inoculations préventives* de sérum, qui empêcheront l'éclosion de la maladie, et qui n'offrent aucun inconvénient ; mais cette immunité ne dure que 3 semaines environ.

Il faut savoir enfin que les germes de la diphtérie conservent pendant longtemps leur virulence, n'attendant qu'une occasion favorable pour faire de nouvelles victimes. D'où la nécessité d'opérer une désinfection méticuleuse dans le milieu où la diphtérie a passé.

Tétanos et sérum antitétanique. — Le tétanos est une maladie caractérisée par des contractures très douloureuses, d'abord localisées à un groupe de muscles, puis se généralisant en atteignant les muscles de la respiration et causant par suite la mort par asphyxie.

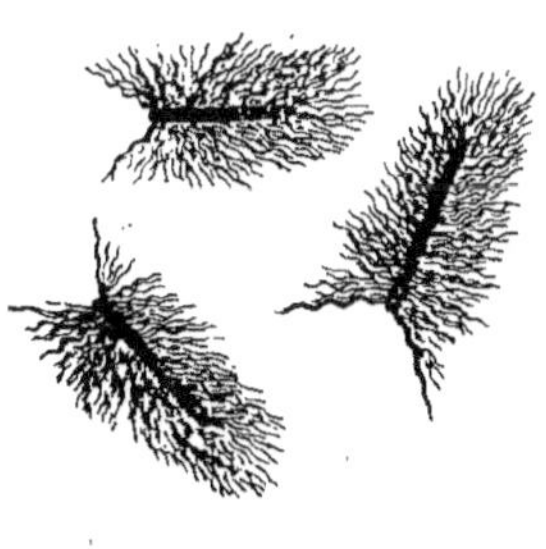
Fig. 93. — Bacille du tétanos.

Cette maladie est toujours consécutive à une petite plaie de la peau qui a été ensemencée d'un Bacille particulier, tout couvert de cils (*fig.* 93) et se reproduisant par spores. Ce Bacille ne se trouve que dans cette plaie, et si petite qu'elle soit, elle sert de porte d'entrée à l'infection, car les microbes vont y élaborer une toxine extrêmement violente qui empoisonnera tout l'organisme. Ce sont là des points de rapprochement avec la diphtérie.

Contre cette toxine on a préparé, comme pour la diphtérie, un sérum, le *sérum antitétanique*. Malheureusement, s'il agit préventivement, il n'a que peu de prise sur le tétanos déclaré. Si donc une plaie présente un aspect suspect, il est prudent de faire au blessé une injection sous-cutanée de quelques centimètres cubes de sérum antitétanique.

Maladies transmises par des Insectes ; paludisme, fièvre jaune, maladie du sommeil, etc. — Un bon exemple de maladie contractée par inoculation à travers la peau est celui du *paludisme*.

Le paludisme. — Il est encore appelé *malaria* ou *fièvre intermittente*. Cette maladie est due à un parasite animal appartenant au groupe des Protozoaires et qui est de dimension microscopique, car il se développe à l'intérieur même des globules rouges du sang. C'est surtout dans les régions tropicales et marécageuses que cette maladie fait le plus de victimes, malgré le sulfate de quinine qui en est le remède spécifique. Sur des hommes robustes elle agit peu, mais sur des débilités elle fait de nombreuses victimes. C'est ainsi que pendant l'expédition de Madagascar, le nombre des décès dus au paludisme s'est élevé à 6 000, ce qui représentait le quart de l'effectif.

Le malade atteint de paludisme s'anémie rapidement, maigrit ; sa peau prend une teinte terreuse et son visage une bouffissure caractéristique. Sa rate atteint parfois un volume énorme.

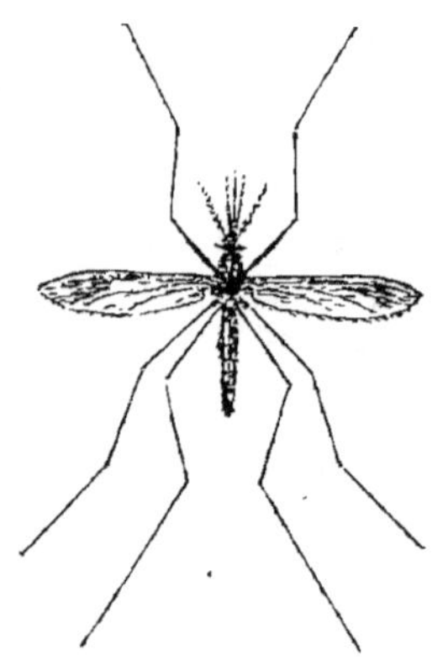

Fig. 94. — Anophèle, Moustique qui inocule le paludisme.

On a cru pendant longtemps que cette maladie était due au « mauvais air » que l'on respirait. On sait aujourd'hui que le coupable est le Moustique (*fig*. 94), qui transmet le parasite en suçant le sang d'un malade atteint de malaria et en l'inoculant ensuite, par sa piqûre, à une personne saine.

Le microbe de cette affection, appelé *Hémamibe*, accomplit une partie de son développement dans le corps du Moustique et l'autre partie dans celui de l'Homme. La figure 95 résume clairement ce cycle évolutif.

Les deux expériences suivantes, faites par M. le Professeur Manson, de Londres, montrent bien que c'est le Moustique qui infecte l'Homme :

1° On prit dans les environs de Rome, où la malaria est si fréquente, des Moustiques nourris sur le corps de malades atteints de cette fièvre ; puis on les enferma dans des cages de mousseline qu'on expédia à Londres. Là, on plaça une des cages sur le bras d'un sujet sain ; les Moustiques piquèrent, et quelques jours après cette personne éprouva des accès de fièvre et son sang contenait le parasite caractéristique. Donc, l'agent de transmission est bien le Moustique.

2° Cinq personnes vinrent s'installer dans une cabane placée en pleine campagne romaine, un des endroits les plus fiévreux que l'on connaisse. Cette cabane avait ses ouvertures garnies de toile métallique fine pour empêcher les Moustiques de pénétrer (*fig*. 96). Non seulement les fenêtres et la cheminée étaient garnies de cette toile métallique, mais devant la porte était installé une sorte de tambour construit avec le réseau très fin dont la grandeur naturelle est indiquée sur la droite et en haut de la figure. Pendant le jour, les expérimentateurs

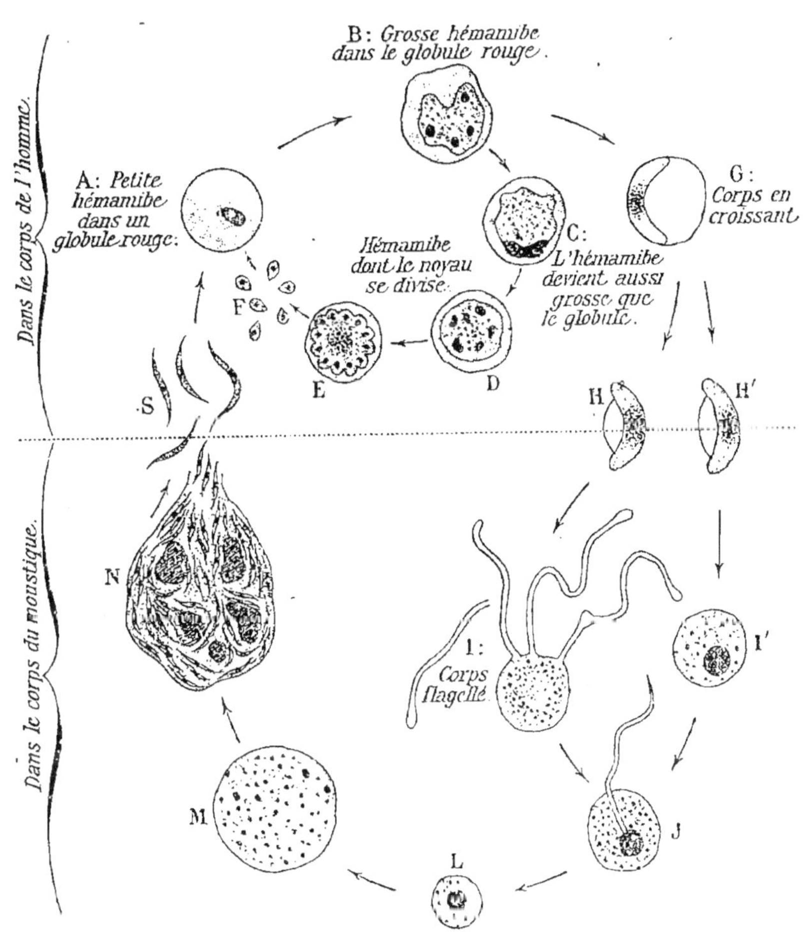

Fig. 95. — Cycle évolutif de l'Hémamibe : 1° chez l'Homme ; 2° chez le Moustique.

sortaient de leur cabane ; mais avant le coucher du soleil, ils rentraient dans leur habitation et s'y enfermaient jusqu'au lever du soleil. C'est que les Moustiques ne piquent que pendant la nuit. Les expérimentateurs respiraient pourtant « le mauvais air », mais ils étaient à l'abri des Moustiques ; aussi

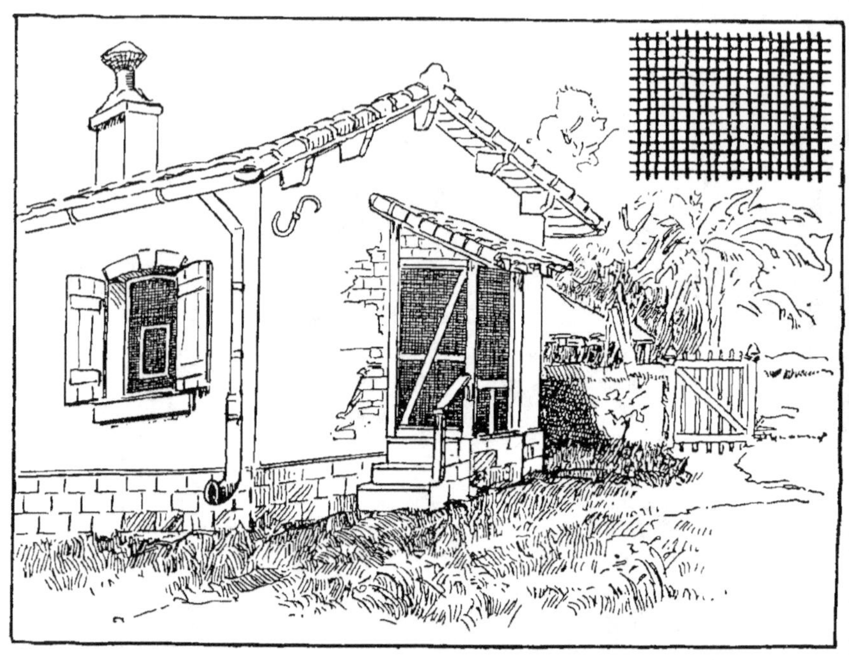

Fig. 96. — Maison disposée pour mettre à l'abri des Moustiques.

pendant leur séjour, qui dura cinq mois, n'eurent-ils pas le moindre accès de fièvre, alors que tous leurs voisins, qui ne prirent pas les mêmes précautions, furent malades. Donc il est possible, en se mettant à l'abri de la piqûre des Moustiques, de ne pas contracter la maladie, malgré **un** séjour prolongé dans un pays ravagé par la malaria.

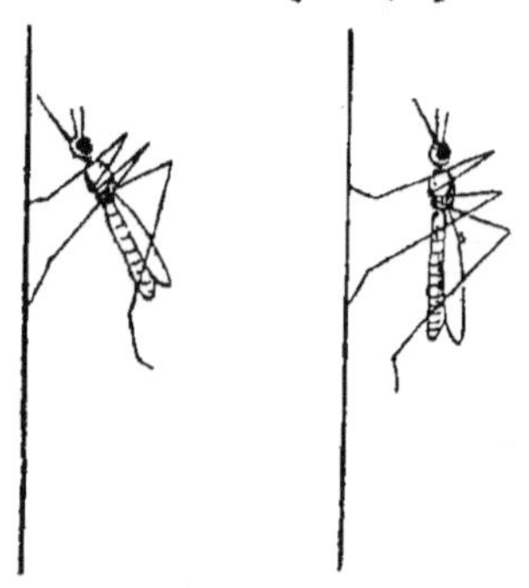

Fig. 97. —
Anophèle le long
d'une vitre.

Fig. 98. —
Cousin le long
d'une vitre.

Le Moustique qui transmet la malaria n'est pas le même que le *Cousin* de nos pays. Celui-ci pique dans le jour, alors

quele premier, l'*Anophèle* (*fig.* 94), pique la nuit. Leur façon de
se tenir contre une paroi plane (*fig.* 97 et 98) permet de les
distinguer. Les larves de ces Insectes vivent dans les eaux
stagnantes des mares et des étangs. De temps en temps elles

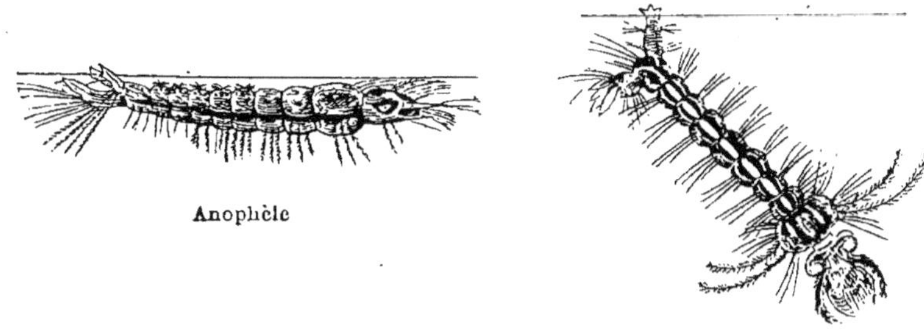

Fig. 99. — Larves de Moustiques dans l'eau.

viennent respirer à la surface, et là encore elles se tiennent
différemment (*fig.* 99). La conformation des appendices
buccaux permet aussi de les distinguer (*fig.* 100).

La manière de lutter contre le paludisme est donc bien indi-

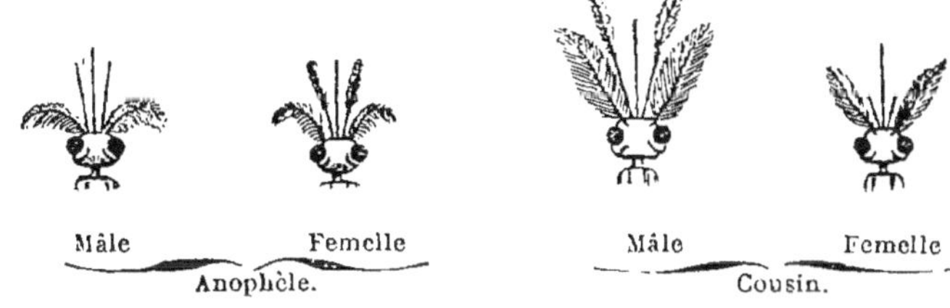

Fig. 100. — Têtes d'Anophèles et de Cousins.

quée. Il faut : 1° se mettre à l'abri des piqûres de Moustiques,
en ne sortant pas la nuit, en fermant les ouvertures avec
une toile métallique et entourant son lit d'une *moustiquaire*,
c'est-à-dire d'un rideau de gaze fine ; si l'on est obligé de
passer la nuit dehors, il faudra, pour éviter la piqûre des
Moustiques, avoir de gros gants aux mains et la tête enve-
loppée d'un voile ou d'une sorte de casque en tulle (*fig.* 101) ;
2° faire disparaître les eaux stagnantes où se reproduisent
ces Insectes. On peut aussi tuer les larves en versant à la sur-

face de l'eau une mince couche de pétrole (*fig.* 102). Pour tuer les Insectes ailés, dans une habitation, il faut brûler de la poudre de pyrèthre.

Ce qu'il importe surtout, c'est de supprimer les nappes d'eau stagnantes dans le voisinage des habitations. Sans eau, pas de Moustique, et sans Moustique, pas de fièvre. On a constaté que le Moustique est casanier ; il ne s'éloigne guère de l'endroit où il est né, allant rarement à plus de 500 mètres ; aussi un village placé à 1000 mètres d'une mare est-il en toute sûreté. Ce qu'il faut éviter encore, c'est de laisser dans le voisinage des habitations

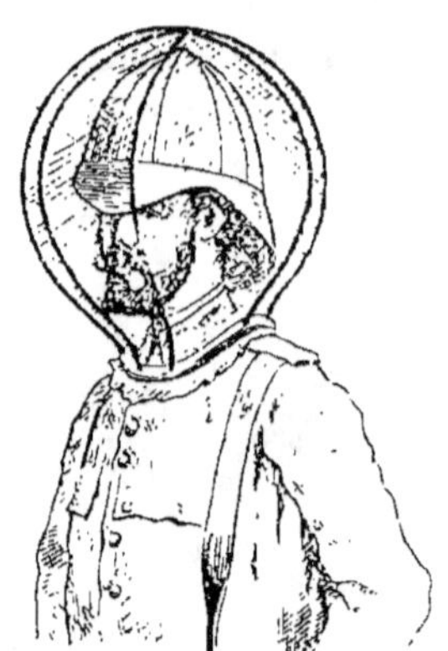

Fig. 101. — Voile en tulle protégeant le visage contre les Moustiques.

des récipients (bouteilles brisées, boîtes de conserves vides, bidons vides, etc.) qui servent d'abri aux larves de Moustiques.

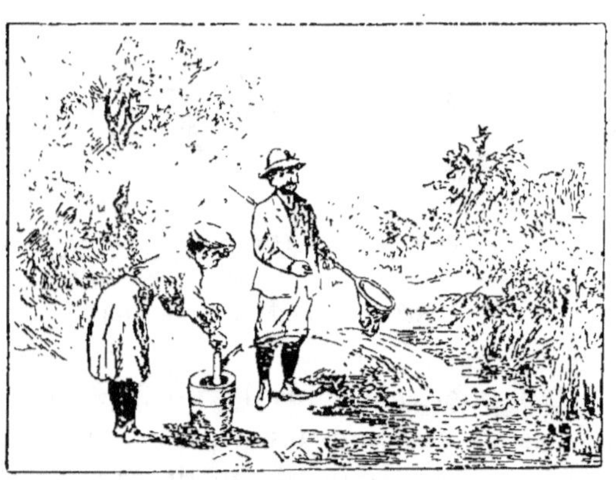

Fig. 102. — Pétrolage d'une mare

La fièvre jaune. — La fièvre jaune ou *vomito negro* existe à l'état endémique dans l'Amérique centrale et sur la côte occidentale d'Afrique. Ses symptômes sont : fièvre (40°), violentes douleurs dans la région lombaire, vomissements bilieux, puis un abattement profond accompagné de saignements de nez et de vomissements de sang noir en partie digéré ; la peau du malade a pris une teinte jaune bien accusée et le malade ne tarde pas à mourir en se refroidissant. La maladie ne dure pas plus de 7 jours ; elle guérit souvent après 3 ou 4 jours.

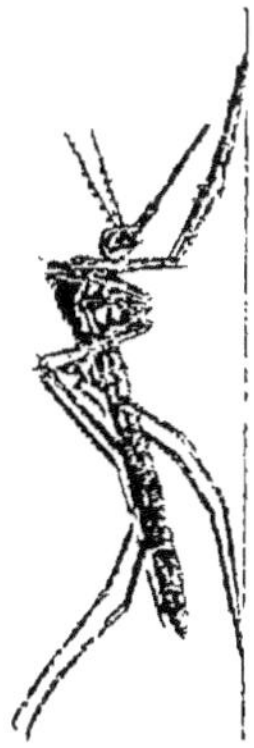

Elle n'est pas contagieuse en ce sens qu'on peut toucher sans danger des linges souillés par des malades. Mais elle est transmise à l'Homme par un Moustique, le *Stegomyia fasciata* (*fig.* 103), qui ne vit que dans les pays chauds, dont la température ne descend pas au-dessous de 20°.

Fig. 103. — *Stegomyia fasciata*, Moustique qui inocule la fièvre jaune.

On a constaté que le sang d'un malade injecté à un individu sain pouvait transmettre la fièvre jaune ; il doit donc contenir le microbe, mais jusqu'ici on n'a pu observer celui-ci. On a montré par des expériences que le microbe n'existe dans le sang des malades que pendant les trois premiers jours de la maladie ; mais il vit longtemps dans le corps du Moustique.

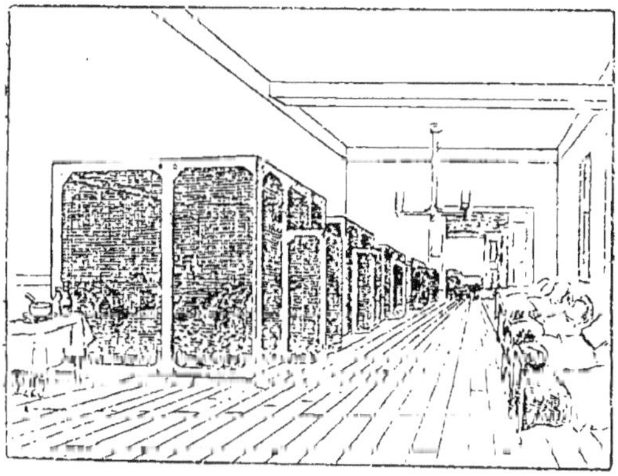

La prophylaxie de la fièvre jaune consiste donc : 1° à détruire les Moustiques, en supprimant les eaux stagnantes où se développent leurs larves ou en les tuant avec la poudre de pyrèthre ; 2° à empêcher les Insectes qu'on n'a pu détruire de piquer les malades et les individus sains.

Fig. 104. — Lits de malades atteints de fièvre jaune placés sous des moustiquaires.

Comme pour le paludisme, on arrive à ce dernier résultat en utilisant les fenêtres et tambours grillagés et en couchant sous des moustiquaires (*fig.* 104). Appliquées méthodiquement, ces mesures ont donné des résultats merveilleux. C'est ainsi qu'à la Havane, les Américains ont fait totalement disparaître cette maladie en quelques années. Le tableau suivant est nettement démonstratif :

Mesures d'hygiène générale	{ 1897-98.	745 morts.
	1898-99.	128 —
	1899-00.	132 —
	1900-01.	302 —
Guerre systématique aux Moustiques	{ 1901-02.	5 —
	1902-03.	0 —

La peste. — C'est une maladie qui, du moyen âge au XIXe siècle, a fait de terribles ravages en Europe. Son microbe, qui est un Bacille court, à bouts arrondis (*fig.* 105),

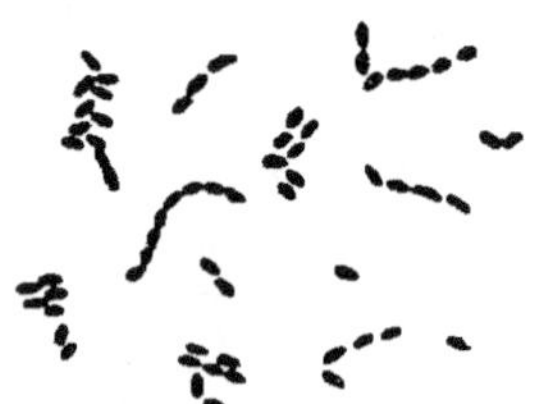

Fig. 105. — Bacilles de la peste.

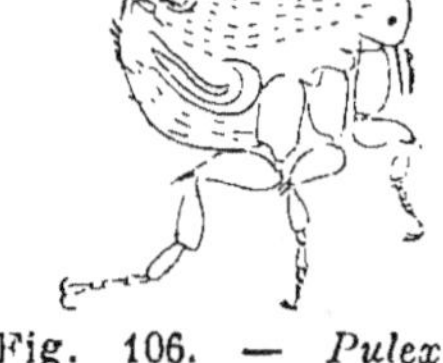

Fig. 106. — *Pulex Cheopis*, Puce qui transmet la peste.

est transmis du Rat à l'Homme par les Puces, qui pullulent dans la fourrure de ce Rongeur. Il en existe une, *Pulex Cheopis* (*fig.* 106), qui est aussi friande du sang de l'Homme que de celui du Rat. C'est elle qui est l'agent de transmission de la peste.

Le Rat prend facilement la peste et son sang est envahi rapidement par une quantité innombrable de microbes pesteux : d'où la nécessité de détruire les Rats et les Puces dans les navires qui viennent d'Orient, car dans ce pays la peste règne à l'état endémique. Cette opération se fait à l'aide de l'anhydride sulfureux.

On sait préparer un *vaccin préventif* et un *sérum antipesteux* ayant des propriétés analogues au sérum antidiphtérique.

La maladie du sommeil. — C'est une affection qui fait

de nombreuses victimes parmi les Nègres africains : le malade qui en est atteint s'endort à toute heure, il essaye de réagir, mais la somnolence s'accentue, il s'endort même pendant son repas, le sommeil devient alors complet et la mort survient après 4 à 8 mois de léthargie. Cette maladie est due à un Protozoaire, le *Trypanosome* (*fig.* 107), qui se développe dans le sang et dans le liquide céphalo-rachidien. Ce parasite serait introduit dans le sang par une Mouche voisine de la Mouche Tsé-Tsé (*fig.* 108), qui fait de véritables ravages dans les troupeaux du Sud-Africain.

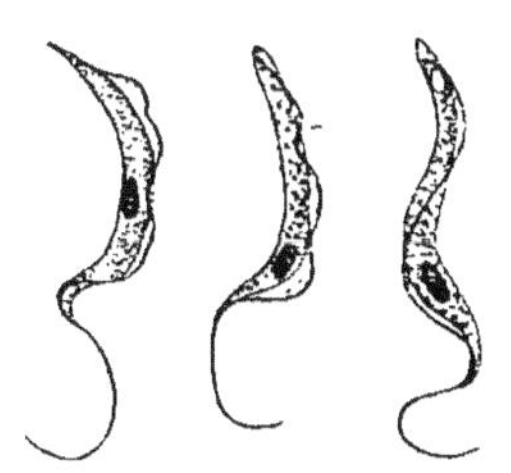

Fig. 107. — Trypanosomes (longs de 25 µ environ).

Cette Mouche, appelée *Glossine*, ressemble à nos Mouches domestiques, à ceci près qu'au repos ses ailes sont croisées sur le dos.

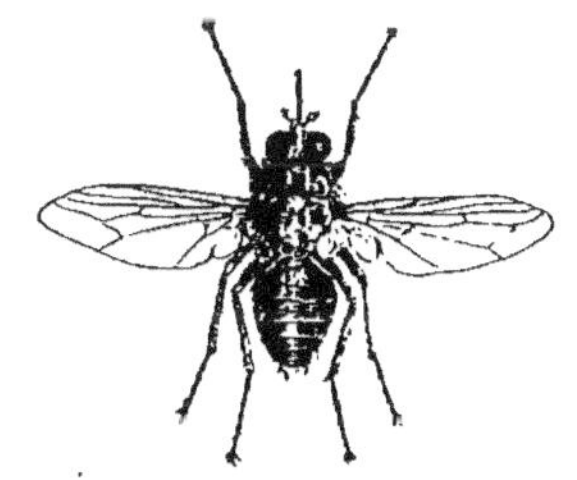

Fig. 108.—Mouche Tsé-Tsé.

D'ailleurs, les Moustiques, les Mouches exotiques et les Puces ne sont pas les seuls Insectes qui transmettent des maladies ; les Punaises peuvent inoculer la tuberculose, la peste ; enfin, les Mouches de nos pays elles-mêmes ne sont pas toujours inoffensives, car elles peuvent transporter les germes du Charbon, de la tuberculose, de la septicémie, etc.

L'hygiène nous recommande donc de faire la guerre aux Insectes et de les détruire partout où ils se trouvent.

Lutte contre les Insectes. — En dehors des indications générales que nous avons données plus haut, il est utile de préciser les moyens à employer dans la lutte contre les Insectes et plus particulièrement contre les Moustiques et les Mouches.

Contre les Moustiques, le Conseil d'hygiène et de salubrité publique fait les recommandations suivantes :

1° Surveiller spécialement les divers réseaux d'égout et spécialement les bouches d'égout sous trottoir, ainsi que les canalisations privées dont l'entretien laisse souvent à désirer ; y éviter toute stagnation d'eau, inspecter chaque semaine leurs parois et détruire tout amas d'insectes, soit par flambage à la torche, soit par badigeonnage à la chaux ;

2° Maintenir en parfait état de propreté les fosses et cabinets d'aisance ; n'y jamais laisser le moindre amas d'insectes, quels qu'ils soient ;

3° Éviter toute stagnation d'eau, toute mare, etc., dans les jardins et les cours ;

4° Les fontaines, bassins, etc., des promenades publiques devront être vidés et nettoyés au moins une fois par semaine. Dans les pièces d'eau de grande surface, on devra entretenir de nombreux poissons [1] ;

5° Pour les bassins, tonneaux, etc., situés dans les propriétés privées et dans les quartiers infestés, on disposera à la surface de l'eau une couche d'huile alimentaire ;

6° Dans les quartiers infestés, l'usage de la moustiquaire est recommandé ;

7° Sur les piqûres de Moustiques, appliquer une goutte de teinture d'iode, ou une goutte de solution de gaïacol au centième.

Contre les Mouches, il faut surtout s'attaquer aux larves qui proviennent d'œufs déposés par ces Insectes dans les fosses d'aisance et les fumiers de toute nature. La larve qui sort de l'œuf met 8 jours à se développer et une Mouche peut pondre 200 œufs (de mai à octobre), ce qui représente pour six générations successives environ 100 milliards d'Insectes ! Il est donc illusoire de chercher à détruire ces Mouches. Il faut attaquer les larves en utilisant l'*huile de schiste brute* (résidu de distillation), environ 2 litres par mètre superficiel de fosse. On la mélange avec de l'eau et on verse dans la fosse. Cette couche d'huile tue les larves et empêche l'éclosion des œufs. De plus, elle facilite le développement des microbes anaérobies comme dans une véritable fosse septique, produisant par ce fait la liquéfaction des matières solides et rendant ainsi le milieu plus impropre au développement des Mouches.

Fièvres éruptives : variole, rougeole, scarlatine. — Les fièvres éruptives sont caractérisées par l'apparition de boutons ou de rougeurs à la surface de la peau.

---

1. A cause de leur avidité pour les larves d'Insectes.

La variole. — La variole ou *petite vérole* est une maladie très contagieuse et très grave. Elle est caractérisée par l'apparition, sur toutes les parties du corps, de petits boutons qui, bientôt, vont s'emplir d'un liquide qui se trouble puis se dessèche en formant une croûte. Les croûtes tombent et laissent souvent, surtout sur la face, des cicatrices imparfaites qui marquent le malade pour toute sa vie. Ceci est dû à l'action de la lumière, dont les rayons bleus et violets arrêtent le travail de la cicatrisation : aussi, dans les hôpitaux, évite-t-on cet accident en plaçant les varioleux dans des salles dont les vitres sont de couleur rouge.

C'est par les boutons et surtout par les croûtes desséchées qui tombent que se fait la contagion. Un varioleux est donc dangereux tant qu'il est en éruption, et même quand il est en convalescence, tout le temps qu'il porte des croûtes. Il semble bien établi que la *contagion directe* par le malade, les linges et les objets contaminés est très fréquente. L'isolement du malade jusqu'à la chute complète des croûtes (environ 40 jours) et la désinfection des objets suspects s'imposent donc. La *contagion indirecte* par l'air n'est pas bien démontrée, mais dans le doute on admet que les hôpitaux d'isolement des varioleux doivent être à une certaine distance des centres de population.

Un fait important, connu depuis longtemps, c'est qu'on n'a jamais deux fois la variole : une première atteinte met à l'abri d'une seconde ; l'organisme est comme vacciné.

Vaccination et revaccination. — On connaît depuis plus de cent ans un moyen efficace de se préserver de la variole : c'est la *vaccination*.

Vers la fin du XVIIIe siècle on avait observé que les personnes qui trayaient les vaches atteintes de *cow-pox*, c'est-à-dire d'une éruption siégeant sur le pis, s'inoculaient parfois cette maladie, mais qu'ensuite elles étaient préservées de la variole humaine. C'est alors qu'en 1796 le médecin anglais Jenner eut l'idée d'inoculer au bras d'un enfant de 8 ans le liquide des boutons que portait sur la main une paysanne qui avait contracté le cow-pox en trayant une vache atteinte de cette maladie ; l'enfant eut une éruption de boutons à l'endroit piqué et c'est ensuite que Jenner eut l'idée de génie d'inoculer à cet enfant le contenu de boutons de variole humaine : deux tentatives échouèrent. Jenner avait donc démontré que la *vaccination*, comme on appela cette inoculation, conférait l'immunité contre la variole.

Depuis cette époque la vaccine a fait ses preuves ; partout où elle est appliquée *obligatoirement*, la variole a presque disparu. Ainsi pendant la guerre franco-allemande (1870-1871), l'épidémie de variole qui sévissait à cette époque fit plus de 100 000 victimes en France, dont 24 000 pour l'armée, alors que sur les 1 200 000 soldats allemands vaccinés ou revaccinés qui entrèrent en France, 314 seulement moururent de la variole. Autre exemple : en 1901, à Berlin, où les vaccinations sont obligatoires, il n'y a eu qu'un décès par variole, alors qu'à Paris on en a compté 400.

En 1895, pour un décès variolique en Allemagne, il y en avait 3 en Suisse, 19 en Angleterre, 25 en Belgique, 81 en Hollande et 201 en France. Il faut reconnaître que depuis quelques années la situation s'est beaucoup améliorée en France. Mais il y a encore des efforts à faire.

C'est que pour garder l'immunité contre la variole, il ne suffit pas d'avoir été vacciné, il faut encore se faire *revacciner*. Ainsi l'immunité conférée à l'enfant par sa première vaccination paraît ne pas dépasser dix ans ; il est donc utile de pratiquer des revaccinations. Aussi la nouvelle loi sanitaire française de 1902 prescrit-elle la vaccination dans les premiers temps de la vie et des revaccinations à 11 ans et à 21 ans.

La vaccination se fait suivant deux procédés :

1° La *vaccination jennérienne* ou de *bras à bras*, qui consiste à prendre le vaccin dans les boutons vaccinaux d'un enfant préalablement inoculé avec du cow-pox, et à inoculer ce produit à d'autres personnes. L'inoculation se fait par une incision pratiquée sur le bras avec un bistouri rendu aseptique et dont la pointe porte une petite quantité de vaccin. Ce procédé donne de bons résultats, mais on peut lui reprocher de pouvoir transmettre à l'enfant que l'on vaccine une maladie contagieuse existant chez l'enfant qui porte le vaccin. Avec le second procédé on évite ce danger ;

2º La *vaccination animale*, qui consiste à prendre directement le vaccin sur les boutons de cow-pox d'une génisse vigoureuse. Il importe aussi de veiller à ce que cet animal soit sain, afin d'éviter la transmission des germes de certaines maladies, en particulier de la tuberculose.

Les Instituts de vaccine, qui existent dans tous les pays, livrent le vaccin dans des tubes capillaires où il se conserve pendant un certain temps.

La varicelle. — C'est une maladie peu grave, fréquente dans les écoles. Malgré l'aspect caractéristique de son éruption en bulle, elle est parfois confondue avec la variole. Un isolement d'une douzaine de jours suffit.

La rougeole. — C'est une maladie des plus contagieuses ; aussi est-il peu de personnes qui y échappent : c'est surtout au jeune enfant qu'elle s'attaque. On admet qu'on n'a pas deux fois la rougeole, mais ce n'est pas une règle absolue.

On distingue dans cette maladie deux périodes : dans la *première*, qui dure 4 ou 5 jours, l'enfant a les yeux qui pleurent et il éternue, tousse, a de la fièvre ; dans la *seconde*, la peau se couvre de petites taches rouges.

Le malade atteint de rougeole peut communiquer sa maladie depuis le début jusqu'à la fin, ce qui représente environ 25 jours ; mais c'est surtout avant l'éruption que cette affection est contagieuse. Aussi l'isolement du malade est-il presque toujours trop tardif.

Sans doute la rougeole n'est pas une affection grave, mais elle débilite l'organisme et nous devons faire notre possible pour l'éviter, car elle peut se compliquer d'autres maladies.

La scarlatine. — Elle est moins fréquente, mais plus dangereuse que la rougeole. Elle se manifeste ordinairement par un violent mal de gorge, puis par une éruption en nappes rouges, de teinte foncée et uniforme, qui couvre toute la peau. L'éruption terminée, l'épiderme tombe sous forme d'écailles et même de larges plaques, aux mains et aux pieds.

C'est par ces lambeaux desséchés qui contiennent les germes de la maladie que semble se faire la contagion. Aussi le scarlatineux est-il dangereux pendant sa maladie, et surtout pendant sa convalescence tant que son épiderme desquame. Il doit être isolé pendant une période d'environ six semaines et ne doit sortir qu'après une désinfection complète (bains antiseptiques). La désinfection des objets contaminés s'impose. Pendant la maladie, il faut éviter le moindre refroidissement, qui peut causer des complications graves du côté des reins.

Maladies transmises par les déjections humaines : fièvre typhoïde, choléra. — La *fièvre typhoïde* et le *choléra* se transmettent surtout par les déjections humaines.

La fièvre typhoïde. — C'est une maladie de la jeunesse et de l'âge adulte. Le surmenage intellectuel et physique, la misère physiologique prédisposent à cette affection. Sa durée d'incubation est d'environ 15 jours.

Le *Bacille typhique*, encore appelé *Bacille d'Eberth*, du nom du médecin qui l'a découvert, est abondant chez les typhiques, dans les plaques de Peyer, dans les ganglions lymphatiques du mésentère et dans la rate, qui est grossie considérablement. C'est un petit bâtonnet long de 2 à 3μ et large de 0μ, 8. Il est très mobile, grâce à la présence de 10 à 12 cils implantés sur sa surface (*fig.* 109).

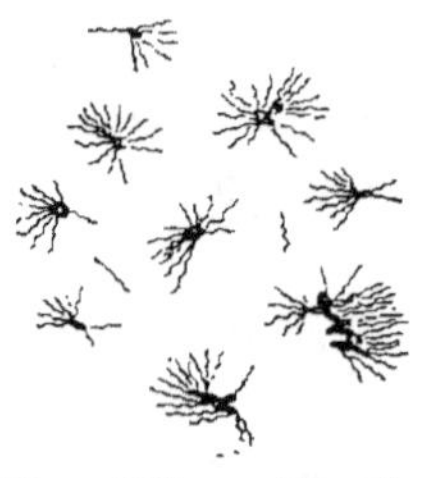

Fig. 109. — Bacilles typhiques avec leurs cils.

Pour établir le diagnostic de la fièvre typhoïde d'une façon précise, on utilise une propriété du Bacille typhique. On fait une culture en bouillon de ce Bacille, puis on y ajoute une goutte de sang obtenue en faisant une piqûre au doigt du malade, et l'on

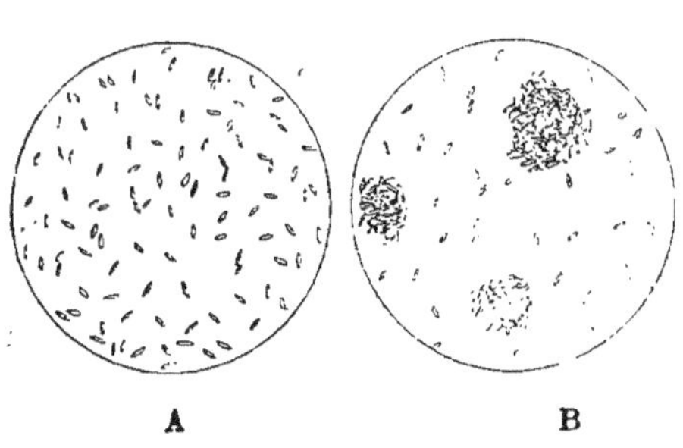

A   B

Fig. 110. — Bacilles typhiques isolés et agglutinés (*séro-diagnostic*).

regarde une goutte de ce mélange au microscope : si les microbes, d'abord isolés (*fig*. 110, A), se rapprochent et se groupent en masses compactes, *s'aggluti-nent* (*fig*. 110, B), c'est que la fièvre typhoïde existe ; si les microbes ne s'agglutinent pas,

c'est que le malade est atteint d'une autre affection. Cette méthode nouvelle est connue sous le nom de *séro-diagnostic*.

Il est bon de remarquer qu'on trouve souvent dans l'intestin d'individus en bon état de santé un Bacille, appelé *Colibacille* ou encore *Bacillus coli commune*, qui ressemble beaucoup au Bacille typhique, tellement même qu'il est facile de les confondre. Ce Bacille, qui habite tous les intestins, peut dans certains cas devenir virulent et causer des troubles graves.

Nous avons vu dans le Cours de Troisième année que, 90 fois sur 100, l'eau était le véhicule des germes de la fièvre typhoïde et nous avons montré comment cette eau pouvait être contaminée. Qu'il nous suffise d'ajouter que la fièvre typhoïde se prend non seulement par l'eau contenant le microbe de cette maladie, mais par le contact direct avec le malade, en se souillant les doigts par les matières fécales et l'urine qui imprègnent le linge, et portant ensuite ses doigts souillés ou mal lavés sur des aliments que l'on introduira dans le tube digestif.

La désinfection des locaux et des objets contaminés est de toute nécessité. La surveillance des individus *porteurs de Bacilles* s'impose également. C'est ainsi que le Ministère de la Guerre ordonne de maintenir à l'hôpital tout typhique jusqu'à ce que l'examen des selles et des urines ait démontré l'absence du Bacille d'Eberth. Les mesures hygiéniques prises depuis quelques années ont donné, en particulier dans l'armée, d'excellents résultats.

Le choléra. — Le choléra est une maladie exotique. Il existe à l'état endémique dans les Indes et ne sévit en Europe qu'accidentellement par grandes épidémies. En France, par exemple, l'épidémie de 1853 fit 143 000 victimes.

Le choléra nous est apporté en Europe par voie de mer, par les bateaux qui touchent les ports infectés et y embarquent des passagers déjà malades ou des marchandises infectées : d'où la nécessité des *quarantaines*, pendant lesquelles les navires sont tenus en observation. Nous avons indiqué dans le Cours de Troisième année les précautions à prendre pour éviter d'introduire dans le tube digestif le microbe du choléra. Il est certain que nos habitudes d'hygiène atténueraient beaucoup une épidémie de choléra qui atteindrait notre pays.

Les principaux symptômes de la maladie sont : diarrhée abondante, vomissements, crampes douloureuses, diminution extrême de l'urine, refroidissement de la périphérie du corps (12° au-dessous de la normale.)

Le microbe du choléra est un Vibrion recourbé en forme de virgule (*fig.* 78, E, et *fig.* 111), d'où son nom de *Bacille virgule*. Il n'existe que dans l'intestin des malades, mais en quantité considérable.

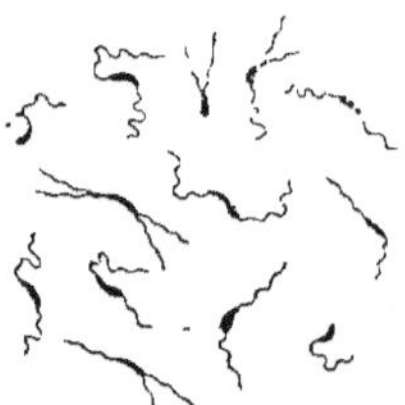

Pour compléter cette liste des maladies contagieuses, nous dirons quelques mots de maladies assez fréquentes chez les enfants : la *coqueluche*, les *oreillons*, la *méningite cérébro-spinale*.

Fig. 111. — Vibrions du Choléra avec leurs cils.

La coqueluche. — Après la rougeole, cette maladie est une des plus répandues chez les enfants. Elle est facilement reconnaissable par les accès de toux qu'elle provoque : chaque accès se compose de plusieurs *quintes*, séparées par une *reprise* bien spéciale. Elle est très contagieuse : un enfant sain en contact, même très court, avec un coquelucheux échappe rarement à la maladie. Aussi doit-on isoler rigoureusement et le plus tôt possible les coquelucheux jusqu'à ce qu'ils soient complètement guéris.

L'expectoration filante rejetée par le malade est très contagieuse ; il sera donc prudent de le faire cracher dans un vase contenant un liquide antiseptique.

On devra éviter avec soin les refroidissements, qui causent souvent de graves complications.

Les oreillons. — C'est une maladie peu grave, mais assez douloureuse, qui consiste dans un gonflement de la partie du cou située au-dessous de l'oreille et en arrière de la mâchoire inférieure. Elle est très contagieuse ; aussi, même en isolant les sujets atteints et en désinfectant, enraye-t-on difficilement les épidémies.

Bénigne chez l'enfant, cette maladie peut devenir assez grave chez l'adolescent et l'adulte. Elle ne récidive pas.

La méningite cérébro-spinale. — Cette maladie, assez rare il y a quelques années, est devenue plus fréquente. Elle s'attaque surtout aux enfants et aux adolescents, et elle est souvent mortelle. L'isolement des malades et la désinfection des appartements contaminés est nécessaire. En temps d'épidémie, il faut prendre des soins de grande propreté des fosses nasales et de la bouche. On utilise avec succès contre cette maladie un sérum, mais il faut qu'il soit injecté le plus tôt possible.

§ 3. — Étude spéciale de la tuberculose.

La tuberculose mérite, par sa terrible fréquence, d'être traitée à part. Nous allons étudier successivement ses *ravages*, son *Bacille*, ses divers modes de *contagion*, les *causes prédisposantes* et sa *prophylaxie*.

Ses ravages. — La tuberculose est la plus répandue des maladies contagieuses. Elle fait chaque année, en France, environ 100 000 victimes. Elle cause un décès sur cinq. Elle atteint la plupart des êtres vivants et elle est de tous les pays. Ainsi sur 10 000 habitants, elle en tue chaque année :

En Russie	40	En Suisse	20
Autriche	36	Hollande	18
France	30	Belgique	17
Allemagne	22	Angleterre	13

Notons que si la France est encore parmi les pays qui payent le plus lourd tribut à la tuberculose, il est encourageant de dire que. depuis 1895, on constate une légère diminution dans le nombre des décès tuberculeux, sans doute à cause de la diffusion plus grande des notions d'hygiène. Il est à remarquer, en effet, que cette maladie est surtout répandue dans les grandes agglomérations et dans les quartiers où l'hygiène générale est le plus défectueuse.

Le Bacille tuberculeux. — La tuberculose est causée par un microbe (*fig.* 112) qui se trouve en abondance dans les crachats, dans le mucus nasal et dans les abcès des tuberculeux. Ce Bacille, découvert par le médecin allemand Koch (*fig.* 113) en 1882, est très fin (2 à 3 μ de longueur).

Le savant allemand a montré que ce Bacille trouve des conditions d'existence dans le corps de l'Homme et des animaux, mais qu'il ne se développe pas en dehors de l'organisme animal ; ce qui est consolant au point de vue de la lutte contre la tuberculose. Il envahit ordinairement les

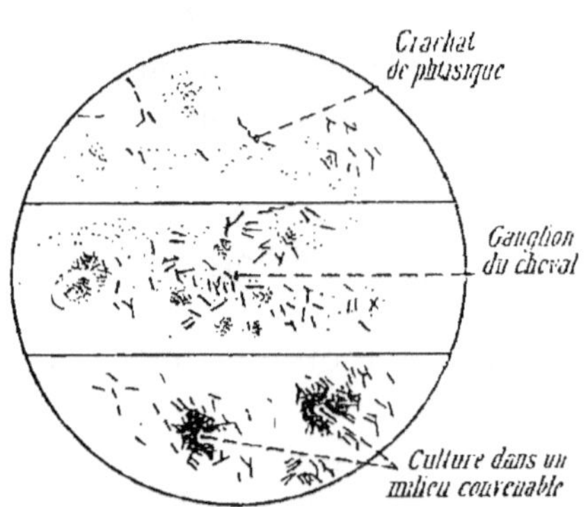

Fig. 112. — Microbe de la tuberculose dans divers milieux.

poumons en provoquant la formation de lésions particulières appelées *tubercules*. Mais il faut bien savoir que ces tubercules peuvent se développer dans n'importe quel organe.

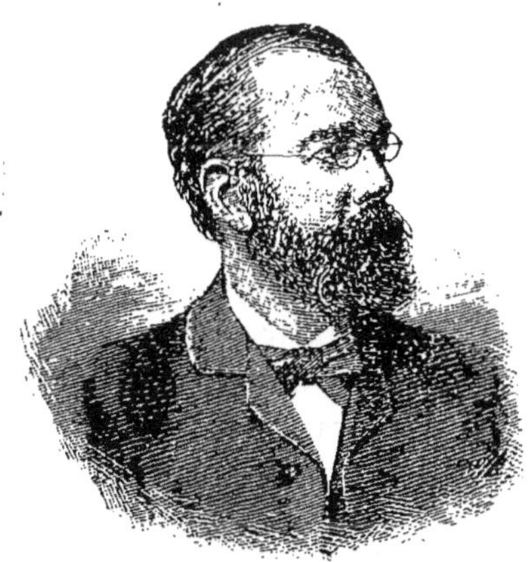

Fig. 113. — Le D\u1d63 Koch.

L'expression ordinairement employée pour désigner la tuberculose pulmonaire est *phtisie*, ce qui veut dire *consomption*; et c'est bien là le caractère de la maladie, car le malade atteint de phtisie perd ses forces, maigrit d'une façon progressive, se consume et finit par s'éteindre d'épuisement.

La tuberculose étant une maladie microbienne est par suite *contagieuse* : elle est donc évitable. De plus, elle ne semble pas héréditaire, ainsi qu'on l'avait cru pendant longtemps : un enfant ne naît pas tuberculeux, il le devient.

Le nouveau-né n'abritant pas le Bacille tuberculeux, tandis que toutes les lésions tuberculeuses le renferment, nous devons chercher comment cet ennemi pénètre dans l'organisme.

Voies de pénétration du Bacille tuberculeux. — Le Bacille tuberculeux peut pénétrer par trois voies : la *voie respiratoire*, la *voie digestive* et l'*inoculation* sous la peau. Ces divers modes de contagion n'ont pas la même importance. Dès 1882, Koch indiquait comme principales sources d'infection : les crachats des phtisiques, le lait et la viande des animaux tuberculeux. Les biologistes actuels ne pensent pas autrement.

1º **Contagion par la voie respiratoire**. — Cette contagion se fait souvent de la façon suivante : les crachats des phtisiques rejetés sur le sol ou sur des linges se dessèchent, et les particules desséchées, riches en microbes, se mêlent aux poussières, sont soulevées par le vent ou par le balayage à sec et peuvent pénétrer par le nez et la bouche ouverte dans les bronches et les poumons. On peut donc contracter la tuberculose dans la rue; mais c'est surtout dans les locaux habités par les tuberculeux que se fait la contagion. Celle-ci se fait d'autant mieux qu'un crachat peut contenir des millions de germes et que le Bacille de la tuberculose est d'une résistance extrême : un crachat desséché conserve sa virulence pendant plus de dix mois.

On peut encore contracter la tuberculose par le voisinage des tuberculeux qui, en parlant, en toussant, en éternuant, projettent dans l'air des gouttelettes de salive chargées de microbes. Ces germes sont disséminés à plus de 7 mètres de distance dans toutes les directions et à plus de 2 mètres de hauteur ; ils finissent par retomber sur le plancher, mais ils peuvent rester une heure en suspension dans l'air.

2° Contagion par la voie digestive. — La tuberculose peut se contracter par la voie digestive, soit en manipulant des objets ayant appartenu à des tuberculeux, soit en ingérant du lait ou de la viande provenant d'animaux malades.

Les écoliers devront donc éviter de porter leurs crayons à la bouche, de tourner les pages des cahiers ou des livres avec les doigts humectés de salive : c'est malpropre et dangereux. Il faut aussi éviter de porter à la bouche des pièces de monnaie, qui sont toujours recouvertes de microbes ; les pièces d'or sont les plus riches en microbes, et les pièces d'argent les plus pauvres. Enfin, les livres ayant appartenu à des tuberculeux sont aussi des agents de transmission de la tuberculose. Il est évident qu'un phtisique, courbé sur un livre pendant des heures, peut infecter les pages du livre rien que par sa toux. Il est donc prudent de désinfecter les vieux livres.

Pour la même raison, il est dangereux de manger des fruits ou des gâteaux qui ont été exposés à l'étalage des marchands de comestibles. Des expériences ont montré que les poussières qui recouvrent ces denrées contiennent des Bacilles tuberculeux.

De nombreuses observations ont aussi montré que la tuberculose est transmissible de l'animal à l'Homme. C'est ainsi que l'infection par le *lait* est fréquente, surtout chez les jeunes enfants, quand ce lait provient d'une Vache atteinte de tuberculose de la mamelle. Voici un exemple remarquable cité par M. le Professeur Nocard, de l'École vétérinaire d'Alfort :

« Il y a douze ans, dans un couvent près de Chartres, huit jeunes filles, appartenant à des familles indemnes de toute tare tuberculeuse, furent en même temps atteintes de phtisie ; on fit des recherches et l'on reconnut que la vache du couvent. dont ces jeunes filles buvaient le lait, était atteinte de mammite tuberculeuse (tuberculose des mamelles). »

Le lait fourni par une Vache tuberculeuse n'est pas forcément dangereux ; mais on doit le considérer comme tel si la Vache qui le donne est atteinte de tuberculose de la mamelle.

Nous avons montré dans le Cours de Troisième année les dangers de contamination par les viandes provenant d'animaux tuberculeux. Il faut particulièrement se défier du Porc, qui contracte facilement la tuberculose. Les abats (cervelle, foie, rognons, poumons) sont surtout dangereux.

3° **Contagion par inoculation.** — Lorsque des Bacilles sont en contact avec une plaie ouverte, l'individu peut être infecté par inoculation. Le fait peut se produire chez les médecins, les chirurgiens, les infirmiers et les bouchers dépeçant des animaux tuberculeux.

Évolution et curabilité de la maladie. — Le Bacille tuberculeux peut envahir tous les organes ; il peut même s'y développer rapidement en quantités prodigieuses. La mort survient alors en quelques jours : c'est la *phtisie galopante*.

Mais, ordinairement, la marche de la tuberculose est lente, avec des améliorations et des rechutes. Parfois la guérison survient, même dans des cas en apparence désespérés. La tuberculose est *curable*, ainsi que le montrent les observations de nombreux médecins. C'est ainsi qu'à l'hospice de Bicêtre, plus des $\frac{6}{10}$ des vieillards présentent, à l'autopsie, des lésions tuberculeuses des poumons parfaitement guéries, cicatrisées. « A la Morgue, dit le Dr Brouardel, lorsqu'un individu est âgé de plus de 30 ans, et qu'il a séjourné quelques années à Paris, je trouve des lésions tuberculeuses anciennes cicatrisées dans les poumons de la moitié des sujets. » La tuberculose est donc guérissable, mais à la condition qu'on la soigne à temps. Elle est même la plus curable des maladies chroniques, dit le Dr Grancher, si elle est traitée dès le début.

Les premiers symptômes de cette maladie ne sont pas caractérisés par une dépression, mais bien par un excès de nutrition. Les combustions, en effet, sont plus actives. ainsi que le prouve une plus grande excrétion de gaz carbonique et de phosphates. La quantité d'oxygène consommée peut être double de la quantité normale. C'est pendant cette phase que les Bacilles se multiplient et répandent dans l'organisme leurs toxines, qui exercent une action excitante.

Un examen bactériologique des crachats permet d'établir de bonne heure le diagnostic de la tuberculose et c'est sur ce tuberculeux naissant que l'on doit agir, pour le sauver, par des mesures d'hygiène énergiques.

Le début de la maladie varie avec les voies de pénétration. Dans l'infection par les voies respiratoires, le début se fait souvent par un rhume tenace, un enrouement pénible et des crachements de sang. Si l'infection s'est faite par les voies digestives, elle s'accuse par de la diarrhée et parfois des hémorragies intestinales, souvent aussi par de la péritonite. Enfin, dans l'infection par la peau, une ulcération se produit au point infecté ; mais souvent l'érosion légère s'est cicatrisée, et ce sont les ganglions de la région qui se tuméfient, deviennent rouges et suppurent en formant des abcès froids.

Causes prédisposantes. — Fort heureusement, il ne suffit pas d'être exposé au germe de la tuberculose pour contracter cette maladie ; il faut aussi une prédisposition personnelle, une *réceptivité* particulière. Certaines personnes peuvent même offrir une grande résistance à la contagion, si elles ne sont pas déprimées par des causes prédisposantes comme celles que nous allons indiquer.

Si, en effet, la tuberculose se propage avec une effrayante facilité, c'est que les organismes modernes sont affaiblis par les causes suivantes : 1° le *surmenage*, c'est-à-dire le fait de travailler au delà de ses forces, de s'épuiser en veilles prolongées, de manger mal, de respirer l'air vicié des usines et des ateliers, de négliger la propreté corporelle ; 2° le *séjour dans la ville* avec ses rues sales et ses égouts insalubres, avec ses maisons sans air et sans soleil, souvent contaminées par la tuberculose et semblables à des tubes de culture dont la chair humaine constitue le milieu nutritif ; 3° l'*alcoolisme*, dont nous avons montré l'action néfaste sur l'organisme. Telles sont les principales causes qui diminuent la résistance de l'organisme et assurent le triomphe de la maladie.

La connaissance de ces causes prédisposantes est de première importance si l'on veut lutter avec succès contre la tuberculose.

La lutte contre la tuberculose. — La lutte contre cette maladie comprend deux séries de mesures ayant pour but : 1° la destruction des microbes tuberculeux ; 2° l'augmentation de la résistance de l'organisme.

1° Destruction du Bacille tuberculeux. — Le Bacille tuberculeux est si répandu qu'il est bien difficile de se soustraire à son contact. Pourtant, en prenant des précautions minutieuses, il n'est pas impossible d'éviter la contagion. Les procédés à employer sont différents suivant que l'on n'habite pas avec un tuberculeux, ou suivant que l'on vit dans un foyer tuberculeux.

Dans le premier cas, il suffira d'empêcher la contagion : 1° par le *lait* et la *viande* ; 2° par les *crachats* de phtisiques en dehors de la maison ; 3° par un séjour dans une *habitation contaminée*.

Pour éviter la contagion par le *lait*, il suffit de faire bouillir ce liquide pendant 3 minutes, le plus tôt possible après la traite. A la température de l'ébullition (environ 100°), les Bacilles sont tués. Pour faire disparaître complètement le danger du lait tuberculeux et celui de la viande tuberculeuse, la loi devrait rendre obligatoire l'épreuve de la *tuberculine*. La tuberculine est un liquide préparé par Koch et qui, injecté à un animal, permet de reconnaître si celui-ci est tuberculeux : dans l'affirmative, l'animal présente une légère augmentation de température ; sinon sa température reste stationnaire. On pourra donc éliminer ainsi de l'étable tous les animaux infectés. C'est une méthode qui tend à passer de plus en plus dans la pratique.

Pour éviter les Bacilles des *crachats*, on devra autant que possible ne pas entrer en contact avec des personnes tuberculeuses. Par exemple, on évitera que les enfants se laissent embrasser par des inconnus ; on les empêchera de jouer avec du sable, de la terre, dans les endroits publics où des phtisiques peuvent avoir craché ; on leur fera perdre l'habitude de mettre les doigts dans la bouche et on leur lavera les mains dès la rentrée à la maison.

Enfin, avant de s'installer dans une nouvelle *habitation*, on devra rechercher si elle n'a pas été occupée par un phtisique. Si oui, il sera indispensable de nettoyer à fond l'appartement, de bien l'aérer et l'éclairer, et surtout de le bien désinfecter. C'est alors que la *mise à neuf* de l'appartement s'impose.

Dans le second cas, c'est-à-dire lorsqu'on habite avec un tuberculeux, les occasions de contagion sont bien plus nombreuses ; aussi la prophylaxie est-elle plus compliquée.

Pour éviter la contagion *immédiate*, le phtisique ne devra pas embrasser les personnes de son entourage, surtout les enfants ; il ne devra abriter personne dans sa chambre, et son lit lui sera exclusivement personnel, car la cohabitation nocturne est une des causes de contagion le plus à craindre. Il devra aussi s'habituer à tousser, à éternuer en plaçant un mouchoir devant sa bouche.

Le phtisique devra utilisér un crachoir de poche ou d'appartement. Le crachoir de poche (*fig.* 114) permet de supprimer la dissémination des microbes ; malheureusement il est d'un emploi peu pratique. Quant au mouchoir de poche, il devra être enfermé dans un sac lorsqu'il sera sale, et désinfecté dans l'eau bouillante avant toute manipulation. Les crachoirs d'appartement (*fig.* 115) devront contenir des liquides antiseptiques (sulfate de cuivre, lysol) ou de la sciure de bois humectée de ces liquides.

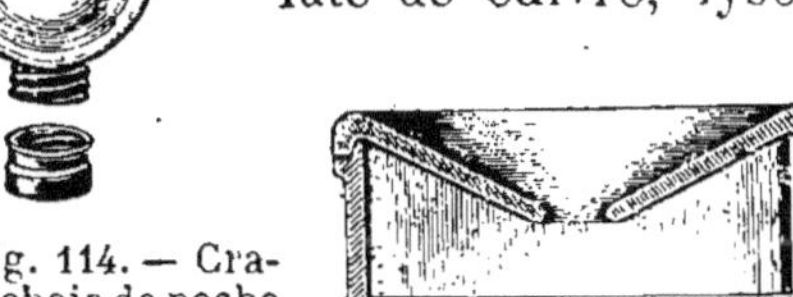

Fig. 114. — Crachoir de poche dont la disposition permet un nettoyage facile.

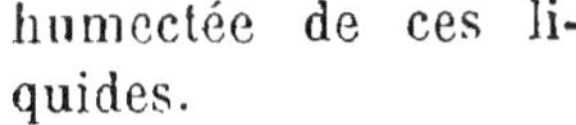

Fig. 115. — Crachoir d'appartement.

Enfin l'appartement occupé par un phtisique devra être bien aéré, et surtout bien assaini par la pénétration de la lumière solaire, par des lavages fréquents et des désinfections faites régulièrement.

2⁰ Augmentation de la résistance de l'organisme. — L'étude des causes prédisposantes indique les mesures de prophylaxie à prendre afin d'augmenter la résistance de l'organisme. Ainsi, il est certain que le surmenage, le séjour dans les grandes villes, l'alcoolisme sont autant de conditions favorables au développement de la tuberculose. Au contraire, la propreté des vêtements et de l'habitation, l'exercice au grand air, une bonne alimentation permettent de lutter avantageusement contre le Bacille tuberculeux. En somme, *tout ce qui fortifie rend réfractaire à la tuberculose, tout ce qui affaiblit y prédispose.*

C'est par la fatigue et l'affaiblissement qui en résulte que les excès sportifs prédisposent à la tuberculose. Les excès de toute nature agissent d'ailleurs de la même façon. Plus on s'écarte de la vie simple et naturelle et plus la tuberculose devient fréquente. L'abandon des campagnes, l'émigration vers les villes, et la vie citadine avec son surmenage et ses excès sont les principales causes des progrès de la tuberculose.

A ce propos, le Dr Peter a résumé en quelques lignes souvent citées les principaux moyens de combattre la prédisposition chez l'enfant.

« Faire de l'enfant un petit paysan, changer la vie urbaine pour la vie agreste, la vie des chambres pour la vie des champs, la privation de soleil par l'exposition au soleil, la crainte du froid par sa recherche, les bains chauds par les bains de rivière, le repos par l'activité, les exercices intellectuels par les exercices musculaires, en un mot, vivre de la vie naturelle : cela est en réalité la vraie prophylaxie contre la tuberculose. »

Même pour le malade adulte touché par la tuberculose, c'est encore ce retour à la vie naturelle qui constitue le meilleur des traitements. De l'*air pur*, une *alimentation choisie* et *abondante*, un *repos physique* et *moral*, suffisent à guérir bien des tuberculeux.

Ces moyens purement hygiéniques constituent la base du traitement si efficace des *sanatoriums*. La création de tels établissements a permis de lutter contre la redoutable maladie, et cette lutte est devenue aujourd'hui un problème social. Pour que le sanatorium rende de réels services, il ne doit pas être un hospice destiné à recevoir les phtisiques à la dernière période, sur lesquels toute intervention est inutile ; il doit être une maison où l'on apprend au malade à se soigner, afin qu'après sa sortie il puisse achever sa guérison par une hygiène appropriée et cesser — instruit des précautions à prendre — d'être un danger pour son entourage. Les Allemands ont un mot heureux pour désigner ces établissements : *Heilstätten,* c'est-à-dire *Instituts de guérison.*

En résumé, si la science est impuissante à indiquer une méthode assurant la guérison de la tuberculose, il faut reconnaître que l'Homme se défend bien contre le Bacille de Koch et qu'une hygiène bien comprise peut opérer des cures merveilleuses.

§ 4. — Maladies transmises par les animaux.

Les principales maladies transmissibles à l'Homme par les animaux sont : la *rage*, la *morve*, le *Charbon*, la *tuberculose*, la *psittacose*, l'*actinomycose*, l'*aspergillose*. Nous avons parlé suffisamment du Charbon et de la tuberculose ; nous nous occuperons seulement des autres maladies. Mais auparavant il nous faut montrer que les animaux domestiques sont encore dangereux parce qu'ils peuvent servir de véhicules aux microbes des maladies humaines.

Dangers des animaux domestiques pour la santé. — Le séjour de certains animaux domestiques (Chiens, Chats, Oiseaux) dans les habitations est fréquent surtout dans les campagnes. Il est non seulement malpropre, mais dangereux. En effet, les Chiens et les Chats peuvent transmettre à l'Homme certaines de leurs maladies, ou bien ils peuvent transporter des microbes de maladies qu'ils n'ont pas, en allant d'un individu malade à un individu sain. Ce sont des agents de dissémination des maladies.

Les Chiens, par exemple, pourront transmettre la tuberculose et aussi les œufs des Vers parasites qu'ils ont récoltés au cours de leurs explorations sur les voies publiques. Il est donc malpropre et dangereux de tolérer qu'un Chien vous lèche les mains ou le visage.

Si les Chiens sont fréquemment tuberculeux, les Chats sont souvent cancéreux et il n'est pas certain que le cancer du Chat ne soit pas transmissible à l'Homme.

Quant aux Oiseaux, leurs maladies ne paraissent pas toujours transmissibles à l'Homme ; pourtant on connaît des accidents causés par la pneumonie infectieuse des Perruches.

Les Chiens et les Chats peuvent être de simples commis-voyageurs en microbes. Ainsi, quand un malade est au lit, souvent sa distraction est d'avoir près de lui son compagnon favori ; or, s'il est atteint d'une maladie contagieuse (fièvre éruptive, diphtérie), l'animal va porter dans le voisinage, au cours de ses tournées quotidiennes, les germes contagieux dont ses poils se sont chargés. Des expériences ont montré que des microbes comme ceux de la diphtérie et de la fièvre typhoïde étaient encore virulents plus de dix jours après avoir été déposés sur les poils de ces animaux.

Les Chiens et les Chats ne devraient donc jamais pénétrer dans la chambre de personnes atteintes de maladies infectieuses.

Aussi les Américains, qui n'hésitent pas, en matière d'hygiène, à faire ce que la logique ordonne, opèrent-ils de la façon suivante : dès qu'une maladie contagieuse est déclarée dans une maison, tous les animaux. Chiens, Chats, Oiseaux, sont saisis, puis isolés ou détruits, selon que leurs propriétaires sont solvables ou non.

La rage. — La rage est une maladie commune aux espèces animales et à l'Homme. Elle est due à un microbe qui se développe de préférence dans les centres nerveux, et en particulier dans la moelle épinière, mais qui n'a pu jusqu'ici être observé, sans doute à cause de ses petites dimensions. C'est un être ultra-microscopique.

Chez l'Homme, la rage se termine toujours par la mort, après d'horribles souffrances.

C'est ordinairement du Chien (92 fois sur 100), plus rarement du Chat (6 fois sur 100), et exceptionnellement du Cheval et de l'Ane que la rage vient à l'Homme. En Russie, les morsures des Loups enragés sont assez fréquentes.

La statistique suivante, faite en Allemagne, montre bien la fréquence de la rage chez le Chien :

	Chiens	Chats	Chevaux	Bovidés	Moutons	Chèvres	Porcs
1898.. .	904	9	14	223	44	3	5
1899.. .	911	77	9	171	38	1	17

La rage se transmet par une véritable inoculation, c'est-à-dire par une morsure de l'animal enragé dont la bave contient la toxine qui pénètre par la plaie ainsi faite. Ce n'est pourtant pas toujours en mordant que le Chien donne la rage ; il peut la donner en léchant s'il vient à passer la langue sur une écorchure de la peau de l'Homme.

Toutes les personnes mordues par un Chien enragé ne deviennent pas forcément enragées ; mais elles ont plus de chances de le devenir si la morsure est profonde et si elle porte sur les mains ou le visage.

Le temps qui s'écoule entre le moment de la morsure et celui où éclatent les accidents de la rage est variable et souvent très long ; il est en moyenne de deux mois.

L'Homme enragé n'est pas dangereux pour ceux qui l'approchent, car il ne cherche pas à mordre. Après une période de mélancolie, les troubles caractéristiques apparaissent : ce sont des spasmes extrêmement douloureux des muscles de la déglutition et de la respiration. Torturé par la soif, le malheureux ne peut avaler la plus petite quantité de liquide : d'où le nom *d'hydrophobie* donné souvent à la rage.

Signes de la rage chez le Chien — Il est utile de connaître les symptômes de la rage chez le Chien, car dès le début la bave est virulente.

L'animal est d'abord triste et inquiet ; il est très agité et s'il s'assoupit son sommeil ne dure que quelques instants ; il recherche la solitude ; mais il n'est nullement agressif, souvent même il redouble de caresses, caresses redoutables puisque déjà sa bave est virulente. Il mange avec appétit, et loin d'avoir horreur de l'eau il la boit avec avidité. Ce n'est que plus tard que la paralysie des muscles du gosier empêche l'animal de déglutir ; il plonge alors le museau dans l'eau comme pour mordre le liquide qu'il ne peut avaler. *L'hydrophobie* (peur de l'eau) n'est donc pas un signe de la rage du Chien.

A une période plus avancée de la maladie, la voix du Chien enragé change de timbre (*voix rabique*) ; l'aboiement est rauque et se termine par une note aiguë, sorte de hulu-lement plaintif bien spécial. C'est alors que l'animal éprouve le besoin irrésistible de mordre, d'abord tous les objets inertes qui se trouvent à sa portée ; il met sa litière en miettes ; son appétit dépravé lui fait avaler une foule d'objets étranges, des cailloux, de la paille, des clous, etc. ; enfin il entre dans la phase dangereuse en essayant de mordre tous les êtres vivants qu'il peut rencontrer, mais de préférence le Chien aux autres animaux, et ces derniers de préférence à l'Homme. Sa physionomie prend alors une expression de férocité et ce n'est qu'au bout de 5 à 6 jours de cette crise que le Chien, épuisé, finit par succomber à la paralysie et à l'asphyxie.

Dans une variété de rage, la *rage muette*, l'animal n'aboie pas et ne cherche pas à mordre, car sa mâchoire inférieure est paralysée dès le début et reste écartée de la supérieure, de sorte que la gueule est béante. Mais la bave n'en est pas moins virulente et dangereuse.

Lorsqu'une personne a été mordue par un Chien en-ragé, ou même simplement suspect, il faut exprimer la plaie, la laver avec une solution antiseptique (phénol, su-blimé), puis envoyer le patient le plus vite possible dans un Institut antirabique où il subira des inoculations vacci-nales.

Pour savoir si un Chien est enragé, il faut l'enchaîner soli-dement et l'observer pendant 10 jours. Si au bout de ce temps il est encore vivant, c'est qu'il n'avait pas la rage et la vacci-nation d'une personne mordue est inutile. Si le Chien meurt, sa morsure doit être considérée comme virulente et la vaccination s'impose.

Vaccination antirabique. — C'est Pasteur qui a appliqué pour la première fois cette méthode, en 1885, sur un enfant mordu à la jambe par un Chien et dont les plaies ne lais-saient pas d'espoir aux médecins. Les inoculations furent faites sur les côtés du ventre et pendant 15 jours consécu-tifs : le malade guérit.

Le fait qui sert de base à la préparation du vaccin antira-
bique est qu'une moelle fraiche, prise sur un Lapin enragé (*fig.* 116), perd peu à peu de sa virulence si on la dessèche lentement au contact de l'air, environ pendant 14 jours. Cette atténuation est due à l'action de l'oxygène de l'air, qui s'exerce ici comme sur

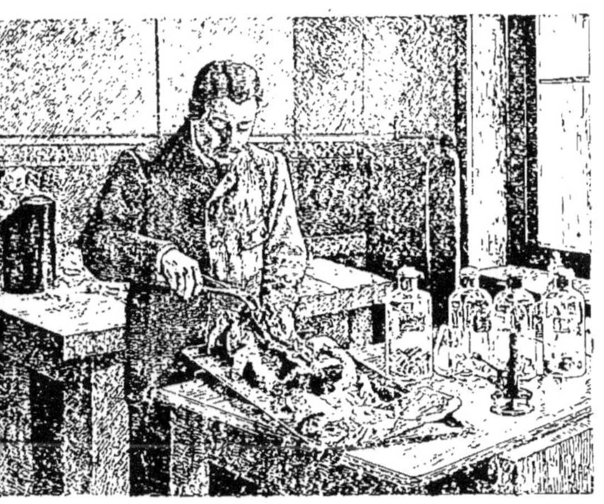

Fig. 116. — Lapin préparé pour obtenir
le vaccin antirabique.

le microbe du Charbon. De plus, cette moelle atténuée, inoculée à la surface du cerveau d'un Lapin, ne lui donne pas la
rage, alors qu'elle l'eût fait, en 7 jours, à la sortie du cadavre.

Pasteur réussit à préparer des moelles rabiques de virulence variée ; puis il inocula à un Chien ces moelles de plus
en plus actives, en commençant par celle qui ne l'était pas
du tout et qui avait été placée pendant 14 jours dans l'air
sec. Il laissait un intervalle de 24 heures entre deux inoculations. Au bout de 10 jours l'animal était *vacciné* : il était
réfractaire non seulement à la morsure d'un Chien enragé,
mais encore aux inoculations intracrâniennes du virus le
plus actif.

Il était donc possible de vacciner les animaux contre la rage.

Avant de penser à traiter les Hommes, Pasteur montra, en
opérant sur des Chiens que, même vaccinés *après la morsure*,
ces animaux ne devenaient point enragés. Le vaccin n'était
donc pas seulement préventif, il guérissait les sujets mordus.
C'est alors que Pasteur essaya sa méthode sur les Hommes avec
plein succès. Ce fut un tel enthousiasme que de tous les points

du monde les mordus affluèrent au laboratoire de Pasteur.

Depuis plus de 20 ans que cette méthode fonctionne, voici les résultats obtenus d'après les chiffres de l'Institut Pasteur de Paris :

ANNÉES	VACCINÉS	MORTS	MORTALITÉ %
1886	2 671	25	0,94
1890	1 540	5	0,32
1895	1 520	5	0,33
1900	1 420	4	0,28
1905	727	3	0,41
1907	786	3	0,38

Le bienfait de cette découverte n'est donc pas douteux.

Ajoutons que la surveillance sévère des Chiens est le meilleur moyen de combattre la rage. L'abatage des animaux enragés et de ceux qu'ils ont pu mordre devrait amener la disparition de cette maladie. D'autre part, le régime de la muselière, appliqué avec rigueur, a fait disparaître la rage de la ville de Berlin, alors que de nombreux cas se produisent encore à Paris et en France, où les mesures de police sont peu sévères à cet égard.

En Angleterre, où ces mesures sont appliquées strictement, les chiffres suivants sont démonstratifs :

Années. .	1895	1896	1897	1898	1899	1900	1901
Cas de rage	672	458	151	17	9	6	1

Une population qui le voudrait pourrait donc supprimer la rage. Malheureusement les propriétaires de Chiens sont réfractaires à ces règlements, surtout en France ; aussi la découverte de Pasteur restera-t-elle longtemps encore un grand bienfait.

La morve. — La morve, qui est une maladie du Cheval, se présente, soit sous une forme aiguë caractérisée par une suppuration infectieuse des fosses nasales et connue sous le nom de *jetage*, soit sous une forme chronique, le *farcin*, sorte de morve cutanée due à une inflammation du système lymphatique.

La morve est contagieuse de Cheval à Cheval, et elle est de plus incurable. Elle peut aussi se transmettre à l'Homme, pour lequel elle est toujours mortelle. C'est ordinairement par inoculation que la morve se transmet, mais le contage par l'air ou par les aliments est possible.

En cultivant le Bacille de la morve on a réussi à isoler une toxine, la *malléine*, analogue par ses effets à la tuberculine de Koch. Il suffit d'en injecter une faible dose à un animal suspect pour obtenir une réaction fébrile si cet animal est réellement atteint de la morve.

Au point de vue prophylactique, tout animal morveux doit être abattu sans délai, et sa chair ne peut être livrée au commerce. Tout animal suspect doit être soumis à l'épreuve de la malléine, que les vétérinaires peuvent se procurer dans toutes les écoles vétérinaires. Il faut aussi vérifier avec soin l'intégrité des mains des hommes qui soignent les Chevaux et opérer une désinfection complète.

La psittacose. — La psittacose est une maladie transmissible du Perroquet à l'Homme, et de l'Homme à l'Homme. Elle est d'ailleurs peu fréquente. De 1892 à 1898 on a signalé 70 cas humains avec 24 décès. La contamination peut se faire par les animaux vivants, mais aussi par les plumes desséchées depuis longtemps.

L'actinomycose. — C'est une maladie fréquente chez les Bovidés et qui peut être transmise à l'Homme, mais qui l'est rarement. En France, on en compte seulement quelques cas chaque année. Elle est causée par un Champignon, l'*Actino-myces*, qui se présente sous forme de grains jaunes dans les tissus infectés. Ces grains vus au microscope (*fig.* 117) présen-

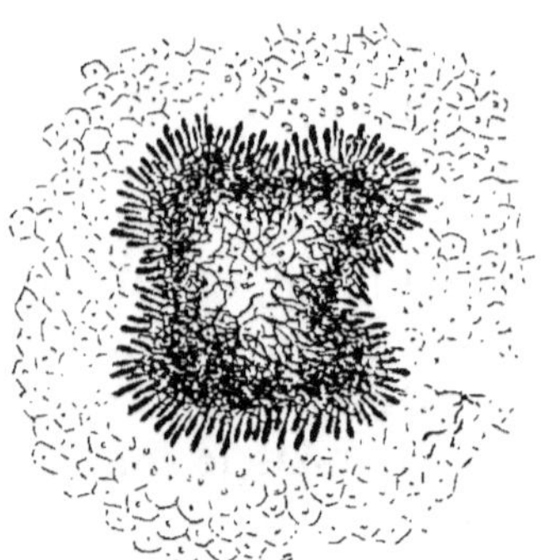

Fig. 117. — *L'Actinomyces*, cause de l'actinomycose.

tent une zone centrale qui est un feutrage de filaments (*mycélium*), et une zone périphérique formée d'éléments en massue et qui sont entourés de spores.

La contagion ne semble pas se faire de l'animal à l'Homme ; c'est par les spores du Champignon qui se répandent sur les plantes que se fait la contamination. L'Homme s'infecte en mâchonnant des grains de Graminées, en se servant d'une paille comme cure-dents, parfois en mettant dans sa bouche des morceaux de bois ou d'écorce.

Ces spores, en se développant dans les tissus, causent des tumeurs dont la suppuration interminable entraîne souvent la mort. On réussit parfois à combattre cette maladie, quand elle n'est pas trop ancienne, par l'iodure de potassium.

L'aspergillose. — C'est une maladie qui simule à s'y méprendre la tuberculose. Seul, l'examen microscopique des crachats montre, non le Bacille tuberculeux, mais des filaments rappelant ceux d'un mycélium de Champignon. En cultivant ces filaments dans un milieu nutritif convenable, on obtient un Champignon qui rappelle l'*Aspergillus* (*fig.* 118).

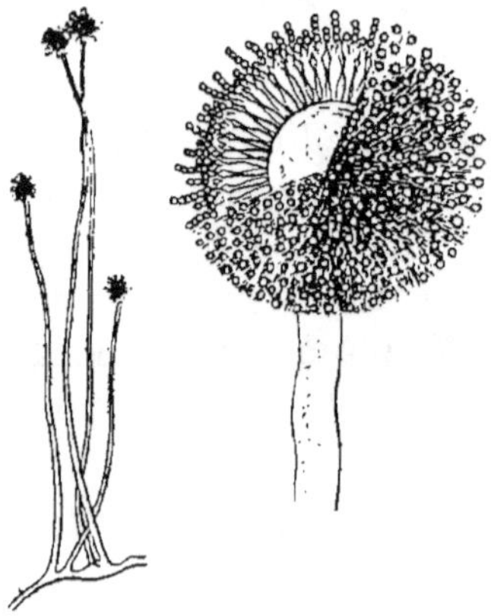

Cette maladie siégeant dans le poumon, il est à présumer que le microbe y pénètre par les voies respiratoires. D'autre part,

Fig. 118. — *Aspergillus*, avec des filaments portant des sporanges.

la maladie s'observe surtout chez les gaveurs de Pigeons, qui ont constamment des grains de céréales dans la bouche, et aussi chez les peigneurs de cheveux ramassés dans les ordures ménagères et recouverts de farine (ce qui facilite leur dégraissage). On a donc pensé que ces malades devaient être infectés par les grains de céréales et la farine; et, en effet, les spores d'Aspergillus sont souvent présentes sur les graines et dans les ateliers où l'on peigne les cheveux.

Police sanitaire des animaux. — Dispositions générales. — La police sanitaire des animaux a pour but, par des mesures d'hygiène, de prévenir ou de combattre les maladies contagieuses animales. Ces mesures sont formulées dans la *Loi du 21 juin 1898* et dans un *Règlement d'administration publique du 6 octobre 1904*.

Malheureusement ces loi et règlement restent souvent inappliqués, au grand dommage des intérêts des agriculteurs et de l'espèce humaine.

L'ensemble de cette législation a rapport aux maladies suivantes :

La *rage*, dans toutes les espèces ;

La *peste bovine*, qui s'attaque à tous les Ruminants et qui se traduit par des plaques jaunes, purulentes et infectes, sur la muqueuse buccale ;

La *péripneumonie contagieuse*, qui est une affection du tissu interlobulaire des poumons et qui fait de nombreuses victimes dans l'espèce bovine ; la loi édicte que les animaux atteints de cette maladie devront être abattus, et qu'il faut procéder à l'inoculation préventive des animaux dans les localités infectées ; on préserve ainsi ces derniers de toute atteinte de la maladie ;

La *tuberculose*, dans l'espèce bovine ;

La *clavelée* et la *gale*, dans les espèces ovine et caprine ;

La *fièvre aphteuse* des espèces bovine, ovine, caprine et porcine, qui se manifeste par des pustules infectieuses de la bouche, des lèvres et des mamelles ;

La *morve* et le *farcin* du Cheval et de l'Ane ;

Le *Charbon*, dans toutes les espèces ;

Le *rouget* et la *pneumonie-entérite infectieuse*, dans l'espèce porcine.

D'une façon générale, la police sanitaire repose sur les mesures suivantes :

1° *Déclaration* de la maladie contagieuse par tout propriétaire d'un animal atteint de ladite maladie ;

2° *Abatage* immédiat, dans certains cas, de l'animal malade, et isolement de ceux qui ont été en contact avec lui ;

3° *Enfouissement* sans aucune utilisation possible de l'animal abattu ou mort de maladie contagieuse.

Loi du 21 juin 1898. — Nous donnerons ici un aperçu seulement des mesures prévues par cette loi dans le but de permettre aux autorités administratives d'arrêter la contagion d'une maladie.

Cette loi est basée sur l'obligation pour le propriétaire ou le gardien d'un animal atteint ou même soupçonné d'être atteint d'une maladie contagieuse, de faire immédiatement la déclaration au maire de la commune où se trouve cet animal.

Le maire fait procéder à la visite de l'animal par le vétérinaire chargé de ce service, et celui-ci adresse un rapport au préfet.

Le préfet prend alors, s'il y a lieu, un arrêté de *déclaration d'infection,* entraînant l'isolement des animaux malades, l'interdiction des localités atteintes, la suppression des marchés, etc.

Les animaux atteints de *peste bovine* sont abattus par ordre du maire, aussitôt la proposition du vétérinaire : en raison même de la puissance de contagion de la maladie, on n'attend pas l'apparition des signes extérieurs de la peste.

L'abatage pour cause de *péripneumonie* n'est ordonné que lorsque la maladie est constatée. Le préfet prescrit en outre, dans ce cas, l'inoculation des animaux de l'espèce bovine dans les localités infectées.

La *morve*, le *farcin*, le *Charbon* et la *rage* entraînent aussi l'abatage.

Il est interdit de vendre tout animal atteint ou soupçonné
'être atteint de maladie contagieuse.

La viande provenant d'animaux morts de maladies conta-
ieuses quelles qu'elles soient, ou abattus comme atteints de
a morve, du farcin, de la peste bovine, du Charbon et de la
age, ne peut être livrée à la consommation.

Les cadavres des animaux morts ou abattus devront être
nfouis avec la peau tailladée, à moins qu'ils ne soient en-
oyés chez l'équarrisseur. Avant l'enfouissement, ils seront
ecouverts de chaux vive et la couche de terre qui les recou-
rira devra avoir au moins 1 mètre d'épaisseur.

Les personnes qui ne se conformeraient pas aux prescrip-
ions de cette loi seraient punies d'un emprisonnement de
eux mois à six mois et d'une amende de 100 à 1 000 francs.

D'autre part, les frais d'abatage, de transport et de désin-
ection sont à la charge des propriétaires ou conducteurs
'animaux.

Règlement du 6 octobre 1904. — Un règlement adminis-
ratif a complété les articles de la loi dont nous venons de
arler.

Les dispositions de ce règlement ont surtout rapport à
'*enfouissement* des animaux morts de maladies contagieuses,
, la *circulation* des animaux malades et en particulier des
hiens atteints de la rage, à la *surveillance* des abattoirs,
les foires et des marchés, et surtout à la *désinfection des
agons* ayant servi au transport des animaux.

Des arrêtés donnent des indications précises sur les procé-
lés de désinfection à employer non seulement pour le maté-
iel de transport, mais aussi pour les locaux dans lesquels
nt séjourné des animaux malades, pour les litières et les
umiers, les fosses à purin, les fosses d'enfouissement, etc.

§ 5. — Moyens d'éviter les maladies contagieuses.

Nous avons vu que pour contracter une maladie conta-
ieuse il ne suffit pas de recevoir le germe, il faut encore

que ce dernier trouve un terrain favorable à son développement. Ces deux conditions étant nécessaires, il suffit d'en supprimer une pour empêcher l'éclosion de la maladie. Il nous faut donc, ou bien *détruire les germes*, ou bien *augmenter la résistance de l'organisme*.

Pour détruire les germes, il y a la *vaccination* et la *désinfection*. Nous avons dit ce qu'était la vaccination pour quelques maladies ; elle n'existe malheureusement pas encore pour toutes. Il nous reste à étudier la désinfection.

La désinfection. Antiseptiques, chaleur, lumière. — La *désinfection* consiste dans la destruction des microbes. Bien faite, elle est le meilleur moyen d'enrayer les épidémies. Il existe des désinfectants chimiques appelés *antiseptiques*, et des désinfectants physiques, comme la *chaleur* et la *lumière*.

1° **Antiseptiques.** — Nous indiquerons seulement les antiseptiques les plus communément employés dans la désinfection du linge, des objets usuels, des crachats et des selles, des locaux, etc.

a) **Désinfection du linge.** — Le procédé le plus pratique est la lessive. L'eau de Javel à 2 % est aussi un bon désinfectant.

b) **Désinfection des mains et des objets usuels.** — Elle se fait ordinairement à l'aide de solutions antiseptiques, comme le sublimé, le phénol, l'eau oxygénée, le lysol, le crésyl, l'acide borique, etc.

Le *sublimé* ou *bichlorure de mercure*, en solution à 1 pour 1 000, est un excellent antiseptique, inodore, mais très toxique. De plus, au contact des matières albuminoïdes, il donne des corps insolubles qui suspendent son pouvoir désinfectant. Ainsi l'on ne saurait l'utiliser pour désinfecter les crachats.

L'*acide phénique* ou *phénol* s'emploie aussi en solution étendue (5 %). Il a été un des premiers désinfectants employés en chirurgie. Il a aussi l'inconvénient d'être toxique, mais son odeur le fait facilement reconnaître.

L'*eau oxygénée*, qu'on trouve dans le commerce, est utilisée avec succès dans le pansement des plaies.

L'*acide borique* a un pouvoir antiseptique très faible, mais il n'a pas l'inconvénient d'être toxique comme les précédents.

Enfin, les *savons blancs* de Marseille ont un pouvoir antiseptique très marqué.

c) Désinfection des crachats et des selles. — Elle se fait surtout par le *sulfate de cuivre*, en solution à 5 %, qui donne d'excellents résultats et qui a l'avantage d'être d'un prix très modique.

d) Désinfection des locaux. — On lave les murs et les planchers avec de la lessive et du sublimé. Pour désinfecter l'air et les murs tapissés, on se sert de *pulvérisateurs* (*fig*. 119) à l'aide desquels les liquides antiseptiques sont pulvérisés en fines gouttelettes dans l'air et contre les murs.

On emploie aussi l'*anhydride sulfureux*, qui est un désinfectant fort ancien et dont l'emploi a précédé les découvertes de Pasteur. Il donne d'ailleurs de bons résultats. On dispose au milieu de la pièce à désinfecter une cuvette de sable, dans laquelle on

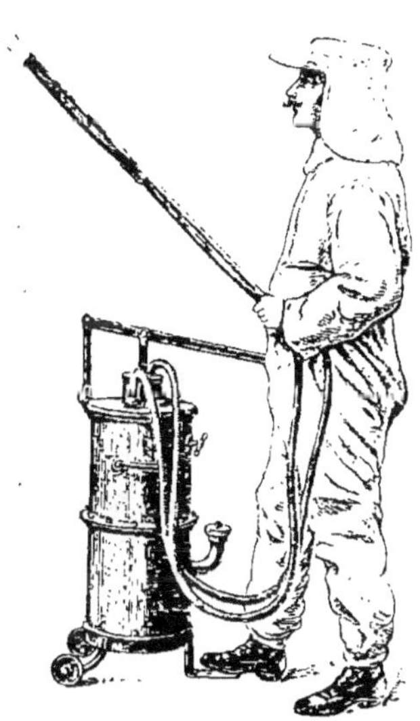

Fig. 119. — Pulvérisateur à désinfection.

met de la fleur de soufre (30 grammes par mètre cube d'espace à désinfecter) ; on enflamme et on se retire en ayant soin de bien fermer toutes les ouvertures. Au bout de quatre heures la désinfection est terminée.

Depuis quelques années on emploie beaucoup l'*aldéhyde*

formique ou *formol* (CH^2O), qu'on obtient par oxydation de l'alcool méthylique, soit en arrosant les planchers avec une solution à 1 %, soit en vaporisant sous pression une dissolution de ce produit.

Le *chlore* gazeux ou mieux encore les vapeurs de *l'eau de Javel* ordinaire donnent aussi de bons résultats, de même que le *lait de chaux* (mélange à parties égales de chaux grasse et d'eau, dont l'emploi est très commode).

En somme, il est difficile d'établir une liste des antiseptiques suivant leur puissance microbicide. Il n'y a pas d'antiseptique « bon à tout faire »; en réalité, il faudrait pour chaque désinfection chercher l'antiseptique spécifique du microbe à combattre.

2° **La chaleur.** — De tous les désinfectants, la chaleur est certainement le meilleur. Presque tous les germes patho-

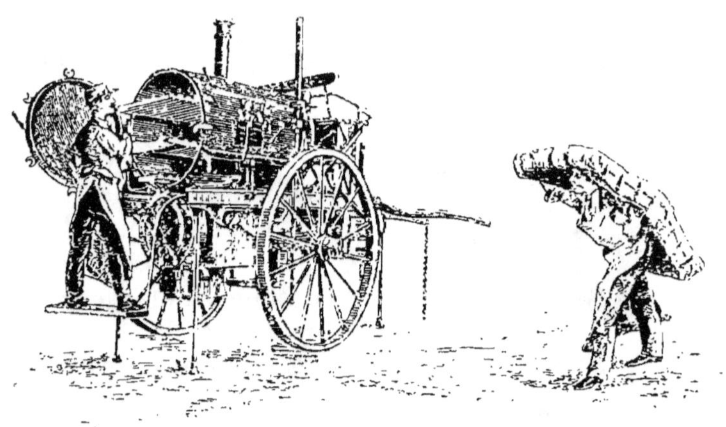

Fig. 120. — Étuve à désinfection.

gènes sont détruits par une exposition de 10 minutes à une température de 65° et dans une chaleur humide. Seuls les Bacilles du Charbon, du tétanos et de la tuberculose résistent plus longtemps. Détruire à la flamme tous les objets souillés qui peuvent porter les microbes est le moyen le plus sûr, mais il est souvent trop radical. Aussi l'on se contente ordinairement de plonger les objets à désinfecter dans l'eau bouillante. Mais certains microbes, et surtout les spores, résistent à la température de 100°. C'est pour cela que l'on a construit de grandes étuves à vapeur humide sous pression (*fig.* 120) où la température atteint facilement 115° et 120°. On peut de cette façon désinfecter en même temps un grand nombre d'objets, comme les vêtements, les matelas et la literie en général. Aucun microbe ne résiste à la vapeur humide sous pression à 115°, maintenue pendant 15 minutes. La désinfection est donc parfaite.

3° **La lumière.** — On sait depuis longtemps que la lumière a la propriété de hâter la guérison de certaines plaies. On sait aussi l'heureuse action de la lumière dans l'assainissement des appartements, et c'est une tradition populaire d'exposer au soleil les objets à désinfecter. Mais ce n'est que depuis quelques années que l'on a déterminé d'une façon précise l'action de la lumière sur les principaux microbes. Certains microbes qui vivraient trois ans à la lumière diffuse sont tués en quelques jours et même en quelques heures à la lumière solaire. Le microbe de la fièvre typhoïde, par exemple, est tué en deux heures par une insolation directe ; il vit des semaines dans une pièce obscure.

Des expériences ont montré qu'on pouvait stériliser une eau stagnante renfermant de nombreux microbes en l'exposant quelques heures à la lumière solaire.

Lorsque les microbes ne sont pas tués par les radiations solaires, leur virulence est au moins atténuée. On a même pu de cette façon préparer des sortes de *vaccins*.

Dans ces dernières années on a appliqué avec succès l'action des radiations lumineuses dans le traitement de certaines maladies microbiennes, le *lupus* en particulier.

La résistance de l'organisme. — Pour permettre à l'organisme de résister victorieusement à l'invasion du microbe, il faut augmenter les forces physiques et les forces morales. Tout ce qui affaiblit l'organisme, tout ce qui le met dans un état de misère physiologique, diminue ses moyens naturels de défense et favorise le développement de la maladie.

On a démontré expérimentalement que le *froid* et la *fatigue* diminuaient la résistance de l'organisme.

C'est Pasteur qui, dans une expérience restée célèbre, a montré l'influence du *froid* : la Poule, à l'état normal, résiste au Charbon ; mais elle succombe si on lui plonge les pattes dans l'eau après l'avoir inoculée.

L'expérience suivante du docteur Charrin montre l'influence de la *fatigue* : il inocula à deux séries de Rats la toxine du Charbon ; une série fut placée dans un tambour analogue à celui d'une cage d'Écureuil, où les Rats, forcés de marcher, faisaient 2200 mètres à l'heure ; la mort survenait chez ces animaux fatigués après un temps variant de 5 heures à 4 jours, tandis que les autres Rats ne succombaient qu'au bout de 7 à 9 jours.

Nous avons vu d'autre part que le *surmenage*, le *séjour dans les villes, l'alcoolisme* sont autant de causes de la diminution de cette résistance de l'organisme qui favorisent le développement des maladies contagieuses.

La protection de la santé publique. — La loi de 1902 sur la santé publique, dont nous donnons un aperçu à la fin de ce volume, a été un événement considérable et de la plus haute utilité. Pourtant elle est encore critiquée parce que beaucoup la considèrent comme une atteinte à la liberté individuelle. Ces personnes oublient sans doute que la santé publique est le domaine où la solidarité humaine se manifeste avec le plus d'évidence.

« A chaque instant, dit M. H. Monod, chacun de nous, sans qu'il s'en doute, influe sur la santé, sur la vie d'êtres humains qu'il ne connaît pas, qu'il ne connaîtra jamais ; des êtres que nous ne connaîtrons jamais ou qui sont depuis longtemps disparus influent à chaque instant sur notre santé, sur la santé de ceux que nous aimons, sur les conditions essentielles de notre bonheur. A ce titre le souci de la santé publique devient un devoir pour tout bon citoyen. »

Les lois sanitaires empiètent parfois sur la liberté personnelle, mais c'est pour servir l'intérêt général. Le respect de la liberté individuelle ne peut aller jusqu'à permettre des actes dangereux pour la santé d'autrui. Par exemple, une personne qui se refuse à l'obligation de la vaccine peut devenir pour son entourage un dangereux foyer de variole.

Les lois hygiéniques sont donc utiles non seulement à la protection de l'individu, mais au développement de la race. De plus, en diminuant la mortalité, elles agissent sur la puissance et la prospérité de l'État. En France, où la natalité est faible, ce n'est que par des lois hygiéniques bien étudiées et strictement appliquées qu'on peut espérer obtenir une augmentation suffisante de la population, et sans cette augmentation notre pays diminuera peu à peu d'importance. Ces lois, quoique parfois gênantes, sont donc bien légitimes.

La peur du microbe. — L'hygiène et la morale. — Aux conditions que nous venons d'étudier et qui nous permettent d'éviter les maladies contagieuses, il n'est peut-être pas inutile d'en ajouter une autre : le *raisonnement*. Certaines personnes, en effet, très préoccupées de leur santé, ayant une crainte un peu enfantine des microbes, ne boivent, par exemple, que des eaux minérales ; mais, d'autre part, elles font leur toilette, se lavent les dents avec de l'eau de Seine, et consomment des légumes crus lavés avec le même liquide ; — ou bien elles obligent leurs domestiques à mettre des gants propres pour tenir leurs objets personnels, et cependant elles mangent le beurre, le fromage et bien d'autres mets qui, exposés aux étalages de l'épicier et du crémier, se sont couverts des microbes les plus virulents.

De même, faute de raisonnement, certaines personnes ont une peur exagérée du microbe. On recommande, et l'on a raison, les précautions les plus minutieuses à tous ceux qui se trouvent en contact avec des tuberculeux : de là nombre de gens ont conclu qu'il fallait fuir jusqu'au voisinage des personnes atteintes de maladies contagieuses. Telle personne qui, naguère, eût exposé sa vie, sans une seconde d'hésitation, en soignant des malades dangereux, prend peur aujourd'hui, à force d'avoir entendu parler du péril de la contagion, même quand elle se trouve en présence d'un cas où l'hygiène la plus élémentaire garantit l'immunité.

Sans doute, il est bien que la crainte de la contagion s'éveille partout, mais à la condition que partout aussi pénètre la confiance dans les précautions recommandées par l'hygiène, et que nulle part ne s'affaiblisse le sentiment de compassion à l'égard de ceux qui souffrent. Avant les découvertes scientifiques récentes, celui qui soignait un malade courait de grands risques ; il n'en court presque plus aujourd'hui s'il observe raisonnablement quelques règles élémentaires.

La science et l'hygiène ne sont donc pas les adversaires de l'altruisme et de la charité, puisqu'elles les facilitent en les rendant moins dangereux ; elles n'ont pas tué ce besoin naturel qu'a tout homme de cœur de venir en aide aux malades. Il ne faut ni dire, ni laisser dire, que si les hygiénistes font aux microbes nuisibles une guerre active, ils ont permis, au contraire, le développement de celui qu'on a appelé le microbe de l'égoïsme. Dire que les progrès de l'hygiène sont en opposition avec la morale est une absurdité contraire à la raison. Quant à nous, nous croyons que dans le monde actuel la science crée des conditions nouvelles à la vie sociale et à la vie morale, et que par suite elle nous impose des devoirs nouveaux. Et c'est à bien faire comprendre ces conditions que nous devons nous appliquer, afin d'aider nos semblables à mieux s'adapter aux obligations morales de cette vie nouvelle.

RÉSUMÉ

Les immortelles découvertes de Pasteur ont montré que les *maladies contagieuses* étaient dues à des parasites infiniment petits qui se développent dans l'organisme et qui peuvent transmettre les maladies en passant d'un individu malade à un individu sain.

L'inoculation est la pénétration des germes dans le sang. Elle peut se faire par les *voies digestives* (Charbon), par les *voies respiratoires* (diphtérie), ou **par la** *peau* (paludisme.)

Une maladie contagieuse : le Charbon. — Le *Charbon* s'attaque surtout aux Moutons. Pasteur a montré que le microbe était bien *la cause de la maladie* en inoculant celle-ci à un Mouton sain, et qu'il était aussi *la cause de la contagion.*

Pour que les microbes se développent dans l'organisme, il faut que ce dernier soit un terrain favorable, qu'il présente, comme on dit, une certaine *réceptivité.*

On peut combattre préventivement le Charbon à l'aide du *vaccin* obtenu par une culture du Bacille maintenue à une température de 42° pendant 8 jours.

Les animaux vaccinés résistent à la maladie parce que leurs *phagocytes* digèrent les microbes infectieux.

Principales maladies contagieuses. — Les principales sont :

La DIPHTÉRIE, qui se présente sous deux aspects : *angine couenneuse* et *croup.* Dans les deux cas des *fausses membranes* se développent qui obstruent les voies respiratoires, et de plus le Bacille sécrète une *toxine* qui produit une sorte de paralysie et arrête les mouvements respiratoires. On a découvert un *sérum* qui, injecté dans le sang d'un malade diphtérique, amène la guérison (*sérothérapie*). Ce sérum peut aussi agir préventivement ;

Le TÉTANOS, maladie à rapprocher de la diphtérie par l'action de son microbe, qui sécrète aussi une toxine. Il existe un *sérum antitétanique* ;

Le PALUDISME, dû à un parasite animal qui se développe dans les globules rouges du malade. Il est transmis par un Moustique, l'*Anophèle*, qui transporte le parasite en suçant le sang d'un malade et en l'inoculant, par sa piqûre, à une personne saine. Pour lutter contre cette maladie, il faut : 1° éviter les piqûres de Moustiques ; 2° faire disparaître les eaux stagnantes où se reproduisent ces Insectes ;

La FIÈVRE JAUNE, qui est également transmise par un Moustique, le *Stegomyia* ;

La PESTE, qui l'est par les Puces ; et la MALADIE DU SOMMEIL, par la Mouche Tsé-Tsé ou *Glossine.* Il est donc nécessaire de faire la guerre aux Insectes ;

La VARIOLE, qui est très contagieuse. Le moyen de se préserver de cette maladie se résume en deux mots : *vaccination* et *revaccination.* La vaccination se fait par deux procédés : la *vaccination jennérienne* ou *de bras à bras*, et la *vaccination animale*, qui est préférable ;

La VARICELLE, qui est peu grave et confondue parfois avec la variole;

La ROUGEOLE, qui est des plus contagieuses et qu'il est difficile d'éviter ;

La SCARLATINE, qui est surtout contagieuse pendant la convalescence, à cause de la desquamation de la peau qui éparpille les germes autour du malade ;

La FIÈVRE TYPHOÏDE, qui exige des soins méticuleux de propreté et de désinfection ;

Le CHOLÉRA, contre lequel nous nous défendons par des mesures d'hygiène internationales ;

La COQUELUCHE et les OREILLONS, qui sont très contagieux et fréquents chez les enfants ;

La MÉNINGITE CÉRÉBRO- SPINALE, qui atteint surtout les enfants et les adolescents.

La TUBERCULOSE. — C'est la plus répandue des maladies contagieuses ; elle fait annuellement en France 100 000 victimes. Elle est due à un microbe, abondant dans les crachats des malades, et qui se développe ordinairement dans les poumons. On décrit souvent la tuberculose pulmonaire sous le nom de *phtisie*.

La tuberculose est *très contagieuse* ; elle n'est pas héréditaire et elle est *curable*. La contagion se fait : 1° par les *crachats* des phtisiques, rejetés sur le sol ou sur les objets, et qui, en se desséchant, disséminent les microbes dans l'air ; 2° par le *lait* et les *viandes* provenant d'animaux tuberculeux ; 3° par *inoculation* sous la peau.

Elle est *curable* si elle est soignée dès le début.

Les principales *causes prédisposantes* sont : le surmenage, le séjour dans les villes et l'alcoolisme.

Pour lutter contre la tuberculose, il faut : 1° détruire le Bacille tuberculeux ; 2° augmenter la résistance de l'organisme.

Maladies transmises par les animaux. — Les animaux domestiques peuvent transmettre des maladies qu'ils n'ont pas en véhiculant des microbes d'un malade sur une personne saine.

Parmi les maladies qu'ils ont et qu'ils peuvent donner à l'Homme, citons :

La *rage*, commune aux animaux et à l'Homme. Chez l'Homme, elle est toujours mortelle et elle est communiquée ordinairement par le Chien enragé, dont la bave contient la toxine. La durée d'incubation de la rage est en moyenne de deux mois. Lorsqu'une personne a été mordue par un Chien enragé, il faut laver soigneusement sa plaie avec des antiseptiques et lui faire subir le plus tôt possible la *vaccination antirabique* ;

La *morve*, qui est une maladie du Cheval ; elle est caractérisée par une suppuration des fosses nasales. Elle est mortelle pour le Cheval et pour l'Homme, qui peut la prendre par inoculation ou par l'air. La *malléine* permet de reconnaître sûrement un animal atteint de la morve.

Signalons encore le *Charbon* et la *tuberculose*, qui ont été étudiés plus haut ; la *psittacose,* qui se transmet du Perroquet à l'Homme ; l'*actinomycose,* que l'Homme peut contracter par les herbes et les graines ; et enfin l'*aspergillose.*

Police sanitaire des animaux. — Elle est résumée dans la *Loi du 21 juin 1898* et dans le *Règlement d'administration publique du 6 octobre 1904.* Elle vise les maladies suivantes : *rage, peste bovine, péripneumonie contagieuse, tuberculose, clavelée, gale, fièvre aphteuse, morve, farcin, Charbon, rouget* et *pneumo-entérite infectieuse.*

Cette police repose sur les mesures suivantes : 1° *déclaration* de la maladie ; 2° *abatage* de l'animal malade ; 3° *enfouissement* du cadavre.

Moyens de se préserver des maladies contagieuses. — Pour se préserver des maladies contagieuses, il faut ou *détruire les germes* ou *augmenter la résistance de l'organisme.*

C'est par la *désinfection* que l'on détruit les microbes. Elle peut se faire : 1° par les *antiseptiques,* qui doivent varier suivant le but que l'on veut atteindre (désinfection du linge, des mains, des crachats et des selles, des locaux, etc.) ; 2° par la *chaleur,* qui est le plus sûr des désinfectants ; 3° par la *lumière,* dont certaines radiations tuent les microbes.

La *résistance de l'organisme* s'obtient par une bonne hygiène et en évitant toutes les causes de dépression de l'organisme.

La loi de 1902 sur la *santé publique* est de la plus haute utilité dans la lutte contre les maladies contagieuses. Elle contribue à diminuer la mortalité.

Certaines personnes ont une peur exagérée des microbes infectieux. On ne court presque aucun risque en soignant un malade si l'on prend les précautions indiquées par l'hygiène.

CHAPITRE III

L'ALCOOLISME AU POINT DE VUE SOCIAL

L'avenir est aux peuples sobres.

Dangers de l'alcoolisme pour la famille et pour la race. — Les effets désastreux de l'alcoolisme se prolongent au delà de l'individu : ils s'étendent à la famille et à la race, qu'ils frappent de dégénérescence. L'alcoolique ne fait donc pas tort qu'à lui-même, puisque ses enfants expient le vice de leur père. Pour s'en convaincre, il suffit de suivre pendant deux ou trois générations une famille d'alcooliques. A la première génération, la taille diminue, le désir de boire augmente, les forces physiques et intellectuelles s'affaiblissent, les maladies nerveuses apparaissent. A la seconde, les enfants naissent débiles et sont imbéciles ou idiots ; atteints d'épilepsie, ils finissent souvent par le crime, le suicide ou la folie. Quant à la troisième génération, elle disparaît sans laisser d'enfants.

Ainsi l'observation a montré que sur 761 enfants d'alcooliques, 322 étaient des dégénérés, 131 des épileptiques et 155 des aliénés. Les autres, c'est-à-dire environ le cinquième, avaient vécu en bonne santé, au moins au point de vue physique, car chez eux les tares intellectuelles ne devaient pas être rares.

On a vu d'autre part que dans les départements où la consommation de l'alcool va en augmentant, le pourcentage des « bons pour le service militaire » va en diminuant. L'alcoolisme est donc une cause de diminution de la vigueur nationale.

Il est de toute nécessité de veiller attentivement sur les enfants d'alcooliques si l'on veut atténuer chez eux les tendances morbides héréditaires. Une hygiène sévère est nécessaire pour lutter contre cette dégénérescence infantile.

Dangers de l'alcoolisme pour la société. — Dans un pays où l'alcoolisme se développe, *la natalité diminue, la mortalité augmente et les crimes et les suicides deviennent plus nombreux.*

Au point de vue de la criminalité, en particulier, on a fait la constatation suivante : parmi les détenus pour assassinat on trouve 53 % d'alcooliques, 37 % parmi les détenus pour incendie, 70 % parmi les condamnés pour mendicité et 90 % parmi les condamnés pour coups et blessures.

Il en résulte des charges énormes pour le budget de l'État, car il faut entretenir un nombre de plus en plus considérable de malades et de dégénérés dans les hôpitaux, dans les hospices, dans les asiles d'aliénés et dans les prisons.

De plus, la consommation de l'alcool représente une somme formidable prélevée en grande partie sur la classe ouvrière. En effet on consomme en France, par an, 4 millions d'hectolitres d'alcool à 50 degrés ; à 4 francs le litre, vendu au détail, cela fait 400 francs l'hectolitre et 1 milliard 600 millions de francs au total ! Ce calcul montre que l'alcoolisme nuit autant à la bourse qu'à la santé.

Enfin, rappelons que certaines peuplades primitives sont décimées par les alcools d'importation européenne. Cela se conçoit facilement, car les trafiquants vendent aux nègres des alcools à bas prix, mal rectifiés, par conséquent très toxiques ; et d'autre part les effets de l'alcool sont encore plus terribles sous les climats tropicaux que dans nos pays tempérés.

La consommation de l'alcool. — La consommation de l'alcool dans les divers pays peut nous renseigner sur le degré d'alcoolisme de leur population. Les chiffres suivants permettent de faire cette triste constatation qu'en France l'alcoolisme reste à peu près stationnaire, alors qu'il diminue sensiblement dans d'autres pays comme l'Allemagne, la Norvège et la Suède.

En 1830, un Français buvait en moyenne	1¹	
1840, —	1,5	
1860, —	2,4	d'alcool
1880, —	3,8	absolu
1890, —	4,4	par an.
1900, —	5,	
1903, —	3,8	

Si l'on fait le classement des nations européennes en prenant pour base l'alcool qu'elles consomment, aussi bien en boissons fermentées qu'en boissons distillées, la France, à cause de la grande quantité de vin qu'on y boit, occupe le premier rang, avec plus de 6¹,5 d'alcool à 100° par habitant. Mais si l'on tient compte seulement des boissons distillées (eaux-de-vie et liqueurs), la France n'occupe plus que le 5ᵉ rang, après le Danemark, qui vient en tête, puis la Belgique, la Hollande et l'Allemagne.

La consommation des boissons distillées varie beaucoup avec les régions : c'est dans la Seine-Inférieure, l'Oise et le Calvados qu'elle est le plus accusée, et c'est dans les pays vignobles qu'elle est la plus faible (*fig*. 121). Si l'on envisage seulement les villes, c'est le Havre qui tient le premier rang, avec 17¹,4 d'alcool absolu par habitant, puis Cherbourg avec 16¹,4, Rouen avec 16¹,2, et Caen avec 14¹,2. Paris n'occupe que le 18ᵉ rang avec 6¹,1.

Il faut remarquer que ces chiffres ne sont qu'approximatifs, car pour être plus près de la réalité il faudrait ajouter l'alcool qui échappe à l'estimation officielle et qui est utilisé directement par les *bouilleurs de cru*, c'est-à-dire par les propriétaires qui convertissent en eau-de-vie le produit, le cru, de leurs vignobles ou de leurs arbres fruitiers. Leur nombre est passé en vingt ans de 150000 à 900000.

Jusqu'à ces dernières années l'alcoolisme semblait se localiser dans les pays industriels et maritimes, mais avec les bouilleurs de cru et grâce aux distillateurs ambulants qui sillonnent nos campagnes, distillant les fruits et les marcs

de raisins, les paysans peuvent s'empoisonner en famille.
Les femmes s'alcoolisent comme les hommes, et de bonne

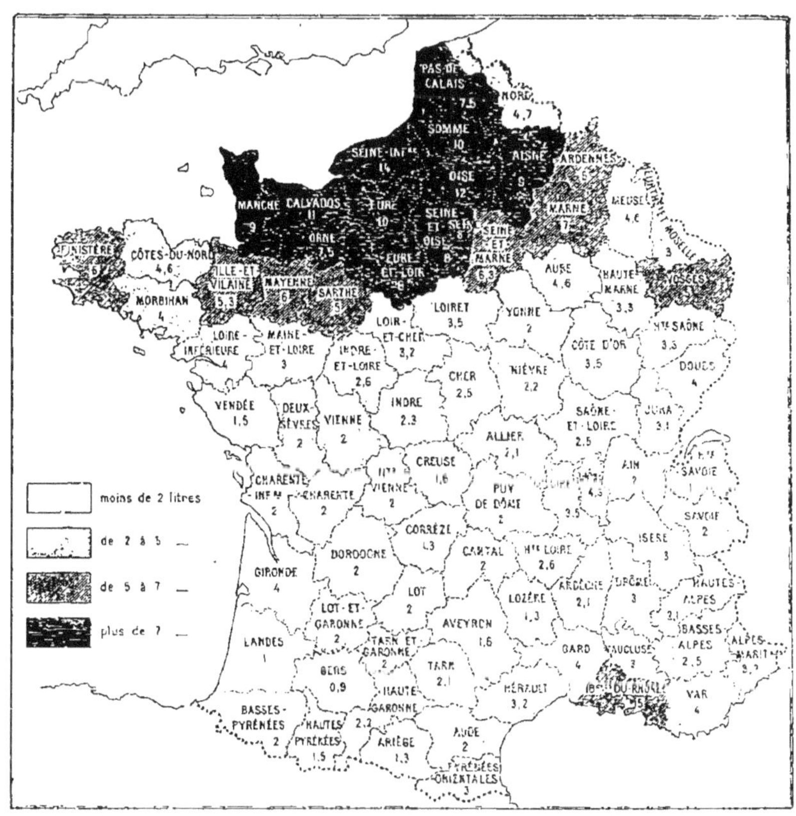

Fig. 121. — Carte de la consommation des boissons distillées
en France.

heure les enfants sont dressés à *boire la goutte*. Aussi la
population des campagnes, qui constituait comme une réserve
d'énergie pour notre pays, va-t-elle être touchée à son tour
par le poison.

La lutte contre l'alcoolisme. — L'alcoolisme étant un
péril social, la lutte contre ce fléau est devenue un devoir.
Non seulement, en effet, il empoisonne notre société actuelle,

mais il compromet l'avenir de la société de demain. N'oublions pas que « l'avenir est aux peuples sobres ».

En Suède et en Norvège on a courageusement entrepris la lutte contre ce mal, et le succès a été frappant. Les distilleries particulières ont été partout supprimées. De grandes compagnies ont seules été autorisées à distiller, mais sous un contrôle sévère, et elles n'ont aucun intérêt à favoriser la consommation de l'alcool, car tout bénéfice dépassant 5 % d'intérêt est employé par l'Etat à des œuvres de moralisation ou d'utilité publique. Aussi en Norvège ne compte-t-on plus que 21 distilleries avec un cabaret environ pour 8 000 habitants. La consommation, de 4^l par habitant en 1876, a passé à 2^l en 1892. En Suède, elle a passé de 8^l en 1874 à 4^l en 1898. Certes, c'est encore beaucoup, mais le progrès obtenu est considérable.

Deux moyens existent pour combattre l'alcoolisme : l'*intervention des pouvoirs publics* et l'*initiative des particuliers*.

1° Intervention des pouvoirs publics. — Il ne faut pas, comme on en prend trop l'habitude, se faire illusion sur elle ; mais il ne faut pas non plus la négliger. Elle peut agir par plusieurs procédés, dont les principaux sont :

Le *monopole de l'alcool*, c'est-à-dire l'alcool rectifié par l'État et vendu uniquement par lui aussi pur que possible ; mais l'alcool a beau être pur, il est quand même dangereux, et puis cette sorte de garantie de l'État ne serait-elle pas un encouragement à la consommation ?

L'*augmentation des droits sur l'alcool* (ils comprennent aujourd'hui un droit de consommation de 220 francs par hectolitre d'alcool pur, et, en outre, des droits d'entrée et d'octroi variables suivant les localités : à Paris, 415 francs au total) ;

La *loi sur l'ivresse*, qu'il suffirait d'appliquer (elle a été faite en 1873), surtout en ce qui concerne les enfants, pour en tirer un effet utile ; mais comment frapper le cabaretier qui verse le poison, alors qu'il est souvent le grand électeur, parfois même l'élu du suffrage universel ?

La diminution du nombre des cabarets serait surtout efficace. Le nombre des cabarets a, en effet, suivi une progres-
sion croissante : en 1830, il était de 280 000 ; en 1860, de
350 000 ; en 1890, de 415 000 et actuellement il dépasse 500 000,
ce qui fait un débit par 80 habitants (moins cependant qu'en
Belgique, où l'on en compte un par 39 habitants). A Paris, il
y a 30 000 cabarets, c'est-à-dire plus d'un par trois maisons.
Et encore ne comptons-nous pas les wagons-bars et autres
inventions modernes qui permettent à l'alcoolique en voyage
de continuer ses libations.

2° **Initiative des particuliers.** — L'alcoolisme étant une
sorte de *maladie de la volonté*, on luttera efficacement contre
lui par l'éducation : à l'école et après l'école, dans ce long et
dangereux intervalle qui va de l'école au service militaire,
c'est à l'instituteur qu'appartient ce rôle ; à la caserne, l'offi-
cier devra continuer, par son influence morale et par son
exemple, ce rôle d'éducateur de la jeunesse. En somme, c'est
à tous ceux qui ont eu le bonheur de recevoir de l'instruction
qu'il appartient de faire connaître les dangers de ce vice
dégradant qu'est l'alcoolisme et de servir eux-mêmes d'exemples en pratiquant la tempérance. Aussi bien, l'on ne saurait
trop louer les sociétés scolaires de tempérance, qui combattent l'alcoolisme avec efficacité parce qu'elles disposent
des moyens puissants de l'association : l'exemple, l'émulation et le respect de l'engagement tenu.

N'oublions pas que sous aucun prétexte nous ne devons
donner d'alcool aux enfants. N'imitons pas ces parents qui,
pour récompenser les enfants bien sages, leur présentent un
morceau de sucre imbibé d'alcool, alors qu'ils réservent l'eau
pour la punition.

Il faut lutter contre cette idée que les boissons alcooliques
sont indispensables à l'existence de l'Homme. Tout est prétexte à boire. « Pas de réunion de famille sans libations co-
pieuses ; pas d'affaires qui puissent se traiter autrement
qu'au café. On boit dans les circonstances les plus opposées
sans autre souci de la logique : l'hiver pour se réchauffer et

l'été pour se rafraîchir ; on boit quand on est triste et tout autant quand on est gai ; on boit quand on est riche pour dépenser son argent et quand on est pauvre pour oublier sa misère. » (LEGRIS.)

Les médecins ont un rôle important à jouer dans la lutte contre le fléau, non seulement en traitant les alcooliques et en les guérissant, ce qui n'est pas impossible, mais surtout en détournant de l'alcoolisme ceux qui en sont encore indemnes. Ils doivent montrer au peuple qu'il se trompe en cherchant dans l'alcool une force factice. Aussi sont-ils bien dans leur rôle quand ils rédigent des notions fondamentales comme celles que nous transcrivons ici et qui sont affichées depuis 1902 dans tous les établissements de l'Assistance publique de Paris :

L'alcoolisme, ses dangers.

L'alcoolisme est l'empoisonnement chronique qui résulte de l'usage habituel de l'alcool, alors même que celui-ci ne produirait pas l'ivresse.

C'est une erreur de dire que l'alcool est nécessaire aux ouvriers qui se livrent à des travaux fatigants, qu'il donne du cœur à l'ouvrage ou qu'il répare les forces ; l'excitation artificielle qu'il procure fait bien vite place à la dépression nerveuse et à la faiblesse ; en réalité, l'alcool n'est utile à personne, il est nuisible pour tout le monde.

L'habitude de boire des eaux-de-vie conduit rapidement à l'alcoolisme, mais les boissons dites hygiéniques contiennent aussi de l'alcool ; il n'y a qu'une différence de doses : l'homme qui boit chaque jour une quantité immodérée de vin, de cidre ou de bière, devient aussi sûrement alcoolique que celui qui boit de l'eau-de-vie.

Les boissons dites apéritives (absinthe, vermouth, amers), les liqueurs aromatiques (vulnéraire, eau de mélisse ou de menthe, etc.) sont les plus pernicieuses parce qu'elles contiennent, outre l'alcool, des essences qui sont, elles aussi, des poisons violents.

L'habitude de boire entraîne la désaffection de la famille, l'oubli de tous les devoirs sociaux, le dégoût du travail, la misère, le vol et le crime. Elle mène, pour le moins, à l'hôpital, car l'alcoolisme engendre les maladies les plus variées et les plus meurtrières : la paralysie, la folie, les affections de l'estomac et du foie, l'hydropisie ; il est une des causes les plus fréquentes de la tuberculose. — Enfin, il complique et aggrave toutes les maladies aiguës : une fièvre typhoïde, une pneumonie, un érysipèle, qui seraient bénins chez un homme sobre, tuent rapidement le buveur alcoolique.

Les fautes d'hygiène des parents retombent sur leurs enfants; s'ils dépassent les premiers mois, ils sont menacés d'idiotie ou d'épilepsie, ou bien encore ils sont emportés un peu plus tard par la méningite tuberculeuse ou par la phtisie.

Pour la santé de l'individu, pour l'existence de la famille, pour l'avenir du pays, l'alcoolisme est un des plus terribles fléaux.

RÉSUMÉ

L'alcool poursuit ses effets désastreux au delà de l'individu alcoolique, car il frappe la famille et la race de dégénérescence (épilepsie, folie).

Dans un pays où l'alcoolisme se développe, la natalité diminue, la mortalité augmente, les crimes et les suicides deviennent plus nombreux.

En France, l'alcoolisme semble rester stationnaire, alors qu'il diminue dans les autres pays.

L'alcoolisme est un péril social contre lequel il est du devoir de tous de réagir. Dans la lutte contre ce fléau il faut s'appuyer sur les *pouvoirs publics*, mais c'est surtout sur l'*initiative des particuliers* qu'il faut compter.

CHAPITRE IV

HYGIÈNE DE LA PREMIÈRE ENFANCE

C'est que l'enfant, c'est l'avenir, c'est l'espoir de la famille, de la race, de la patrie ; c'est lui qui doit transmettre aux générations suivantes le flambeau de la vie, comme les coureurs antiques se passaient en tombant le flambeau sacré.

Mais la tête sur laquelle reposent tant d'espoirs est bien frêle et guettée par bien des dangers. Sur 1000 de ces petits êtres accueillis avec tant de joie, près de 150 n'atteindront même pas leur deuxième année ! C'est parce que l'hygiène de l'enfance est insuffisamment connue des futures mères de famille que tous les jours des innocents meurent par centaines. Beaucoup d'entre eux certainement auraient pu être sauvés par une observation plus rigoureuse des règles de l'hygiène et sont victimes de l'ignorance de ceux qui les entourent ; parmi ceux qui, plus résistants, survivent, il y en a beaucoup aussi malheureusement qui resteront débiles pendant toute leur vie, parfois même infirmes, faute de soins éclairés dans les premiers moments de leur existence. Aussi indiquerons-nous les soins et précautions à prendre dès le premier jour et la première heure pour préserver de tout danger ces petits êtres à la fois si précieux et si fragiles.

La première journée de bébé. — Quand un bébé fait son entrée dans le monde, il a besoin d'être bien nettoyé. On lui frictionne d'abord tout le corps légèrement avec un morceau de flanelle imbibée de jaune d'œuf ou d'huile d'olive et on lui donne ensuite un *bain tiède* à la température de 37°. Pour le mettre dans le bain on le prend avec précaution, la main gauche placée sous les épaules, la droite sous ses petites fesses et on l'introduit ainsi doucement dans l'eau. La première main soutient toujours la tête hors de l'eau (*fig.* 123), tandis que l'autre lave bien tout le corps, *sauf la figure*, avec une éponge fine. Cela doit être fait rapidement.

Il ne faut jamais mettre un enfant dans l'eau avant de s'être assuré que cette eau n'est pas trop chaude.

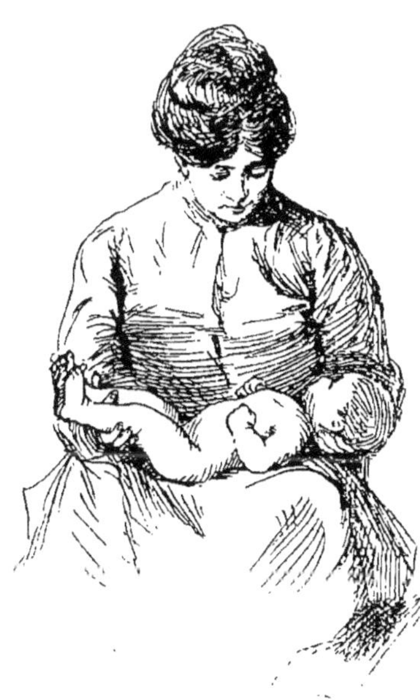

Fig. 122. — Manière de soulever un bébé.

En retirant l'enfant de l'eau, on l'enveloppe dans une serviette chaude, car il ne faut pas oublier que *le froid est l'ennemi du nouveau-né*. Puis quand il est habillé, ou tout de suite en le protegeant par une bonne couverture, on procède à la toilette de la figure avec de l'eau bouillie et un

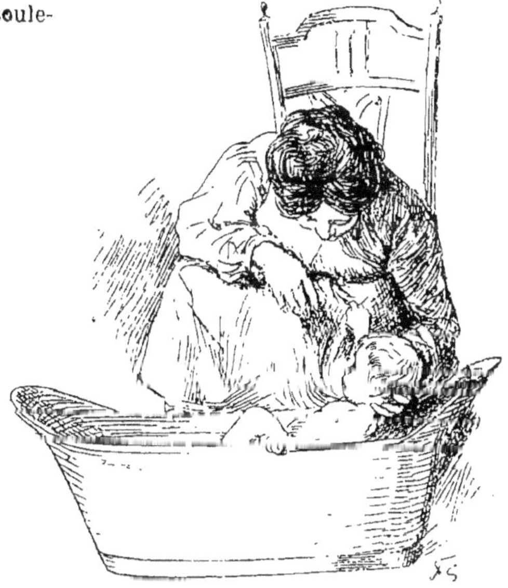

Fig. 123. — Manière de soutenir un bébé dans le bain.

tampon d'ouate hydrophile. On lave les yeux, également avec des tampons d'ouate trempée dans l'eau bouillie boriquée ; ces tampons sont jetés ou brûlés aussitôt après. On doit observer les mêmes précautions les jours suivants. On ne saurait prendre trop de soins pour assurer la propreté des yeux des jeunes enfants (voir chapitre VII, page 102). De l'eau sale, une éponge malpropre, suffisent pour causer de graves accidents, qui peuvent en quelques jours rendre les bébés aveugles.

Quand bébé a reçu tous les soins nécessaires et que sa toilette est complète, on le couche bien chaudement, et il fait généralement un bon somme avant de réclamer son premier déjeuner.

§ 1. — Soins à donner aux nouveau-nés.

Ces soins ont surtout rapport à la *propreté*, à l'*habillement* et au *coucher*.

Propreté. — Tous les matins, on fera prendre un bain à l'enfant, en opérant de la manière que nous avons précédemment indiquée. On ne le laisse que quelques minutes dans l'eau, et dès qu'il y est, on commence par lui laver la tête ; avant de l'en sortir on lui verse rapidement sur les épaules un pot d'eau, ou on l'asperge avec une grosse éponge : c'est un bon stimulant. En l'essuyant, on lui frictionne bien le dos et les reins et on le sèche rapidement.

A défaut de baignoire spéciale pour les bébés, on peut utiliser le vase connu sous le nom de *bain de pieds*. Mais dans tous les cas, il faut que le vase soit d'une propreté rigoureuse.

En plus de ce bain, l'enfant devra être lavé dans la journée toutes les fois qu'on le changera de couches, afin qu'aucune substance irritante ne reste en contact avec sa peau ; on évitera ainsi les rougeurs, les coupures, etc. Quand l'enfant est très gras, il est souvent utile, après l'avoir essuyé, de mettre dans les replis de sa peau un peu de poudre de talc, de préférence à l'amidon qui peut fermenter.

Il est nécessaire de changer les bébés aussitôt qu'ils sont mouillés ou salis ; il faut pour cela une surveillance constante. Assez souvent on s'aperçoit, à l'humidité et à la chaleur tiède des maillots, que l'enfant a accompli ses fonctions. D'autres fois, c'est la physionomie qui se modifie, même pendant le sommeil : le bébé remue, son front se plisse, puis, un peu après, son visage s'épanouit. La fonction est accomplie ; on peut alors procéder au changement ; si l'enfant dort, on attend son réveil.

Dès que le bébé a quelques mois, on peut commencer à le tenir à intervalles réguliers sur un petit vase, de manière à lui donner de bonnes habitudes et à *le rendre propre* le plus vite possible. Cette régularité sera excellente pour sa santé.

Habillement. — L'habillement du nouveau-né doit, tout en le préservant du froid, lui laisser la liberté de ses mouvements.

Pour habiller un bébé, on commence par lui passer une *chemisette* en toile fine, qui doit être courte pour ne pas être mouillée et assez large pour croiser par derrière. Par-dessus, on met une *brassière* de flanelle (*fig.* 124), puis

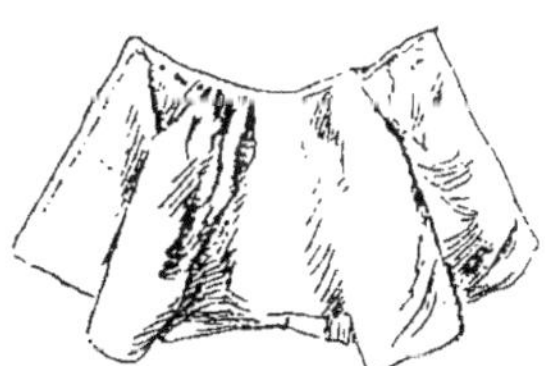

Fig. 124. — Brassière.

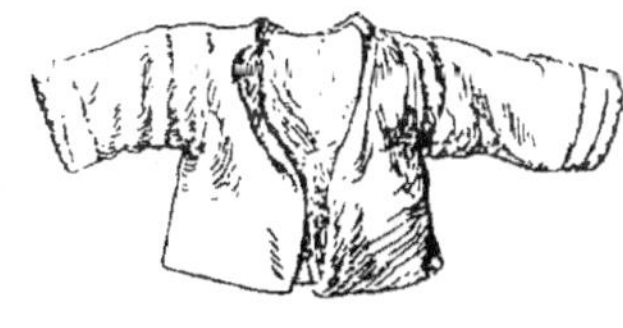

Fig. 125. — Brassière et chemisette préparées pour être passées.

une autre, plus large, en piqué. Ces diverses pièces ont été introduites à l'avance l'une dans l'autre (*fig.* 125), de manière qu'on puisse les passer toutes trois en une seule fois. Il est malaisé d'entrer les bras de l'enfant dans les manches. On peut y arriver de la façon suivante : la maman introduit trois doigts de sa main droite dans l'extrémité de la manche et avec sa main gauche saisit le bras du bébé et dirige sa petite main vers les doigts de sa main droite à elle, qui la prennent et la fixent. On peut aussi coiffer la main de l'enfant d'un cornet en papier assez fort sur lequel la manche glissera facilement (*fig. 127*).

Le ventre de l'enfant est entouré d'une bande de toile, entourée elle-même d'une bande de flanelle. Après les premiers jours, on ne laisse que cette dernière.

On peut compléter l'habillement soit avec un *maillot*, soit *à l'anglaise*.

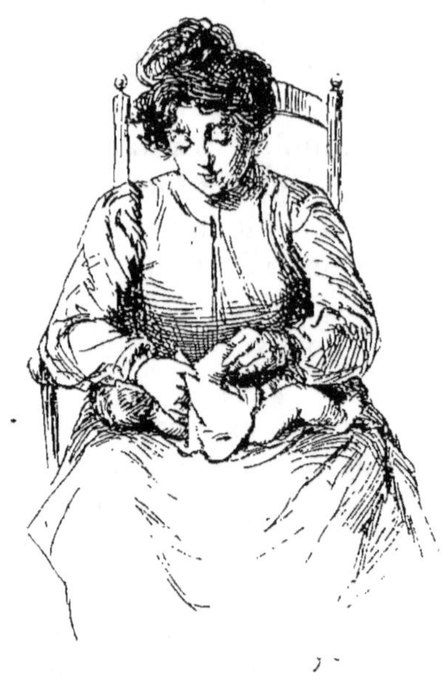

Fig. 126. — On passe les manches.

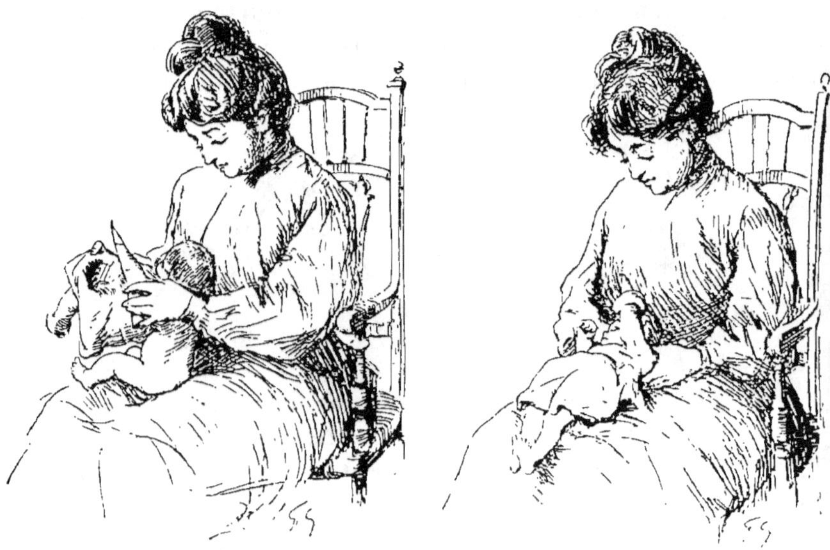

Fig. 127. — Manière ingénieuse de passer les manches.

1° **Emmaillotement.** — Le maillot se compose d'une couche, d'un lange de coton et d'un lange de laine. Pour

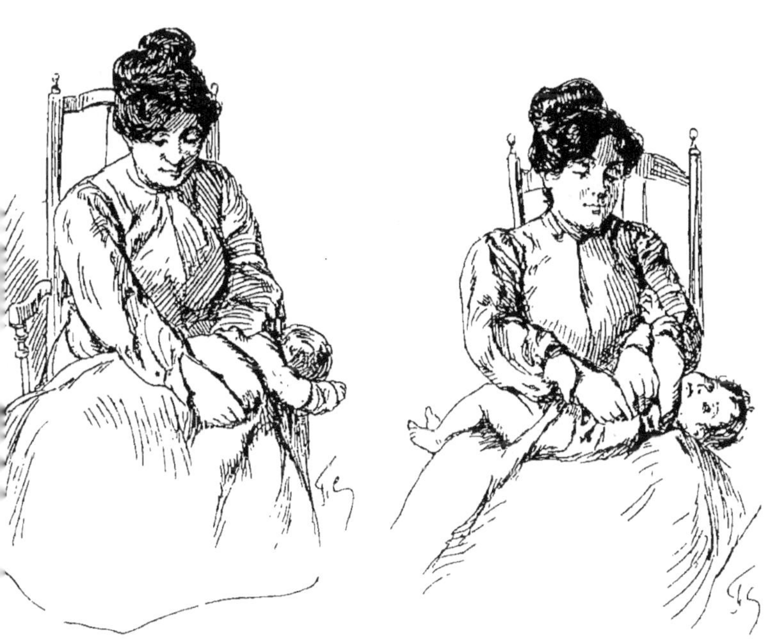

Fig. 128. — Application de la couche et des langes (bébé sur le ventre).

Fig. 129. — Bébé sur le dos (on ferme la couche).

emmailloter un enfant, on le met à plat ventre sur les genoux de sa mère puis on étend sur lui une couche de toile fine et au-dessus les deux langes (*fig.* 128). On le retourne (*fig.* 129) et on dispose la couche de manière qu'elle entoure le ventre et enveloppe chaque jambe séparément. On attache alors le lange de dessus avec des épingles de nourrice (*fig.* 130), mais sans le serrer, de manière à ne pas comprimer l'estomac et à ne gêner ni la circulation, ni la respiration.

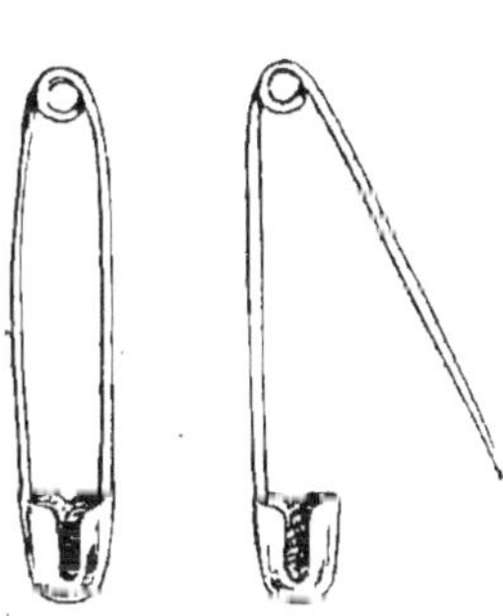

Fig. 130. — Épingles de nourrice.

Le bord de la couche et des langes doit être placé sous les bras un peu au-dessous du creux de l'aisselle, pour ne pas gêner les mouvements des bras. Il faut aussi veiller à ce que les langes ne soient pas repliés trop courts, afin que les jambes puissent remuer. Dans son maillot (*fig.* 131) l'enfant ne doit pas être emprisonné, car nous ne sommes plus au

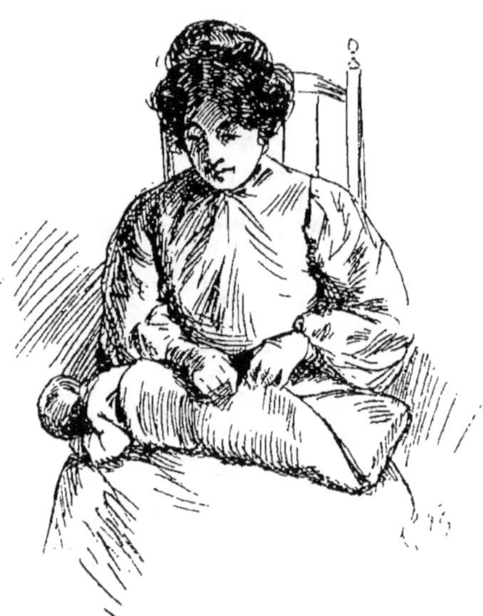

Fig. 131. — L'emmaillotement est terminé.

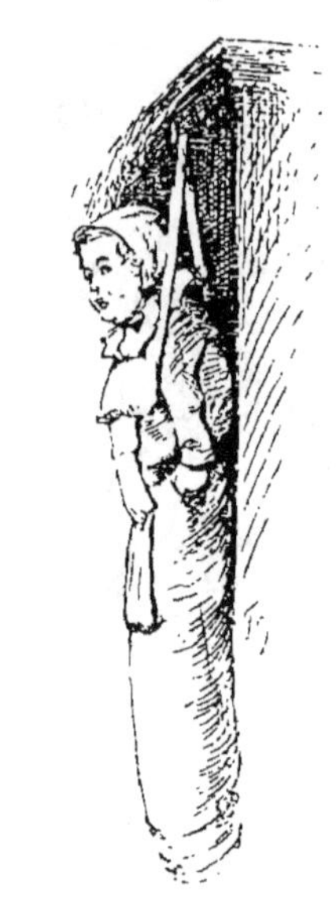

Fig. 132. - Bébé accroché à un clou.

temps où on le *saucissonnait* en le roulant dans une bande pour aller ensuite l'accrocher à un clou dans la chambre (*fig* 132).

2° **Habillement à l'anglaise.** — C'est aussi l'habillement moderne français. Après avoir passé la chemisette et la brassière, on met un petit *corset* en étoffe souple (*fig.* 133) et qui se ferme à l'aide

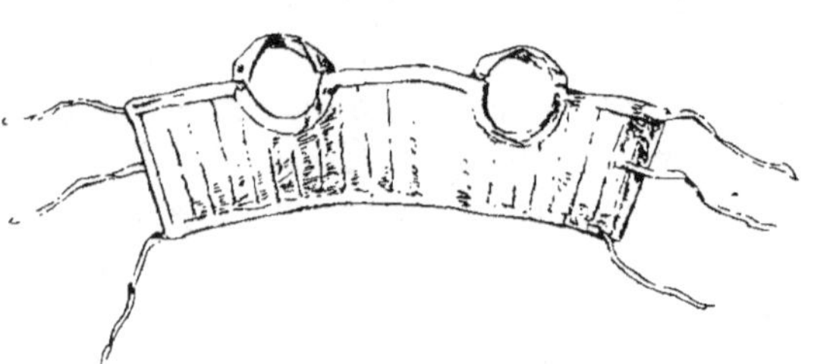

Fig. 133. — Petit corset souple.

de cordons ou de boutons. On met ensuite à l'enfant une

couche placée en triangle dont la pointe revient en avant

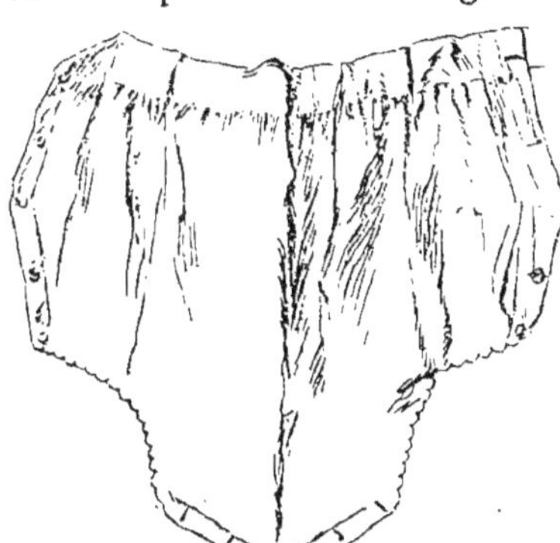

Fig. 134. — Culotte de flanelle.

entre les cuisses, puis une petite *culotte* de flanelle (*fig.* 134) ou de piqué. Les jambes sont tenues au chaud

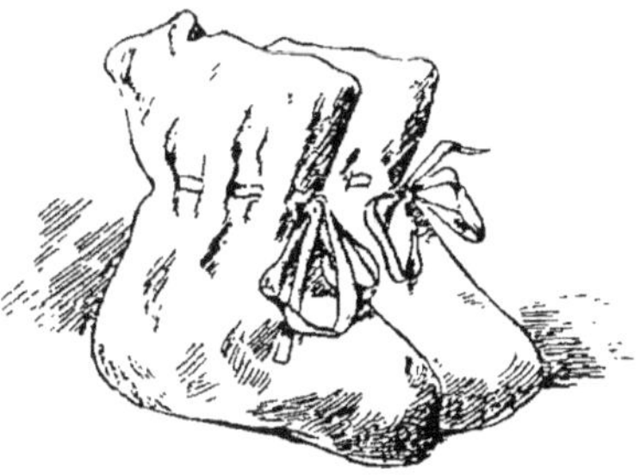

Fig. 135. — Chaussons.

par des bas et des chaussons de laine (*fig.* 135). On passe enfin au bébé une longue

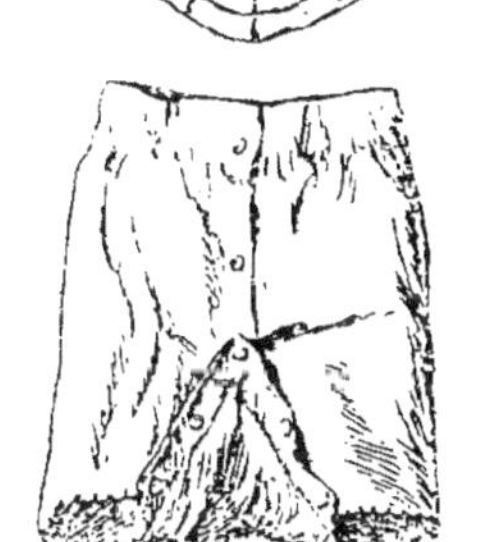

robe de flanelle ou cache-maillot (*fig*. 136).

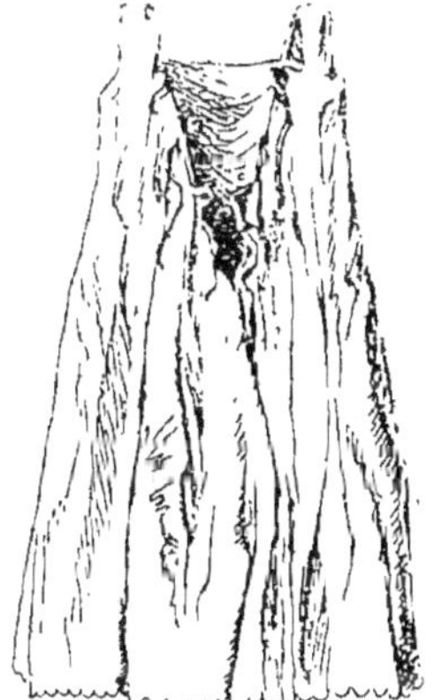

Fig. 136. — Robe sans manches.

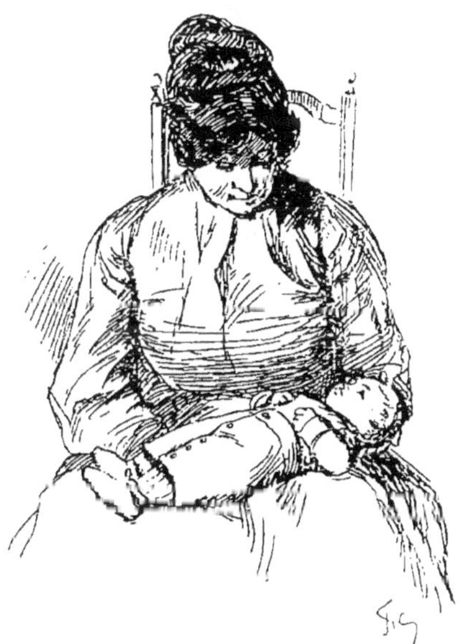

Fig. 137. — Bébé en culotte et en chaussons.

En France, on emmaillote généralement pendant les premiers mois et on habille à l'anglaise ensuite (*fig.* 137). Vers le 7ᵉ ou le 8ᵉ mois, on commence à chausser l'enfant de petits souliers chauds et bien souples. A son petit corset de coutil on attache les cordons de ses bas pour qu'il ait toujours les jambes bien protégées. Quand il commence à marcher, on diminue la longueur de ses robes. A la maison il n'est jamais nécessaire, même en hiver, de lui mettre un bonnet. Mais on doit toujours tenir bien au chaud la poitrine, le ventre et les pieds, qui sont les parties les plus sensibles à l'action du froid.

Les vêtements d'un enfant doivent être souples et chauds, surtout pendant le sommeil. Ils doivent toujours laisser aux mouvements une entière liberté et ne jamais comprimer la poitrine ni le ventre.

Le coucher. Le berceau. — Le sommeil est aussi nécessaire à l'enfant que la nourriture. Pendant les premiers jours, un bébé bien portant dort presque tout le temps dans les intervalles de ses tétées ; il reste ensuite éveillé quelques heures, et le temps consacré au sommeil va en diminuant graduellement. Mais tant qu'un enfant n'a pas atteint trois ou quatre ans, il est très utile de lui faire faire un somme dans la journée.

Le sommeil étant une si bonne chose, on doit naturellement chercher à faire disparaître toute cause d'insomnie. Si un enfant ne dort pas, cela tient presque toujours à une des raisons suivantes : il digère mal, il est gêné par des langes salis, ou il a froid. Il faut rechercher la cause d'insomnie et

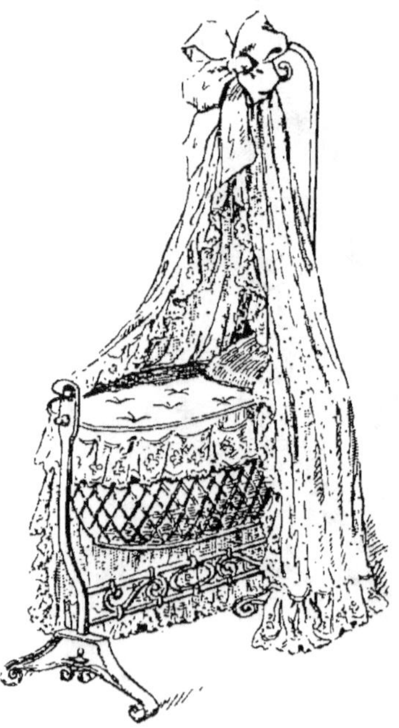

Fig. 138. — Berceau.

s'efforcer d'y porter remède ; mais on ne doit pas bercer le bébé, car en l'agitant on pourrait bien le calmer, même l'endormir, mais non faire disparaître la cause de ses cris.

Un enfant ne doit jamais coucher avec une grande personne ; il doit avoir son *berceau* ou son petit lit à lui et y rester. Autrement il risquerait d'être étouffé pendant la nuit, à moins que la personne qui l'aurait près d'elle ne reste elle-même constamment éveillée, ce qui serait une fatigue bien inutile. En outre, dans son lit l'enfant jouit d'un air plus pur et n'est pas empoisonné par l'air vicié d'une autre respiration.

Le *berceau* (*fig.* 138) est ordinairement fait pour qu'on puisse le balancer, et les mamans s'ingénient à le rendre doux et confortable. Mieux vaudrait qu'on ne puisse le balancer, car le bébé a si vite pris de mauvaises habitudes qu'au bout de quelques jours il ne pourrait plus dormir sans être bercé.

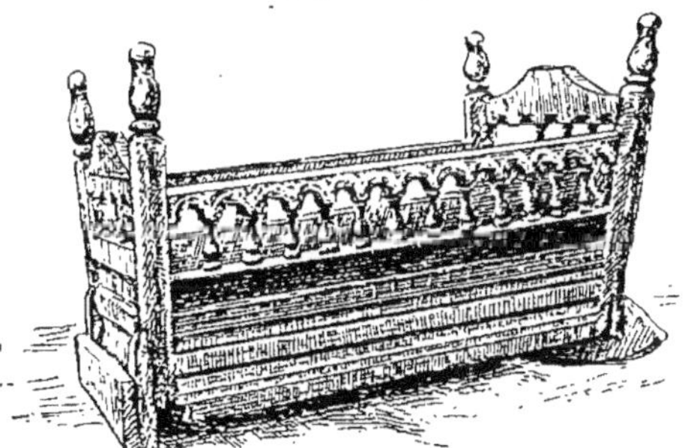

Fig. 139. — Berceau de Bretagne.

De préférence le berceau doit être métallique et non en osier, ni en bois (*fig.* 139), car il est alors difficile à nettoyer et donne abri à des Insectes qui peuvent piquer l'enfant. Il est préférable aussi qu'il soit garni d'une paillasse faite de feuilles de Fougères ou de paille d'Avoine, et d'un oreiller de crin. La paillasse sera protégée par un feutre ou une toile cirée sur laquelle on place un lange.

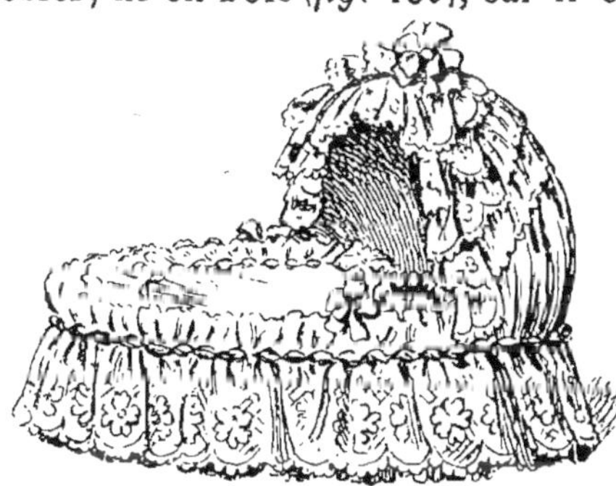

Fig. 140. — Moïse.

On se sert parfois d'une couchette supplémentaire, le

moïse (*fig.* 140), petit panier garni d'une paillasse de balle d'Avoine, d'un feutre et d'un lange, et dans lequel on dépose le bébé, à certaines heures, pour le transporter à côté de sa maman qui travaille, sur une table par exemple. De cette façon on ne donne pas à l'enfant la mauvaise habitude d'être toujours sur les genoux ou dans les bras.

On couche l'enfant tout habillé dans son lit, en ayant soin

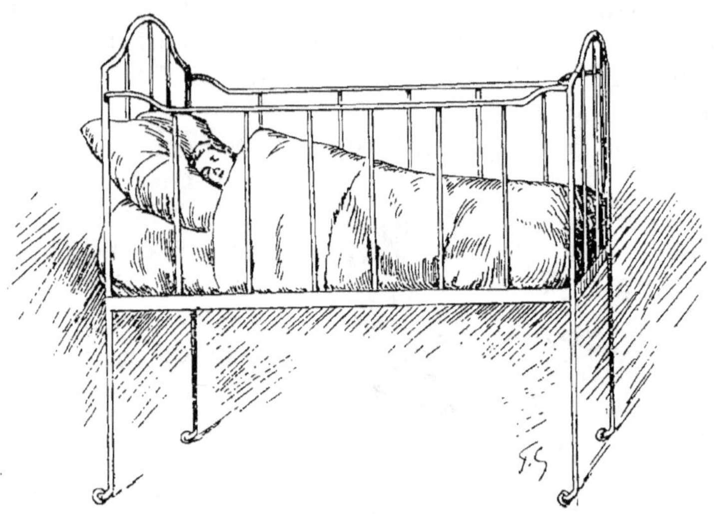

Fig. 141. — Bébé dans son lit (couché sur le côté).

de le placer *sur le côté* (*fig.* 141), et pas toujours sur le même côté, car l'abus d'une même position déformerait son corps si souple. Bien des personnes ont la figure de travers parce que, dans leur enfance, elles ont été toujours couchées sur le même côté

Couché sur le dos, l'enfant risquerait de s'étouffer ; souvent, en effet, il rejette en dormant du lait caillé, et les caillots conservés dans sa bouche peuvent retomber dans sa gorge et l'étouffer. Si, au contraire, l'enfant est couché sur le côté, ces matières s'échapperont par le coin de sa bouche et l'air continuera de pénétrer dans ses poumons.

On place sur lui des couvertures plus ou moins chaudes suivant la saison et on le préserve du froid avec des boules d'eau chaude. C'est une précaution indispensable pour les nouveau-nés, à moins que la température extérieure ne soit très élevée.

La température de la chambre où dort l'enfant doit être d'environ 15 à 18°. Le froid et la chaleur excessive sont également dangereux.

Il faut que l'air de cette chambre soit fréquemment renouvelé. Les enfants, qui se développent vite, ont la respiration fréquente ; plus encore que les adultes, ils ont besoin d'air pur. Pour cette raison on ne mettra pas de rideaux au lit, à moins qu'il ne fasse très froid, et dans ce cas on ne les fermera pas complètement.

§ 2. — Alimentation des nouveau-nés.

La meilleure nourriture pour un enfant est évidemment le lait de sa mère. La composition chimique de ce lait est d'abord parfaitement adaptée aux besoins du bébé ; en outre, il est toujours à la même température et, passant directement de la mère à l'enfant, il ne subit aucune altération et ne reçoit aucune souillure. Si la mère est saine, il est donc suffisamment stérile. Aucune autre nourriture ne présentera pour l'enfant les mêmes avantages. Aussi une mère vraiment digne de ce nom se fera-t-elle toujours une loi de nourrir son enfant. Elle ne renoncera à accomplir ce devoir, qui sera en même temps pour elle une source de profondes satisfactions, que dans des circonstances exceptionnelles, par exemple si elle est de santé très délicate, d'hérédité nerveuse, ou bien si le lait lui fait entièrement défaut. Dans ces cas heureusement rares (environ 2 fois sur 100), il faut, ou bien se procurer une nourrice, ou bien, si l'on ne peut ou ne veut en avoir une, recourir à l'allaitement artificiel. Nous allons étudier successivement ces différents modes d'alimentation.

Allaitement maternel. — En général le lait de la mère n'est monté complètement que le troisième jour. Cependant il ne faut pas attendre aussi longtemps pour donner à téter au bébé, car les seins s'engorgeraient, la succion deviendrait difficile pour l'enfant et douloureuse pour la mère. On pourra par exemple, si le bébé est arrivé le soir, lui donner sa première tétée le lendemain matin. Dans tous les cas, il ne faut pas auparavant lui donner à boire de l'eau sucrée ou de l'eau de fleur d'oranger, comme on le fait souvent, car alors, s'il éprouve quelques difficultés à faire venir le lait, il se rebute très vite, tandis qu'il persiste s'il a vraiment soif.

Tout ira généralement très bien si la maman a eu la sage précaution de préparer ses seins à l'avance en trempant chaque jour les mamelons quelques minutes dans l'eau-de-vie, ce qui rendra les premières succions moins douloureuses et évitera les crevasses. Durant la tétée, il faut que la maman maintienne le sein de façon qu'il ne s'applique pas contre les narines du bébé, ce qui empêcherait celui-ci de respirer. Quand le fait se produit, le bébé renverse la tête brusquement en arrière, en criant et en rejetant du lait.

Le lait sécrété les premiers jours est un liquide particulier qui a des propriétés purgatives et débarrasse le bébé de selles d'un vert noirâtre. Le lait prend ensuite sa composition normale et sa richesse va en augmentant pendant les premiers mois, de manière a être en rapport avec les besoins de l'enfant. Il y est du reste généralement très bien approprié, de sorte que tel enfant qui prospère avec un lait maternel faible à l'analyse, se développe moins bien avec un lait normal et plus riche.

Mais la qualité du lait n'est pas la seule chose nécessaire à la santé de l'enfant. La *régularité* dans les repas est presque aussi importante. On est trop souvent tenté, dès qu'un enfant crie, de chercher à l'apaiser en lui offrant le sein. S'il n'avait pas réellement besoin de nourriture on lui donne une indigestion et ses cris redoublent ; si ce régime est continué, l'enfant aura bientôt une dilatation d'estomac. Il sera d'ailleurs mal alimenté, car il vaut mieux qu'il boive moins souvent et plus longtemps, le lait qui vient à la fin des tétées étant de beaucoup le plus riche. Et puis si bébé crie dans son berceau, la nuit, et que rien ne le gêne, ni ne le pique, et si l'on s'est assuré qu'il n'est pas sali, il faut le laisser **crier** ; il finira par s'endormir. L'éducation des enfants doit commencer dès la naissance.

Avant et après chaque tétée, il est bon de **laver** le bout du sein avec un tampon de coton hydrophile imbibé d'eau bouillie tiède.

En règle générale, on doit donner aux bébés les premiers jours une tétée toutes les deux heures, en les habituant à observer la nuit un plus long intervalle (de 6 à 8 heures), pendant lequel la maman se reposera. La durée de chaque tétée doit être d'un quart d'heure environ. Au bout de trois mois, on porte graduellement l'écart entre les tétées à 2 heures 1/2, puis à 3 heures, la quantité de lait absorbée à chaque tétée allant naturellement en augmentant.

Quelques enfants très délicats ont besoin de boire plus souvent, mais très peu à la fois. D'autres, robustes, font de bons sommes qu'il est prudent de respecter et boivent à des intervalles plus éloignés. L'essentiel est de ne pas bourrer l'enfant à tout propos et hors de propos, de laisser à son estomac un peu de repos.

La production lactée varie pendant la lactation avec les besoins de l'enfant ; mais à partir du 9° mois le lait devient moins riche. C'est une indication qu'il faut commencer à *sevrer* l'enfant. D'ailleurs, dès le septième mois il commence à pouvoir digérer un peu de féculents ; on a donc pu lui donner déjà quelques bouillies légères. A partir du neuvième mois, on essaiera de l'habituer à boire du lait au verre ou à la cuiller, on lui donnera des bouillies un peu plus substantielles et en même temps on diminuera le nombre des tétées. On le prépare ainsi graduellement au sevrage définitif, pour lequel il est parfois nécessaire de séparer l'enfant de la mère pendant quelques jours.

Si la mère se porte bien et que l'enfant soit souffrant ou débile, on pourra prolonger l'allaitement jusqu'à l'âge d'un an. Mais c'est une limite extrême ; en la dépassant, *on nuirait à la santé de l'enfant autant qu'à celle de la mère*. En tous cas, on ne doit changer la nourriture de l'enfant ni pendant les grands froids, ni surtout pendant les grandes chaleurs.

Les nourrices. — La *nourrice* est une femme qui allaite l'enfant d'une autre pour gagner de l'argent. Quand on veut prendre une nourrice, il faut la faire examiner soigneusement par un médecin et ne confier son enfant qu'à une femme saine et robuste. On la choisira de manière que son lait ne soit pas trop vieux. Autant que possible on tâchera d'avoir une femme très propre, d'humeur douce et égale. Les règles que nous avons données pour l'allaitement maternel s'appliquent également quand il s'agit d'une nourrice. Il va sans dire que la mère prendra toujours une part active aux soins et à la surveillance de l'enfant.

Tout ceci est bon pour l'enfant dont les parents peuvent payer cette alimentation. Mais ce n'est pas sans angoisse que l'on songe au malheureux enfant de la nourrice, privé du lait et des soins de sa mère. Le plus souvent, *il devient malade et meurt.* C'est que « le lait et le cœur d'une maman ne se remplacent jamais ».

Aussi lorsqu'on rencontre sur les promenades publiques une de ces majestueuses nourrices luxueusement enrubannées, on ne peut s'empêcher de songer qu'il y a là-bas, au pays, un pauvre petit être souffrant, mort peut-être. Et comme la vie de tout être humain est une chose sacrée, on pense alors qu'il y a deux mères coupables : la nourrice qui abandonne son enfant et celle qui achète le lait appartenant à un autre.

Allaitement artificiel. — Quand on ne peut pas ou ne veut pas avoir de nourrice, il faut recourir à l'allaitement artificiel. Le lait d'ânesse est celui qui se rapproche le plus du lait de la femme, mais il n'est pas commode à se procurer ; aussi emploie-t-on ordinairement le lait de vache, qui est le plus abondant et dont on s'approvisionne facilement On le donne généralement en *biberons*, car la bouche de l'enfant est conformée pour la succion. Mais il faut absolument proscrire le biberon à long tube, dont le nettoyage est impossible ; on adapte simplement à une bouteille une tétine de caoutchouc qui forme comme un mamelon artificiel.

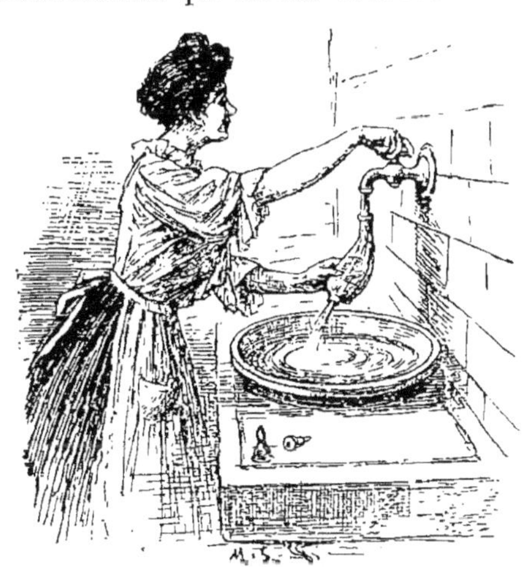

Fig. 142. — Nettoyage du biberon.

Ce qu'il faut rechercher dans un biberon, c'est la simplicité du nettoyage (*fig.* 142). A ce point de vue tous les biberons à tube sont dangereux, car ils deviennent vite des terrains favorables au développement des microbes. Le biberon et la tétine devront être laissés dans l'eau bouillie jusqu'au moment de l'emploi ; alors on y mettra la quantité de lait nécessaire à un repas et l'on devra surveiller le bébé pendant la durée de son repas de façon qu'il ne tète pas en glouton, car il digérerait mal. Le bébé qui tète son biberon doit, comme celui qui tète sa maman, consacrer environ un quart d'heure à son repas.

On peut aussi donner le lait à l'aide d'une cuiller (*fig.* 143), mais on devra alors plonger celle-ci dans l'eau bouillante afin de détruire les microbes, puis, *sans l'essuyer* (le linge

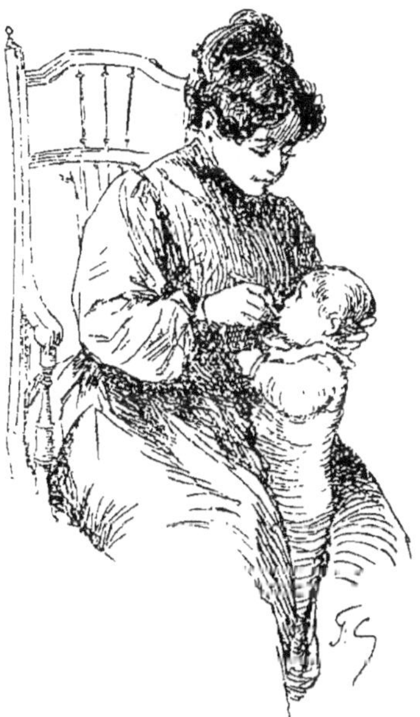

Fig. 143. — Le repas de bébé (alimentation à la cuiller).

pouvant contenir des microbes), la remplir de lait et la porter à la bouche du bébé dont on aura pris soin de relever la tête afin qu'il *n'avale pas de travers*.

Le lait de vache n'a pas la même composition que le lait de femme, il est plus riche en substance azotée et moins sucré. Aussi, les premiers jours, le coupe-t-on de moitié eau, en l'additionnant d'un peu de sucre (un morceau ordinaire pour un litre); ensuite on ne met plus qu'un tiers d'eau et à 6 mois on peut le donner pur. L'eau que l'on ajoute au lait doit toujours être bouillie.

Le lait sera toujours donné chaud, à la température de 37° environ. Ce lait a le grand inconvénient de passer par beaucoup d'intermédiaires ; aussi est-il fréquemment altéré ou souillé de germes, même si les vaches sont saines. On ne peut donc pas se borner à faire tiédir le lait au moment de le donner au bébé. Il est plus prudent de le débarrasser des germes et de prévenir autant que possible les causes d'altération dès qu'on le reçoit. Pour cela on peut employer trois procédés : le faire *bouillir*, le *pasteuriser*, ou le *stériliser*.

Nous avons montré (dans le Cours de Troisième année) comment on pouvait pasteuriser ou stériliser le lait. Nous indiquerons seulement ici les précautions à prendre pour le faire bouillir convenablement. Si on le met dans une casserole placée sur le feu, on sait que le lait monte et qu'*il se sauve*. Retiré du feu à ce moment, le lait n'aura pas bouilli ; car il monte à 75°, tandis qu'il ne bout qu'à 101°. Or les mauvais germes contenus dans le lait sont détruits seulement lorsqu'il a bouilli à 101°. C'est pourquoi, au lieu de le retirer du feu quand il monte, il faut, lorsqu'il s'est formé une petite peau à sa surface, crever cette peau et l'enlever à l'aide d'une cuiller propre préalablement trempée dans l'eau bouillante, puis laisser bouillir pendant 5 minutes. Le lait ne contiendra plus alors de mauvais microbes et pourra être mis dans un vase propre, hermétiquement clos, où on le gardera pendant quelques heures sans inconvénient. Mais si on voulait le conserver pendant plusieurs jours, il faudrait le stériliser.

Quelle que soit la nature du lait, il faut qu'il arrive *pur* à la bouche du bébé, car s'il contient des microbes, ceux-ci se développent, se multiplient dans le tube digestif de l'enfant et causent une maladie redoutable qui se termine souvent par la mort. Sur 100 nouveau-nés qui meurent dans leur première année, plus de 60, c'est-à-dire plus de la moitié, meurent de maladies intestinales causées par un mauvais lait.

Ces chiffres nous montrent les graves dangers qui menacent les pauvres petits privés du sein de leur mère.

C'est surtout pendant les mois chauds (juin, juillet, août, septembre) que l'allaitement artificiel est le plus meurtrier, car il est alors difficile de conserver le lait dans de bonnes conditions et de l'empêcher de fermenter. On devra donc redoubler de précautions pendant cette période dangereuse.

Allaitement mixte. — Il peut arriver, surtout au début, que la maman n'ait pas assez de lait, ou qu'elle soit souffrante ; on ajoute alors à son lait celui d'un animal : c'est l'*allaitement mixte*.

Cet allaitement peut rendre de grands services, car il faut bien savoir que le plus souvent les mamans, nourrices insuffisantes dans les premiers jours, peuvent au bout de 15 jours ou 3 semaines nourrir à elles seules le bébé. La maman ne doit pas désespérer trop tôt de pouvoir allaiter son enfant ; ce n'est pas pendant quelques jours, mais pendant quelques semaines qu'elle doit persister à allaiter elle-même.

Il ne faut pas oublier que plus le sein est tété, plus il donne de lait. On devra donc faire téter le bébé avant de lui donner le lait de vache, d'autant plus que le lait maternel, même en petite quantité, facilite la digestion de l'autre lait.

Il est clair que l'allaitement mixte exige les mêmes précautions que l'allaitement artificiel.

Régime de la mère. — On sait que les substances absorbées passent facilement dans le sang et de là dans le lait, de sorte que les matières prises par la mère seront ensuite absorbées par l'enfant. L'alimentation d'une maman qui allaite a donc une influence sur la qualité, et même sur la quantité du lait qu'elle produit.

Une nourrice devra avoir une alimentation simple, saine, fortifiante, abondante mais sans excès. Elle peut manger de tout, sauf des viandes conservées, du gibier, des choux, des oignons et des aliments à l'ail, qui peuvent avoir une mauvaise influence sur la qualité du lait. Elle prendra comme boisson de l'eau, ou, si elle en a l'habitude, de l'eau rougie ou de la bière légère. Surtout pas de café, ni d'alcool ; car nombre de bébés ont eu des convulsions uniquement parce que leurs nourrices avaient absorbé des liqueurs alcooliques.

Enfin une maman qui nourrit doit observer rigoureusement toutes les règles de l'hygiène, particulièrement celles de la propreté ; elle doit aussi avoir une vie calme et régulière, ne pas se mettre en colère, car les émotions violentes font diminuer la production du lait.

Notice rédigée par l'Académie de Médecine sur l'hygiène de l'alimentation des enfants du premier âge.

1° L'allaitement maternel est le seul mode d'alimentation naturelle. Aucun mode d'alimentation ne peut lui être comparé.

2° Toute mère a le devoir d'allaiter son enfant. L'enfant a droit au lait de sa mère.

3° L'enfant séparé de sa mère court les plus grands risques. Il doit donc, autant que possible, être soigné par elle.

4° La régularité des fonctions digestives et de la croissance de l'enfant doit être l'objet d'une surveillance très attentive. L'augmentation excessive ou insuffisante de son poids résulte ordinairement d'un allaitement excessif ou insuffisant.

5° Dès que la santé de l'enfant est troublée, il doit être soumis à l'examen d'un médecin aussitôt que possible, car il peut être atteint d'une affection grave qui ne se révèle au début que par des symptômes légers.

Allaitement maternel.

6° Les tétées seront espacées de deux heures au moins pendant le jour et, pendant la nuit, le repos étant aussi nécessaire pour la mère que pour l'enfant, on ne donnera le sein qu'une ou deux fois. L'enfant ne recevra rien dans l'intervalle des tétées, même s'il crie.

7° La durée de l'allaitement doit être aussi prolongée que possible.

8° On ne devra pas supprimer l'allaitement d'une façon définitive pendant les mois de juin, *de juillet, d'août, de septembre* et d'octobre. On ne le supprimera pas non plus lorsqu'évolue une éruption dentaire ou lorsque l'enfant présente quelque indisposition.

9° Toute femme qui ne veut pas faire de mal à son enfant doit s'abstenir de liqueurs alcooliques, elle doit même éviter de prendre en quantité trop considérable toute boisson contenant de l'alcool : vin, bière, cidre, etc.

Allaitement mixte.

10° Dans le cas où la mère n'a qu'une quantité manifestement insuffisante de lait soit d'une façon temporaire, soit d'une façon définitive, au début ou au cours de l'allaitement, elle doit suppléer au lait qui lui manque en y ajoutant une quantité suffisante de lait animal. C'est ce qui constitue l'allaitement mixte.

11° Les règles de l'allaitement mixte réunissent les conditions de l'allaitement maternel indiquées aux § 6 et suivants ; elles seront, en outre, indiquées à propos des règles de l'allaitement artificiel aux § 14 et suivants.

Allaitement artificiel.

12° L'allaitement artificiel est celui qui est assuré, à défaut du lait de femme, par le lait animal : ânesse, chèvre, vache, etc.

13° Le lait de vache est généralement employé dans l'allaitement artificiel, en raison de son abondance et de la facilité à se le procurer.

14° On s'entourera de toutes les garanties nécessaires pour employer du lait pur, c'est-à-dire ni écrémé, ni frelaté, ni contaminé, ni altéré.

15° Le médecin dira si le lait doit être donné à l'enfant pur, ou s'il doit être coupé ou sucré ; il devra d'ailleurs toujours être pris tiède.

16° On peut détruire dans le lait les germes accidentels et malfaisants qui pourraient amener des maladies (gastro-entérite, tuberculose, fièvre typhoïde, etc.), par l'ébullition, par la pasteurisation, par le chauffage au bain marie à 100 degrés, par la stérilisation au-dessus de 100 degrés.

17° Le lait bouilli ou le lait chauffé au bain-marie à 100 degrés doivent être consommés dans les vingt-quatre heures.

18° Le lait stérilisé au-dessus de 100 degrés peut se conserver plus longtemps, mais il est d'autant moins bon qu'il est plus ancien.

19° L'ébullition, la pasteurisation, le chauffage au bain-marie à 100 degrés, la stérilisation à plus de 100 degrés doivent être mis en pratique le plus tôt possible après la traite.

20° Pour donner du lait à l'enfant, on peut employer la cuiller, le verre, la timbale (petit pot). De cette façon les repas sont toujours surveillés et ces instruments ont l'avantage d'être facilement maintenus propres.

21° On peut aussi employer le biberon, à la condition formelle qu'il soit constitué uniquement par une bouteille surmontée d'une tétine. Tous les biberons à tube sont très dangereux ; ils doivent être proscrits.

22° Le coupage du lait, quand il est nécessaire, doit être pratiqué avec de l'eau récemment bouillie.

23° Avant de donner le lait animal, il convient de le goûter et de s'assurer qu'il n'a ni mauvais goût, ni mauvaise odeur.

24° Les prescriptions concernant la durée (voy. § 7), la suspension de l'allaitement (voy. § 8), sont les mêmes que pour l'allaitement maternel.

25° Dans l'allaitement artificiel, la surveillance de l'enfant doit être plus rigoureuse encore que dans l'allaitement maternel et que dans l'allaitement mixte.

Sevrage.

26° Le sevrage consiste à donner à l'enfant d'autres aliments que le lait. Il est progressif lorsque cette alimentation se substitue graduellement à l'allaitement, il est brusque lorsqu'elle remplace tout d'un coup l'allaitement. Le sevrage progressif doit être préféré au sevrage brusque.

27° Le sevrage fait courir d'autant plus de risques à l'enfant que celui-ci est plus jeune.

28° Comme il a été dit au paragraphe 8, le sevrage ne devra pas avoir lieu pendant les mois de grande chaleur.

29° L'alimentation solide prématurée est extrêmement dangereuse.

§ 3. — Soins divers du premier âge.

Nous savons comment on doit *laver, habiller, coucher, nourrir* le bébé ; il faut aussi pouvoir reconnaître s'il se développe bien et s'il est en bonne santé, prendre certaines précautions hygiéniques au moment de la dentition et de son sevrage ; enfin le guider dans ses premiers pas et ses premiers exercices.

Comment on reconnaît qu'un enfant est en bonne santé. — Un enfant *bien portant* est généralement gai ; il dort bien ; son appétit est régulier, sa figure pleine et ronde ; son regard vif, sa chair ferme ; son ventre n'est pas volumineux ; son cri est vigoureux.

L'enfant *mal portant* est pâle ; il a le regard triste, la peau sèche et ridée, la chair molle ; son cri est faible : il *geint*.

On peut reconnaître d'une façon plus précise si l'enfant se développe bien, s'il profite de son alimentation, en le pesant régulièrement. Pour cela on se sert d'une balance munie d'une petite corbeille appelée *pèse-bébé* (*fig*. 144). Le poids moyen des nou-

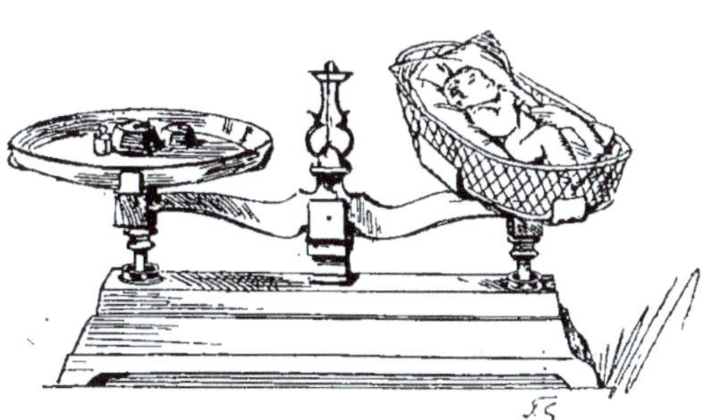

Fig. 144. — Bébé placé sur une balance.

veau-nés est de 3^{kg} ; les garçons sont ordinairement un peu plus lourds que les filles. Pendant les premiers jours les bébés diminuent de poids ; c'est vers le 5e jour que l'augmentation commence et continue de la manière suivante, selon le tableau dressé par le Dr Pinard :

Le 1er mois de 15 à 30^g par jour, de 500 à 1000^g par mois.
Le 2e —   20 à 35   —   800 à 1200   —
Le 3e —   20 à 40   —   800 à 1400   —
Le 4e —   15 à 30   —   450 à 900   —
Le 5e —   10 à 20   —   300 à 600   —
Le 6e —   10 à 15   —   300 à 450   —

On pèse les bébés d'abord chaque semaine, puis tous les 15 jours. L'essentiel est que l'augmentation soit régulière ; elle va en diminuant progressivement et vers la fin de la première année elle n'est plus que de 3 à 4 grammes par jour. De sorte que le poids moyen d'un beau bébé d'un an est de 9 kilogrammes environ.

Si l'on n'a pas de pèse-bébé, on peut pourtant se rendre compte de la santé de l'enfant par son état général ainsi que nous l'avons dit plus haut, et surtout par l'examen des selles.

Un bébé qui digère bien a des selles d'un jaune d'or et présentant la consistance des œufs brouillés. Pendant les premiers mois l'enfant en fait en moyenne trois par jour, ensuite deux et à partir de la 3e année une seulement. L'urine doit d'autre part être claire et n'avoir que peu d'odeur, surtout quand l'enfant est nourri au sein. Si les matières rejetées ne présentent pas les caractères que nous venons de dire et ne sont pas éliminées régulièrement, c'est que l'état de santé laisse à désirer Les troubles digestifs se manifestent souvent par de la *constipation* ou de la *diarrhée*.

Constipation. — Quand un bébé n'a qu'une selle par jour ou tous les deux jours, il est constipé. Cela signifie ordinairement que sa nourriture est insuffisante ; mais la constipation peut être due à d'autres causes. Si elle est accidentelle, on y remédiera avec de petits suppositoires de glycérine que l'on introduit dans le fondement après les avoir mouillés légèrement ; on peut aussi donner des lavements d'eau tiède à l'aide d'une poire et d'une canule de caoutchouc. Pour donner le lavement, on place l'enfant sur le dos et on a soin de s'assurer auparavant de la température de l'eau. Il faut donner le moins possible de purgatifs.

Du reste, si la constipation se prolonge on demandera l'avis du médecin : celui-ci verra si l'enfant ne présente pas des lésions ou des troubles graves de l'intestin et décidera s'il y a lieu d'apporter des modifications au régime.

Diarrhée. — Si les selles sont trop nombreuses, on dit que l'enfant a de la *diarrhée*. Ordinairement c'est le signe d'une alimentation trop abondante ou mauvaise.

Si l'enfant a seulement quatre ou cinq selles par jour et qu'il ne semble pas en souffrir, il faut laisser agir la nature et l'intestin se débarrasser des substances irritantes qui provoquent cette légère diarrhée. Si la diarrhée se prolonge tout en restant légère, il peut être utile de donner un léger purgatif, une cuillerée à café d'huile de ricin par exemple.

Mais si les selles deviennent trop nombreuses, et surtout

si elles prennent une coloration *verte* ou contiennent des glaires, du lait caillé, même un peu de sang, si elles ont une odeur fortement désagréable, le cas devient grave et il faut appeler immédiatement le médecin. La diarrhée peut devenir très dangereuse en quelques heures, surtout en été, et se transformer en choléra infantile. Cette maladie terrible tue pendant les chaleurs un grand nombre d'enfants, surtout parmi ceux qui sont nourris au biberon.

La balance du pauvre. — On peut aussi se renseigner sur l'état de santé de l'enfant par l'observation suivante : on sait que les os du crâne ne sont pas soudés chez l'enfant et qu'ils laissent entre eux, sur le milieu de la tête, une **dépression** qui sépare deux os et s'élargit beaucoup en avant, où elle sépare quatre os. Or si le bébé est en bonne santé, cette dépression est assez large (*fig.* 145, A); si, au contraire,

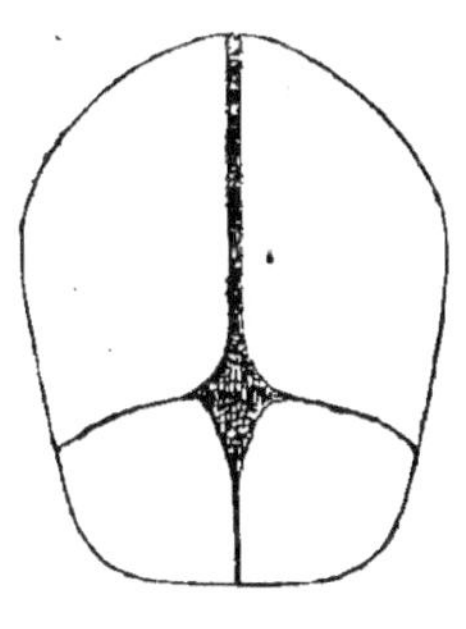

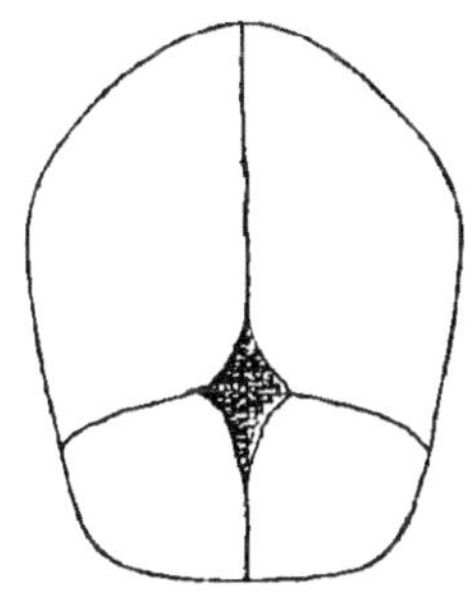

Fig. 145. — Crânes de bébés.

l'enfant est mal portant, les bords des os se rapprochent et même chevauchent l'un sur l'autre (*fig.* 145, B). Dans ce dernier cas, la dépression quadrangulaire est excavée, déprimée et forme un creux facilement appréciable au doigt. C'est que le liquide contenu dans le crâne et qui est là pour protéger le cerveau n'est plus assez abondant ; il a disparu en partie. Ce procédé, qui permet d'être renseigné sur l'état de santé de l'enfant, a été désigné, par comparaison avec le procédé du pèse-bébé, sous le nom de procédé de *la balance du pauvre*, car tout le monde peut explorer avec le doigt la tête de l'enfant comme nous venons de le dire.

Vaccination. — La *vaccination* est un moyen précieux de préserver les enfants d'une des maladies les plus contagieuses et les plus terribles qui existent : la *variole*. On ne doit donc jamais négliger de prendre cette précaution.

Le meilleur moment pour vacciner un bébé quand il est bien portant est l'âge de deux ou trois mois ; il est plus facile alors de l'empêcher de toucher ou de frotter les vésicules. Si l'enfant n'est pas bien portant, on peut attendre un peu ; mais lorsque des cas de variole sont signalés dans le voisinage, on doit faire vacciner sans retard les enfants, quels que soient leur âge et leur état de santé ; cela ne présente d'ailleurs aucun danger.

Quatre ou cinq jours après la vaccination, l'enfant est un peu fiévreux et agité ; au bout de 9 à 10 jours, le bras est ordinairement très gonflé ; l'inflammation dure quelques jours et disparaît graduellement. Il ne faut jamais toucher aux croûtes qui se forment sur les boutons, et les laisser tomber d'elles-mêmes. Les cicatrices d'un bon vaccin sont peu étendues, circulaires et marquées de dentelures et de raies.

Sorties et promenades. — L'air étant excellent pour les bébés, il faut les promener aussi souvent que le temps le permet. En été, on peut commencer à sortir un bébé huit jours après sa naissance. En hiver, il faut attendre au moins un mois et encore faut-il choisir une belle journée. Il est mauvais de sortir un bébé pour la première fois si la température est inférieure à 10°. Sans prendre des précautions exagérées, on doit cependant

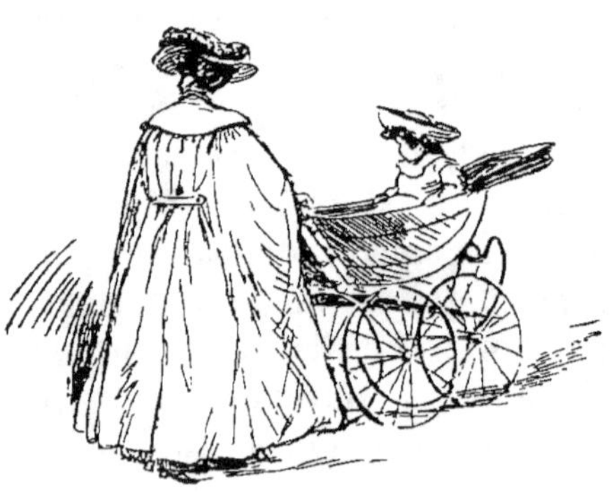
Fig. 146. — Bébé en voiture.

éviter de sortir les enfants par les très grands froids ou par la pluie.

Il ne faut pas promener un bébé en voiture (*fig.* 146) avant cinq ou six mois. Encore faut-il le coucher et choisir une voiture à ressorts bien souples. La personne qui conduit devra aller doucement, éviter les heurts et choisir un sol aussi uni que possible. En hiver on met dans la voiture une boule d'eau chaude ; sans cela l'enfant a très vite les pieds glacés et sa digestion s'en ressent.

Quand un enfant est porté sur les bras, on doit le placer tantôt sur un bras, tantôt sur l'autre, afin d'éviter les déformations du squelette que peut produire une attitude habituelle.

Exercices et premiers pas. — Les premiers exercices de bébé se font à la maison. Tout petit, il ne fait guère de mouvements ; aussi est-il bon, chaque fois qu'on le change, de le laisser un peu remuer en le tenant sur les genoux, autant que possible devant un feu clair. On allonge doucement ses petites jambes et on le laisse s'étirer, ce dont il manifeste du reste une vive satisfaction.

A cinq ou six mois on commence à le placer par terre sur

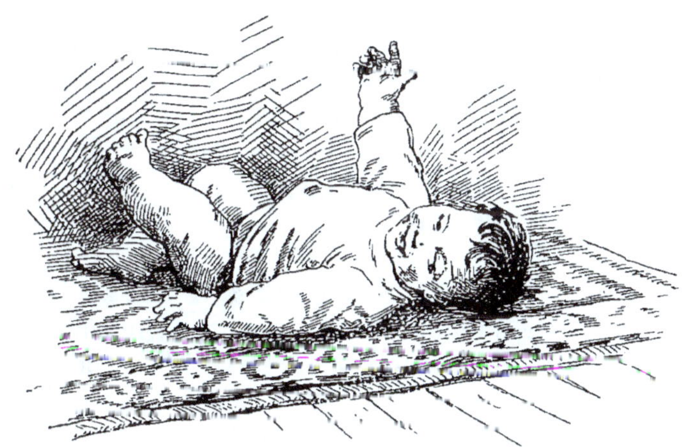

Fig. 147. — Bébé se roulant sur un tapis.

un tapis. Il sait déjà rester assis ; on le laisse se rouler (*fig*. 147) et s'agiter tout seul à sa fantaisie. Il apprend peu à peu les lois de l'équilibre et quand il est devenu assez fort il se met *à quatre pattes* et se soulève de lui-même en s'accrochant aux meubles ; il avance ensuite peu à peu en s'aidant des chaises, jusqu'au moment où il se sent assez solide pour marcher tout seul. De cette manière, il fait seulement ce que ses forces lui permettent et il n'y a aucun danger à le laisser aller.

Il ne faut pas, par vaine question d'amour-propre, essayer de le faire marcher trop tôt ; ses jambes n'étant pas assez fortes pour le porter, fléchissent et s'arquent. Il ne faut pas non plus le soutenir avec des lisières, qui font prendre au corps des positions défectueuses et le déforment.

Le bébé qui se porte bien marche d'un an à dix-huit mois. Si au delà de dix-huit mois l'enfant ne marche pas et ne peut se tenir sur ses jambes, il faudra avoir recours au médecin.

Dentition. — Les premières dents des enfants apparaissent en moyenne vers six mois. L'époque d'apparition est assez variable. On cite des enfants qui en avaient en naissant (Mirabeau, Louis XIV), mais ces cas sont rares ; d'autres, au contraire, n'en ont pas avant seize ou dix-huit mois. Ordinairement l'apparition des dents est tardive chez les enfants mal nourris ou malades.

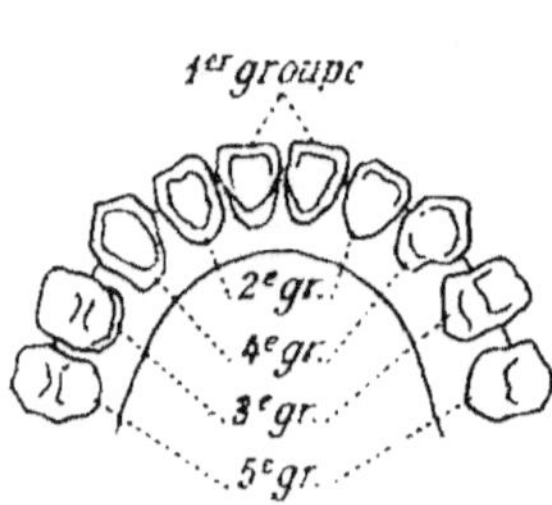

Fig. 148. — Ordre d'apparition des dents.

Les dents, au nombre de 20, sortent par groupes et dans un ordre constant (*fig.* 148). Ce sont d'abord les deux incisives moyennes, puis les deux incisives latérales ; ensuite les deux premières molaires ; les canines viennent après et enfin les secondes molaires apparaissent en dernier lieu, entre 2 ans et 2 ans et demi. Il y a un intervalle d'un ou deux mois entre chaque poussée, par exemple entre la sortie des premières molaires et celle des canines.

Les dents percent chez quelques enfants sans aucune difficulté ; mais chez d'autres la sortie de chacune d'elles est accompagnée de troubles plus ou moins graves. Il ne faut pas cependant attribuer aux dents tous les malaises que peut présenter un enfant et, avant d'accuser la dentition et de se tranquilliser avec ce prétexte, il est bon de s'assurer qu'il y a vraiment une dent sur le point de sortir, ce qu'on reconnaîtra sans peine au gonflement des gencives, qui sont douloureuses et que le bébé ne veut pas laisser toucher. Les cris provoqués par le mal de dents sont des cris d'impatience, faciles à reconnaître ; tandis que ceux qui sont causés par des troubles digestifs sont plus plaintifs.

Quand une dent sort difficilement, l'enfant éprouve des accès de fièvre irréguliers avec température assez élevée, et pendant ces accès il peut contracter plus facilement des bronchites ou des troubles digestifs, qui se trouvent aggravés par cet état morbide. La dentition met les enfants dans un état de moindre résistance.

Il faudra donc à ce moment surveiller avec un soin tout particulier l'alimentation et éviter les refroidissements, qui peuvent facilement se produire quand l'enfant salive beaucoup et trempe ses vêtements. En général tous les troubles causés par la dentition s'évanouissent comme par enchantement quand la dent est sortie. Mais si son apparition se fait trop attendre, il peut être nécessaire d'ouvrir la gencive pour en faciliter la sortie. Il faut dans ce cas s'adresser au médecin.

Pour adoucir les souffrances de l'enfant qui fait ses dents, on ne devra employer aucun remède de *bonne femme*, ni aucun des calmants qui se vendent dans le commerce. Aucun médicament ne doit être administré à un bébé s'il n'est ordonné par le médecin.

Sevrage. — On dit qu'un enfant est *sevré* quand il ne tète plus du tout.

Il est difficile de fixer une date précise pour le sevrage. Ordinairement c'est au plus tard à la fin de la première année, mais on peut sevrer un enfant bien portant à dix mois. En tout cas on ne doit jamais le sevrer pendant les mois chauds, ni prolonger l'allaitement durant la seconde année, car le lait de la maman ne contient plus alors les matières nécessaires à la formation du squelette **et des dents**.

Avant le sevrage il est bon d'habituer l'enfant **à** prendre du lait de vache.

Pour arrêter la sécrétion du lait, la maman qui sèvre son bébé doit boire le moins possible pendant quelques jours, maintenir les seins avec de la ouate et une serviette pliée, et les enduire d'huile d'amandes douces ou de vaseline, ce qui la soulagera beaucoup.

Alimentation après le sevrage. — Dès le sixième mois on peut commencer à donner à l'enfant quelques bouillies légères et bien cuites, sans grumeaux. Quand l'enfant est sevré, on lui donne des bouillies plus substantielles ; mais le lait doit encore former une partie essentielle de son alimentation, sans toutefois que la quantité absorbée dépasse un litre par jour. On pourra s'inspirer des menus suivants :

Menu d'un enfant de 1 an à 18 mois.

7 h. du matin. Bouillie claire (farine d'avoine ou d'orge, phosphatine) ou potage léger avec ou sans œuf.
10 h.   —   Lait.
Midi . . . .   Potage ou bouillie avec un jaune d'œuf.
4 h. du soir. Lait.
6 h.   —   Potage léger.
Au moment du coucher, un peu de lait.

Notons que si les selles sont rares il est bon d'employer la farine d'orge, et si elles sont fréquentes la crème de riz.

A partir de deux ans, si l'enfant est bien portant, on pourra commencer à lui donner un peu de viande blanche ou de poisson léger en hachis.

Menu d'un enfant de 18 mois à 2 ans.

7 h. du matin. Cacao léger (bien cuit) ou bouillie.
10 h.   —   Lait.
Midi . . . .   Œuf ou un peu de blanc de poulet bien haché. — Purée de pommes de terre. — Fruits cuits ou entremets.
4 h. du soir. Lait avec un biscuit sec.
6 h.   —   Potage avec un jaune d'œuf.
Au coucher. . Lait.

A partir de deux ans, l'enfant pourra manger un peu de viande tous les deux jours, surtout s'il ne supporte pas le lait, ce qui arrive quelquefois. Cette viande devra être toujours bien hachée et les légumes frais ou secs seront donnés en purée ou écrasés jusqu'à ce que l'enfant ait pris l'habitude de mastiquer avec soin. On donnera de préférence du bœuf, du mouton, du poulet et comme légumes des pommes de terre et des purées diverses.

Les seules boissons permises sont naturellement le lait et l'eau. Les excitants et les alcools, nuisibles aux adultes, sont pour les enfants de véritables poisons, qui les rendent nerveux, irritables, leur font perdre le sommeil et l'appétit. Il est vraiment criminel de faire contracter à un enfant l'habitude et le besoin des excitants de tout genre.

Enfin on ne doit asseoir un enfant à la table commune que lorsqu'il pourra manger ce que mangent ses parents. Autrement on commettrait une faute d'éducation, car l'enfant étant essentiellement imitateur voudra faire comme ses parents, et si ces derniers mangent un aliment qu'on lui refuse, à son tour il refusera ce qu'on lui présentera.

Soins à donner en cas de maladie et en attendant l'arrivée du médecin. — Pour les enfants il est de toute nécessité, encore plus que pour les adultes, d'avoir recours promptement à l'intervention du médecin. Aussi, en dehors des troubles digestifs dont nous avons parlé, faudra-t-il l'appeler dès que l'on constatera l'un des symptômes suivants : mal de gorge, éruptions, fièvre et élévation de température anormale, maux d'yeux ou d'oreilles. Dans bien des cas, en effet, la vie de l'enfant dépend d'une intervention rapide.

On ne saurait apporter trop de soin dans le choix de son médecin. Mais quand ce choix est fait, il faut s'y tenir et ne pas changer sans cesse. Il est évident qu'un enfant est beaucoup mieux soigné par un médecin qui connaît son tempérament, les points faibles de son organisme et sa constitution héréditaire que par quelqu'un qui le voit pour la première fois. On donnera à ce médecin toute sa confiance et on ne discutera pas ses prescriptions.

Comme un enfant ne peut pas expliquer ce qu'il ressent, il sera nécessaire de noter avec soin tous les symptômes constatés pour en faire part au médecin. On demandera à celui-ci des explications détaillées sur la manière de suivre son ordonnance. Il est quelquefois difficile de faire prendre à un enfant les remèdes prescrits. A ce sujet, il est bon de remarquer que cette indocilité se manifeste surtout dans les affections légères et non dans les cas graves. On peut donc hésiter parfois à soutenir avec l'enfant une lutte pénible, mais dans ce cas il faut prévenir le médecin. De même, quand un enfant dort d'un bon sommeil à l'heure de sa potion, il ne faudra l'éveiller que si le médecin l'a prescrit.

Enfin certaines maladies des enfants présentent un caractère de brusquerie, d'imprévu, qui les rend particulièrement dangereuses. Bien que l'avis du médecin soit toujours le meilleur guide, il peut arriver que l'on ne puisse attendre sa venue et que des soins immédiats soient nécessaires pour éviter des conséquences fatales. Tel est le cas, par exemple, pour les *convulsions*. Ces troubles nerveux, qui se produisent généralement chez les enfants faibles et dont l'alimentation est défectueuse, peuvent se manifester d'une manière tout à fait inattendue : l'enfant a les yeux fixes, son corps se raidit, la tête est rejetée en arrière, les poings serrés, puis à cette raideur succèdent des mouvements désordonnés. Dans d'autres cas, l'enfant en criant reste la bouche ouverte et ne peut reprendre sa respiration : celle-ci se rétablit au bout de quelques instants par une inspiration bruyante, ou au contraire l'état se prolonge et l'enfant meurt étouffé.

Quand ces crises se produisent, il ne faut pas être pris au dépourvu. On asperge la figure de l'enfant avec de l'eau froide, on lui frappe dans le dos, et si la respiration ne revient pas, on écarte les dents et on procède à des tractions rythmées de la langue. On fait aussi préparer le plus rapidement possible un bain chaud dans lequel on mettra l'enfant en continuant à lui asperger la tête avec de l'eau froide.

Le *croup* réclame aussi des soins immédiats à cause des dangers de suffocation qu'il présente. Il se révèle par la respiration sifflante de l'enfant et sa toux rauque spéciale. Si on ne peut avoir le médecin tout de suite, il faut en attendant faire absorber au bébé une cuillerée d'ipéca de cinq en cinq minutes jusqu'à ce que des vomissements se soient produits. On place ensuite l'enfant pendant un quart d'heure dans un bain chaud.

Il va sans dire que ces précautions ne dispensent aucunement d'un examen médical sérieux et de soins constants ; elles sont uniquement destinées à parer au plus pressé.

Dangereuses habitudes à combattre. — Mais ce n'est pas seulement aux maladies bien caractérisées qu'il faut prendre garde ; il faut surveiller d'une manière constante le fonctionnement de tous les organes, s'assurer qu'il est normal et que l'enfant ne contracte pas des habitudes dangereuses au point de vue hygiénique. Ainsi, par exemple, on devra s'assurer que l'enfant respire bien par le nez et non par la bouche et qu'il dort la bouche fermée ; c'est une condition essentielle pour qu'il se développe bien. Du reste, une façon défectueuse de respirer indique souvent la présence dans les fosses nasales de végétations qui obstruent les voies respiratoires ; il faudra donc soumettre à un examen médical l'enfant qui respire mal et, s'il y a lieu, faire enlever les végétations. L'état général en sera grandement amélioré.

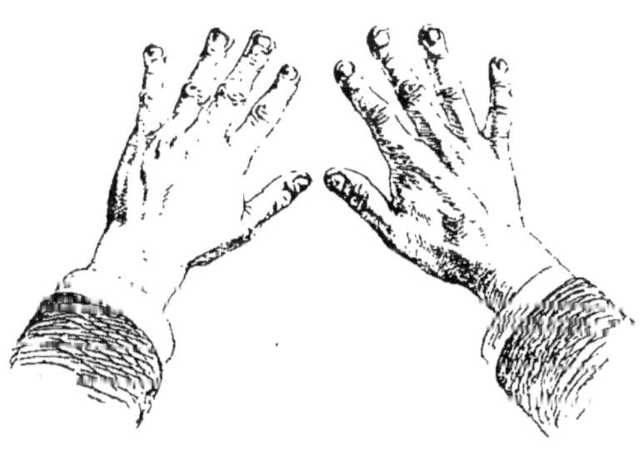

Fig. 149. — Mains d'un *rongeur d'ongles*, montrant les doigts déformés.

Il faudra aussi veiller à ce que l'enfant ne suce pas son doigt, *ne ronge pas ses ongles* (*fig. 149*), habitude repoussante et très dangereuse au point de vue digestif. On surveillera de même ses attitudes habituelles pour voir si elles ne sont pas défectueuses et susceptibles de déformer son corps, si souple pendant la première période de la vie.

Il sera également utile de s'occuper du choix des jouets. Ainsi certains jouets coloriés peuvent déterminer des accidents à cause de l'habitude qu'ont les jeunes enfants de porter à leur bouche tous les objets qu'ils tiennent dans leurs mains. Pour cette raison les pelles et les seaux destinés à utiliser le sable des jardins pour faire ce que les bébés appellent volontiers des « petits pâtés » sont d'un usage parfois dangereux, à cause des poussières et des microbes que renferme ordinairement le sable. Si le sable est propre comme, par

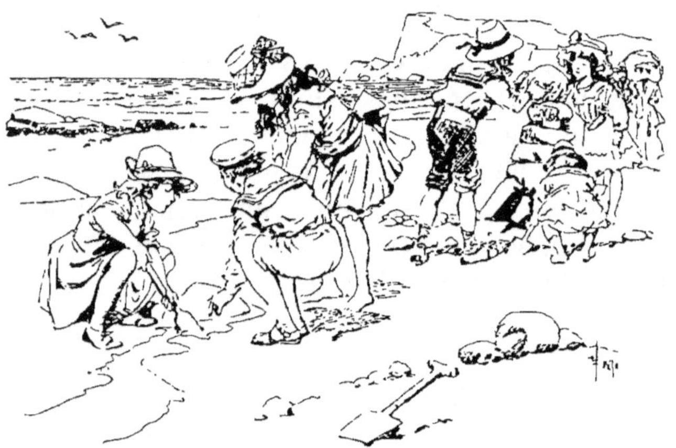

Fig. 150. — Enfants jouant sur la plage.

exemple, celui d'une plage sans cesse lavée par la mer (*fig.* 150), ce danger n'existe pas.

Pour ces précautions et ces soins de tous les instants qu'exige la première enfance une mère ne s'en remet qu'à elle-même. Quand les enfants ont atteint l'âge d'aller en classe, la responsabilité se trouve partagée et les règles hygiéniques suivies à la maison doivent être complétées par une bonne hygiène scolaire.

RÉSUMÉ

Le bébé qui vient au monde craint surtout le froid. Il faut le nettoyer en ayant soin que rien de malpropre ne touche ses yeux.

Soins à donner aux nouveau-nés. — Ces soins ont rapport à la *propreté*, à l'*habillement* et au *coucher*.

Soins de propreté. — On donnera chaque jour un bain de quelques minutes au bébé. Il doit être lavé et séché rapidement. En outre, on le nettoie dans la journée toutes les fois qu'il est nécessaire et on essaie de lui faire prendre le plus rapidement possible des habitudes de propreté.

Habillement. — On habille les jeunes enfants au maillot ou à l'anglaise. L'important est que tout en les préservant bien du froid, les vêtements n'exercent aucune compression fâcheuse sur les organes. La poitrine, le ventre et les pieds seront surtout tenus au chaud.

Coucher. — Les enfants ont besoin de beaucoup de sommeil. Un enfant doit dormir seul dans un lit spécial, garni d'une paillasse, d'un oreiller de crin et préservé par une toile cirée ou un feutre. On le maintient chaud avec des boules d'eau. L'air doit arriver librement au berceau et il faut renouveler fréquemment l'air de la chambre où dort un enfant.

Alimentation. — La meilleure nourriture pour un enfant est le lait de sa mère, car il présente tous les avantages au point de vue de la *composition*, de la *température* et de la *pureté*.

On ne donne rien à un enfant avant sa première tétée. Il faut observer une grande régularité dans les tétées ; c'est indispensable à une bonne alimentation et à une bonne digestion.

Au bout de 9 mois le lait devient moins riche. C'est une indication qu'il faut commencer le sevrage, auquel on procédera graduellement.

Si l'on a recours à une *nourrice*, il faut la faire examiner sérieusement par un médecin.

Si l'on emploie l'*allaitement artificiel*, il faut proscrire l'usage du biberon à long tube et ne donner que du lait qui a convenablement *bouilli*.

Après le sevrage on donne à l'enfant surtout des bouillies, des œufs, des purées, puis de la viande hachée. Les boissons seront le lait ou l'eau, jamais d'excitants.

Soins divers du premier âge. — On peut reconnaître qu'un enfant est en bonne santé et qu'il se développe bien en le pesant régulièrement . l'augmentation de poids doit être régulière et continue.

On reconnait aussi qu'un enfant est bien portant à ce que les selles présentent la couleur et la consistance des œufs brouillés et sont bien régulières. S'il a de la constipation ou de la diarrhée, il est mal portant et son alimentation doit être surveillée.

Il est bon de faire *vacciner* l'enfant avant sa première sortie.

Il faut donner de l'air et de l'exercice aux enfants en les promenant. On ne les met en voiture qu'au bout de plusieurs mois et avec beaucoup de précautions pour éviter les secousses.

A la maison on les laisse se rouler seuls et apprendre à se relever d'eux-mêmes ; il ne faut pas essayer de les faire marcher trop tôt.

Dentition. — La dentition commence en moyenne vers six mois. Chez quelques enfants, elle présente des difficultés. Il y a une inflammation des gencives accompagnée d'accès de fièvre irréguliers qui affaiblissent l'organisme. Il faut donc à ce moment des soins particuliers. Cependant on doit se garder d'attribuer à la dentition tous les troubles maladifs que présente un enfant et de les négliger sous ce prétexte.

Surveillance. — Les indispositions des enfants ne doivent jamais être négligées. On notera avec soin tous les symptômes de leurs maladies pour les rapporter au médecin, dont les prescriptions seront suivies à la lettre. Dans les cas pressés, on gardera son sang-froid et on donnera soi-même les soins urgents.

Une mère doit surveiller de très près toutes les habitudes d'un enfant qui pourraient devenir dangereuses au point de vue hygiénique et s'assurer que le fonctionnement de ses organes est normal.

CHAPITRE V

HYGIÈNE SCOLAIRE

« Ménage ta santé, c'est ton premier outil. »
(FRANKLIN.)

La famille et l'école devant collaborer au développement physique et intellectuel de l'enfant, nous allons indiquer la part de chacune d'elles dans cette œuvre commune d'éducation et d'hygiène.

§ 1. — La part de la famille.

La première éducation. — Jusqu'au moment où l'enfant aura atteint l'âge de raison, il est inutile de faire appel à son jugement. Aussi les discours adressés par certains parents à des enfants de trois ans qui viennent de commettre une faute sont-ils vains et un peu ridicules. Par contre, il est nécessaire qu'un enfant sente toujours devant lui une volonté ferme qu'il ne fera pas céder. Il est certain que si un bébé reste insensible à toute considération d'amour-propre, en revanche il sait très bien si son père ou sa mère va céder à son exigence; il sent parfaitement s'il va trouver en face de lui une résistance à ses caprices. Une autorité douce mais ferme doit donc présider à l'éducation de l'enfant; elle doit être constante, car il ne faut pas céder aujourd'hui à un caprice que l'on a réprimé hier. L'enfant ne saurait comprendre ces alternatives de faiblesse et d'autorité.

D'autre part, il importe que le père et la mère s'efforcent

de ne pas se contredire l'un l'autre : par exemple, il est regrettable de voir la mère consoler l'enfant qui vient d'être grondé par le père, ou inversement. Le jugement de l'enfant est faussé, l'autorité des parents diminuée.

Voici un exemple qui montre, au point de vue pratique, l'importance de l'idée que nous venons d'émettre : un enfant capricieux, habitué à faire tout ce qui lui plaît, tombe malade ; il refuse de prendre un médicament désagréable ou de recevoir des soins douloureux ; les parents le supplient d'abord, le menacent ensuite, mais ils sont impuissants à le faire plier ; finalement, le remède prescrit n'est pas administré et la maladie s'aggrave.

Tel est le côté pratique. Au point de vue moral, la situation n'est pas meilleure : cet enfant ne manquera pas de devenir un petit tyran qui ne pourra s'entendre avec ses camarades et qui plus tard, dans la vie, aura beaucoup à souffrir de son caractère.

Il est aussi du devoir des parents d'assurer la *régularité dans la vie* de leurs enfants, dès le début de leur existence. Comme le nourrisson, l'enfant qui grandit devra prendre de bonnes habitudes : coucher et lever tôt et à heures fixes, repas exactement réglés, jeux et travail bien ordonnés, etc. Il ne faut jamais priver l'enfant d'une partie de son sommeil. Jusqu'à l'âge où les études deviennent importantes, il doit se coucher vers 8 heures. Aussi est-il mauvais que des enfants de 5 à 6 ans assistent à des dîners de famille ou à des fêtes intimes. Dans les veillées de ce genre tout est nuisible : non seulement la privation de sommeil, mais aussi l'excitation nerveuse. En menant des enfants trop jeunes à des soirées, à des bals ou fêtes costumées, à des réunions où on leur fait dire des vers, jouer de petites pièces, chanter, on n'aboutit qu'à fatiguer leur fragile système nerveux. Si l'enfant a plus de 12 ans, s'il est robuste et que ces fêtes aient lieu le jour, le mal est léger ; mais s'il est nerveux, il faudra le produire en public avec précaution, car on risque de l'impressionner fortement et de lui causer une fatigue générale très nuisible.

Quant au théâtre, on ne doit pas y conduire les enfants ; c'est un plaisir réservé aux adolescents ayant atteint l'âge de 15 ans au moins.

Une des pratiques les plus détestables employées par certains parents est de *faire peur* à leurs enfants pour les contraindre à obéir. Ils les menacent d'un croquemitaine, d'un monstre imaginaire quelconque ; ou bien encore ils leur racontent des histoires de brigands, de bêtes féroces, d'ogres qui dévorent les petits enfants. C'est absurde et c'est dangereux, car les enfants étant très impressionnables, on dénature leur caractère, on provoque chez eux des terreurs qui les torturent et souvent les laissent pour toujours timides et faibles. On ne doit conter aux enfants que des histoires aimables, gaies et basées sur de bonnes actions.

Enfin, l'enfant doit s'habituer de bonne heure à vivre en société : *il lui faut des camarades.* Nous ne croyons pas qu'il faille, comme le font certains parents, garder toujours les enfants auprès de soi. Souvent, cette méthode d'éducation ne forme que des timides et des égoïstes. Ces enfants, en effet, ont un air sérieux et triste qui n'est pas de leur âge ; ils se lassent vite des jeux et de tout, ils deviennent exigeants et capricieux : ce sont des mous de corps et d'âme qui ne savent rien de la vie.

N'imitons pas non plus les parents vivant dans la crainte perpétuelle du malheur qui pourrait frapper leurs enfants. Ils redoutent la brusquerie des jeux, la contagion des maladies : si l'enfant a couru et qu'il soit légèrement en sueur, les voilà inquiets et craignant une pneumonie ou une maladie quelconque. Ils ne réussissent qu'à effrayer l'enfant lui-même. Aussi n'est-il pas rare d'entendre celui-ci demander à sa mère si la douleur qu'il éprouve n'est pas le symptôme de telle maladie au début, si la colique qu'il ressent n'est pas l'indice de l'appendicite, etc.

De tels procédés contribuent à augmenter le nombre, déjà trop considérable, des enfants nerveux. Si nous regardons, en effet, autour de nous, partout nous voyons le nervosisme augmenter : au berceau, c'est le bébé qui présente des convulsions pour le moindre trouble digestif ; plus tard, c'est l'enfant sujet à des migraines fréquentes, aux tics, aux terreurs nocturnes ; plus tard encore, c'est l'écolier obligé de suspendre ses études pour cause de fatigue physique et intellectuelle.

Il est nécessaire de lutter contre les progrès inquiétants de ce nervosisme ; c'est dans ce but que nous avons indiqué quelques-unes des précautions à prendre pour l'éducation des enfants. A ce point de vue les bons exemples seraient encore plus efficaces. Il est certain que le milieu où vit l'enfant a une grande influence sur sa santé : ainsi la vie agitée des parents, les colères dont il sera témoin, les scènes atroces dont les familles d'alcooliques, par exemple, sont le théâtre, feront de lui un névrosé, un déséquilibré.

La première instruction. — La véritable période scolaire commence vers 7 ans et s'étend jusqu'à 16 ou 18 ans suivant les aptitudes et les goûts des jeunes filles ; mais dans certains milieux on est volontiers porté à donner l'instruction beaucoup plus tôt, trop tôt même. On veut qu'une fillette de 3 ans sache lire, qu'elle apprenne à bredouiller des fables auxquelles elle ne comprend rien, et l'on est fier de présenter une enfant de 4 ans sachant écrire et même calculer. De tels parents sont bien imprudents qui, au lieu de laisser développer physiquement le corps de cet enfant, imposent à son cerveau encore si imparfait et si frêle un travail trop lourd. Et pourquoi ? Ils veulent « un petit prodige » ; peut-être l'auront-ils. Mais ce qu'ils obtiendront plus sûrement, c'est un pauvre petit organisme étiolé, anémié, d'où se seront envolées pour toujours la gaieté et la santé.

Au surplus, le travail intellectuel trop précoce a non seulement l'inconvénient de compromettre la santé des enfants, mais il n'offre même pas l'avantage, qu'on lui attribue à tort, de développer l'intelligence. Dans la vie, en effet, ils sont nombreux les « petits prodiges » qui ne tiennent pas leurs promesses et qui après avoir brillé dans les petites classes s'éteignent progressivement dans les classes supérieures et deviennent des « fruits secs » sans initiative et sans énergie. La précocité est rarement un indice de valeur ; le surmenage est la condition la plus défavorable au perfectionnement.

Laissons donc les jeunes enfants se développer en toute liberté ; laissons-les se livrer aux jeux et aux distractions de leur âge avec leur exubérance et leur gaieté naturelles ; c'est le meilleur moyen de les aider à faire une ample provision de bonne humeur et de robuste santé dont ils auront tant besoin quand viendra la période du travail sérieux.

§ 2. — La part de l'école.

A l'école, comme dans la famille, la propreté hygiénique et la bonne tenue forment la base de l'éducation. D'autre part, il est certain que l'on obtiendra davantage par la pratique et l'exemple que par les leçons et les remontrances. La salle de classe devra être d'une propreté exemplaire et aménagée d'une façon hygiénique ; de plus, les enfants, sous la surveillance active du professeur, s'efforceront d'avoir une tenue irréprochable au point de vue hygiénique ; ils devront s'habituer à observer les règlements utiles à tous, à leur santé comme à celle de leurs camarades. Ainsi se développera l'esprit de solidarité, que l'on voudrait voir plus vivace dans la génération actuelle, et que les jeux en commun contribueront aussi à fortifier.

Salles de classe. — Elles doivent être d'une grande propreté. Elles seront balayées tous les jours, en prenant les précautions que nous avons indiquées ; le plancher et les vitres seront fréquemment lavés ; les murs intérieurs lessivés, repeints ou blanchis à la chaux une fois par an ; les fenêtres resteront ouvertes pendant la belle saison, et quelle que soit la température, on devra toujours les ouvrir largement pendant les intervalles des heures de classe.

Quant à l'éclairage, le meilleur serait donné par un plafond vitré ; malheureusement il est souvent impraticable.

Le plus fréquemment, l'éclairage est unilatéral ; dans ce cas, il est bon que la lumière vienne de gauche, de façon à donner l'ombre de la plume à droite. La lumière ne doit jamais frapper directement les yeux.

La table de travail. — Nous avons vu que les mauvaises attitudes habituelles déforment vite le squelette d'un enfant Le mobilier scolaire, en particulier la table de travail, devra donc être construit suivant certaines règles, de manière à ne produire ni déformation du corps, ni myopie. Pour qu'un élève soit assis dans de bonnes conditions devant une table de travail, il faut que la partie supérieure du corps puisse rester droite. Si la table est trop haute et le banc trop bas, l'enfant a l'épaule droite relevée et la colonne vertébrale déviée latéralement. Si la distance est trop grande entre le banc et la table, l'élève se penche en avant et regarde son livre de trop près, occupant une position qui favorise le développement de la myopie.

Une table pratique au point de vue hygiénique est celle

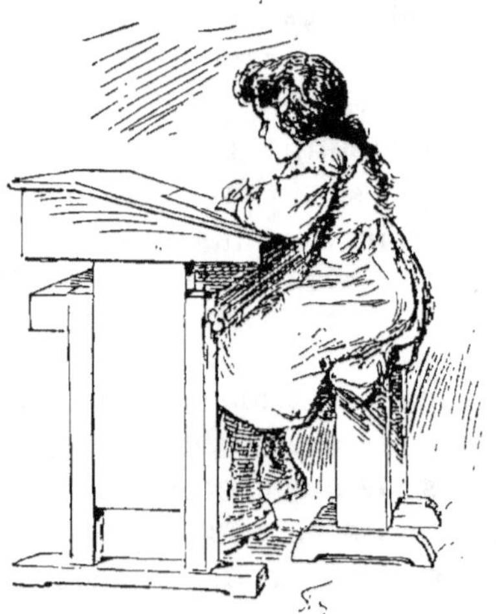

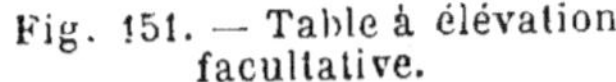

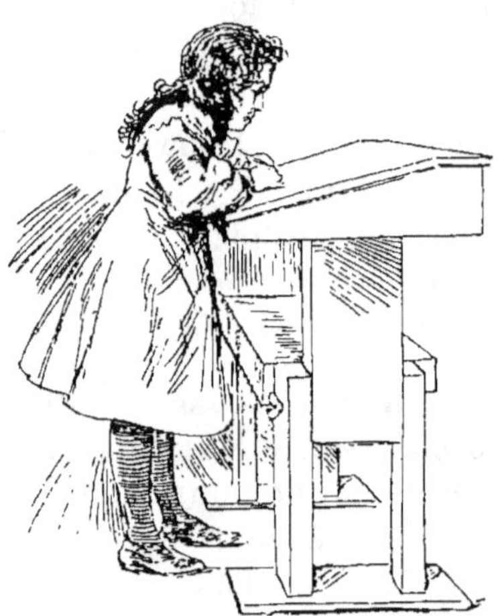

Fig. 151. — Table à élévation facultative.

Fig. 152. — La table permet d'écrire debout.

dont le pupitre se remonte à volonté (*fig*. 151), de telle sorte qu'elle peut servir à des enfants d'âges différents ; elle permet même d'écrire debout (*fig*. 152), ce qui délasse beaucoup. Rien, en effet, ne fatigue davantage que la continuité d'une même position.

Les maladies contagieuses à l'école. — L'enfant est un terrain très favorable au développement des maladies contagieuses. Aussi de sérieuses mesures préventives s'imposent-elles dans les écoles.

Tout enfant indisposé doit être éloigné, ou envoyé à l'infirmerie s'il fait partie d'un internat. En cas de maladie contagieuse, le médecin inspecteur est prévenu, la classe désinfectée, et la famille avertie du danger de contagion. De plus l'enfant ne peut reprendre sa place parmi ses condisciples qu'après un temps fixé par l'Académie de Médecine de la façon suivante : *40 jours* pour la variole, la rougeole, la scarlatine et la diphtérie ; *25 jours* pour la varicelle et les oreillons. Certaines familles essayent de tromper l'administration en renvoyant leurs enfants en classe avant les délais fixés ; mais c'est là une action déloyale que nous ne saurions trop blâmer.

La transmission des maladies par les livres. — Certaines maladies infectieuses se transmettent par des livres et des papiers qu'un séjour plus ou moins prolongé dans la chambre d'un malade a souillés. Des cas de tuberculose transmise par les livres ont été constatés ; ils étaient dus à la mauvaise habitude qu'ont beaucoup de personnes de tourner les pages avec le doigt mouillé de salive. On a cité récemment à l'Académie de Médecine le cas typique suivant : Vingt employés d'un bureau de santé, aux États-Unis, meurent successivement de la phtisie. On examine les livres manipulés par ces employés et on les trouve farcis de microbes de la tuberculose. L'enquête poursuivie démontre que l'infection initiale était due à un employé, mort phtisique, et qui avait l'habitude de se mouiller les doigts avec sa salive pour tourner les pages. Il avait ainsi infecté tous les documents confiés à sa garde. D'ailleurs, il est évident qu'un phtisique courbé sur un livre pendant des heures peut infecter les pages du livre rien que par sa toux.

On comprend donc que le danger de la contagion par les livres ait préoccupé les hygiénistes, d'autant plus que souvent, dans les écoles, les livres changent chaque année de propriétaire, passant de génération en génération jusqu'à usure complète. On devine ce que peut être un manuel au bout de quelques années.

Pour apprécier la gravité de ce danger, on a recherché expérimentalement la durée de virulence des divers microbes sur les pages d'un livre. Le plus tenace, celui de la tuberculose, résiste 103 jours, celui de la fièvre typhoïde 40 à 50 jours, celui de la diphtérie 28 jours, et celui du choléra seulement 48 heures. La durée des vacances (environ 60 jours) serait donc suffisante pour rendre les livres inoffensifs, sauf en ce qui concerne la tuberculose. Mais il ne faut pas trop se fier à ces chiffres, et le plus sage serait de désinfecter les livres, ce qui peut se faire en les exposant aux vapeurs de formol. Il serait donc bon que chaque année, à la rentrée des classes, on procédât à la désinfection générale des livres, des cahiers et des diverses fournitures scolaires que l'on met entre les mains des élèves.

RÉSUMÉ

La part de la famille. — Pendant la première éducation, il est nécessaire d'opposer une *ferme volonté* aux caprices et aux mauvaises habitudes de l'enfant. Jusqu'au moment où l'enfant aura atteint l'âge de raisonner, il est bon d'éviter toute discussion oiseuse.

On devra assurer la *régularité* dans la vie de l'enfant, en évitant les soirées et les dîners.

On ne doit jamais *faire peur* à un enfant.

Il est nécessaire qu'un enfant ait des *camarades* et qu'il ne soit pas élevé dans la *crainte* perpétuelle de la maladie.

Il est dangereux d'essayer de développer trop tôt l'intelligence d'un enfant. Il faut laisser d'abord s'accomplir son développement physique et ne l'instruire qu'à partir de 6 ou 7 ans.

La part de l'école. — Les *salles de classe* devront être d'une grande propreté, suffisamment aérées et bien éclairées.

Les *élèves* devront avoir une tenue irréprochable et devront s'habituer à observer les règlements utiles à tous et à chacun.

La *table de travail* devra être construite de façon à ne produire ni déformation du corps, ni myopie.

Pour éviter les *maladies contagieuses*, des mesures préventives sont prises à l'école. Un enfant malade ne peut rentrer en classe qu'après un délai fixé par les règlements scolaires pour chaque maladie. Enfin les *livres scolaires* devraient être désinfectés chaque année, car ils peuvent transmettre certaines maladies contagieuses et en particulier la tuberculose.

CHAPITRE VI

HYGIÈNE DES PERSONNES AGÉES

« Si Platon devint très vieux, c'est
grâce à la sobriété et à la modération
en toutes choses. »   (Sénèque.)

L'hygiène de la vieillesse est l'art de vivre longtemps avec des organes qui commencent à refuser le service. On dit parfois qu'un bon ouvrier peut faire de la bonne besogne avec de mauvais outils. Le vieillard peut arriver au même résultat, à la condition de subordonner sa vie, son régime alimentaire surtout, à l'état de ses organes qui sont fatigués.

Vieillesse et sénilité. — Il faut éviter de confondre ces deux mots, qui ont entre eux une différence réelle. La vieillesse est simplement la dernière période de la vie ; la sénilité est l'affaiblissement progressif des facultés physiques et intellectuelles chez le vieillard. La transition entre ces deux états est souvent insensible, mais nous pouvons cependant tracer les caractères de chacun d'eux.

La *vieillesse* est un état *physiologique* caractérisé par ce fait que les éléments anatomiques ne se régénèrent plus, tandis que dans les premiers âges de la vie les cellules se multipliaient activement. Pendant la vieillesse, l'organisme subit des modifications qui sont normales puisqu'elles sont dues à l'évolution du protoplasma ; celui-ci semble épuisé dans certaines de ses actions vitales. Les plus évidentes de ces modifications sont : la dégénérescence adipeuse, c'est-à-dire le développement de la graisse dans les cellules ; la déminéralisation des os, dont le poids et la résistance diminuent ; l'ossification des cartilages, qui rend le squelette moins souple ; l'incrustation calcaire et l'ossification de certains tissus, jusque-là élastiques, comme ce qu'on observe dans la sclérose des artères; enfin, l'atrophie des organes, due au manque de régénération des cellules.

Comme la vieillesse est un âge, ses limites sont conventionnelles. Elle semble commencer plus tôt que nous ne l'admettons habituellement. Pour certains auteurs, il existe entre l'état adulte et la vieillesse un âge intercalaire, âge de déclin dont le début serait entre 40 et 45 ans. On fixe ordinairement à 60 ans le commencement de la vieillesse.

La *sénilité* est un état *pathologique* qui est l'aboutissant d'une infinité de causes altérantes, et dans lequel les tissus sont le siège d'altérations, de véritables lésions. La sénilité est donc pour ainsi dire active, tandis que la vieillesse est passive. Elle est un ensemble complexe, résultant de maladies enchevêtrées, de maladies innomées, souvent indéfinissables pour le malade comme pour le médecin. Les altérations séniles portent sur tous les organes, mais les plus communes affectent surtout le cœur, le rein, le foie et le cerveau. Chacun de ces organes est le siège de manifestations diverses qui, presque toutes, sont dues à une cause commune : l'altération des vaisseaux sanguins, dont il faut chercher l'origine dans les modifications incessantes et les altérations du sang lui-même au cours de la vie.

Le sexagénaire n'est pas forcément sénile. Ainsi sur 100 sujets masculins, ayant tous dépassé 60 ans et n'ayant pas encore atteint 70 ans, on a trouvé 70 °/₀ de vieillards et 30 °/₀ de séniles. En somme, sur trois vieillards, un seul présenterait les caractères de la sénilité.

Le cœur du vieillard. — De tous les organes du vieillard, le cœur est celui qui est le plus fatigué. C'est que, durant la vie, c'est lui qui fournit la plus grosse somme de travail. Ce travail a été évalué à 17 000 kilogrammètres par jour. Le vieillard doit donc éviter tout ce qui peut imposer à son cœur un surcroît de besogne ou produire un trouble dans son fonctionnement. A ce point de vue, la quantité de boisson que le vieillard peut absorber sans inconvénient est une question importante à considérer. Les liquides ingérés passent dans le sang au niveau de l'intestin et sont ensuite éliminés par les reins. Mais au moment où ils arrivent dans le sang, ils augmentent la masse liquide que le cœur fait circuler dans les vaisseaux ; ils imposent donc au cœur un travail supplémentaire qui, dans certains cas, peut devenir dangereux. Un litre et demi par jour est la quantité de boisson permise à un vieillard. Son café au lait du matin, son eau rougie à ses deux repas lui fournissent la ration de liquide dont son organisme a besoin. Il devra donc s'abstenir de boire entre les repas ; il ne devra pas non plus absorber d'apéritifs ou autres boissons qui excitent le cœur et provoquent des palpitations.

C'est aussi pour protéger son cœur que le vieillard doit régler son alimentation. Il doit être un petit mangeur, non seulement pour éviter l'obésité qui le menace, mais aussi pour éviter la sclérose des artères, dont on connaît les relations avec la bonne chère, avec le régime trop carné. Les artères sclérosées durcissent, perdent leur élasticité et par suite n'aident plus le cœur dans son travail de propulsion du sang. Le cœur, obligé d'assurer à lui seul la circulation, se fatigue et s'hypertrophie. Pour ménager son cœur, le vieillard doit donc éviter, dans son alimentation, tout ce qui favorise la sclérose des artères. C'est par suite le régime végétarien qui lui convient le mieux.

Le régime alimentaire du vieillard. — Il y a lieu de distinguer entre le vieillard qui, tout en ayant un âge avancé, a conservé une certaine activité physique et intellectuelle, et le vieillard réellement vieux dont la vie sédentaire ménage ses dépenses et réduit par suite ses recettes. Évidemment celui-ci mange moins.

Le vieillard surtout doit bien mâcher les aliments, afin de faciliter la digestion et l'absorption par l'intestin dont la circulation est affaiblie ; il devra aussi éviter tous les aliments qui produisent facilement des fermentations et par suite des intoxications. Ainsi il devra s'abstenir de salaisons, de gibier, dont la digestion difficile peut retentir sur le cœur, et aussi pour cette autre raison que les reins, durcis par la sclérose, éliminent mal les toxines introduites ou formées dans le tube digestif. On conseille ordinairement les soupes, les œufs, les pâtes et les purées, les viandes tendres comme la volaille, et comme boissons, l'eau rougie, le thé, le café ou la bière.

Il est bien évident que la ration du vieillard doit différer, en quantité comme en qualité, de ce qu'elle était pour le même individu au temps où elle constituait une ration de travail. Pourtant nombre de septuagénaires se nourrissent copieusement, croyant avoir besoin d'une alimentation forte comme celle dont ils avaient l'habitude à la cinquantaine. C'est là une erreur qui menace la santé du vieillard, car cette surcharge alimentaire encombre le tube digestif paresseux, congestionne les viscères qui n'ont plus l'élasticité d'antan, agissant surtout sur le cœur, le foie, le rein et le cerveau.

Le vieillard n'a plus à chercher dans l'alimentation l'énergie musculaire indispensable au travailleur ; il n'a besoin que de l'énergie nécessaire à la vie intérieure (circulation, respiration et sécrétion) et de celle que réclament ses occupations casanières. Il n'a d'ailleurs qu'à réparer une machine dont l'usure est des plus minimes, car elle marche maintenant à toute petite vitesse. Ce dont il a le plus besoin, c'est de l'énergie nécessaire à l'entretien de la chaleur corporelle ; le reste est peu de chose. Aussi le vieillard doit-il vivre de peu.

Des expériences physiologiques ont montré qu'un septuagénaire de poids moyen (60 kilogrammes) a besoin quotidiennement de 1950 calories ; il pourra les trouver dans la ration économique suivante :

47 grammes d'albumine,
259   —   d'hydrates de carbone,
53   —   de graisse,
20   —   d'alcool (un quart de litre de vin).

Cette ration pourra être obtenue en utilisant les menus suivants indiqués par le Professeur Landouzy, menus qui peuvent être changés suivant les goûts et les ressources :

Matin : Lait (1/4 de litre) ; 3 morceaux de sucre ; pain (50 grammes) ; beurre (5 grammes).

Midi : Pain (100 grammes) ; jambon (40 grammes) ; légumes frais ou fruits frais ; infusion légère de café (environ 10 grammes de café en grain) avec trois morceaux de sucre.

Soir : Soupe au bouillon de légumes (300$^{cm^3}$) et 10 grammes de pain ; haricots, lentilles ou pois (50 grammes) ; châtaignes (150 grammes) : confitures (60 grammes) ; alcool (1/4 de litre de vin naturel).

Dans les confitures, le café, le quart de vin, le vieillard trouvera non seulement des aliments réconfortants et de digestion facile, mais encore des aliments nervins et stimulants qui exciteront les organes digestifs atones et réveilleront chez lui les actions nerveuses engourdies.

Les exercices physiques chez le vieillard. — On sait que les exercices physiques demandent beaucoup au cœur. Or le cœur du vieillard étant affaibli, la circulation est lente ; par suite les exercices amènent vite la fatigue et celle-ci disparaît lentement. D'autre part, de l'affaiblissement musculaire se produit toujours au cours de la vieillesse. Il en résulte que chez les personnes âgées l'exercice doit se borner aux mouvements et aux déplacements facilitant seulement la circulation. Il serait mauvais que le vieillard se condamnât au repos absolu. Une ou deux heures de marche, après la sieste de l'après-midi, peuvent avoir pour effet d'activer la circulation sans fatiguer le cœur. La promenade en voiture est aussi à conseiller, car elle fait profiter du grand air sans fatiguer.

Plus encore que l'homme, la femme qui vieillit doit éviter la fatigue. Il est bien évident qu'en tout cas l'exercice physique doit être modéré et adapté aux forces des personnes. On dit avec raison que « savoir se ménager, c'est savoir vieillir ». Le repos dans la vieillesse a, dans une cer-

taine mesure, l'importance de l'exercice dans le jeune âge.
Si Platon devint très vieux, dit Sénèque, c'est grâce à sa
sobriété et à sa modération en toutes choses.

**Causes et mécanisme de la vieillesse. L'organisme est
un champ de bataille.** — On sait que les globules blancs de
la lymphe ou *phagocytes*, comme on les appelle souvent,
font de la bonne besogne en débarrassant l'organisme de
microbes nuisibles ; mais ils sont tellement voraces qu'ils
s'attaquent parfois à des cellules plus perfectionnées, plus
délicates, comme celles du cerveau, du rein, de la rate.
Celles-ci deviennent la proie des phagocytes, moins spécialisés, mais plus robustes, tout comme un peuple d'une civilisation extrême succombe devant une invasion de brutes
barbares. Les phagocytes entraînent alors dans l'organisme,
où la division du travail est grande et où le fonctionnement
de chaque élément est indispensable à la vie de l'ensemble,
la décrépitude, puis la mort.

A ce point de vue l'organisme est un champ de bataille :
un combat incessant s'y livre, et dans cette lutte les robustes
et voraces phagocytes finissent par l'emporter. Remarquons
pourtant que si ces ennemis triomphent sans peine pendant
la vieillesse, leurs succès sont plus rares pendant la jeunesse. Il existe donc des causes qui facilitent la victoire de
ces phagocytes, et en première ligne on doit placer l'affaiblissement des cellules spécialisées qui font la besogne active
dans les organes. Ces cellules, après un certain nombre
d'années, dépérissent comme atteintes par une intoxication ;
elles deviennent alors pour les globules de notre lymphe des
proies faciles.

Un savant, élève de Pasteur, M. Metchnikoff, nous a décrit
ces phagocytes en pleine bataille, dévorant les vaincus, s'ins-
tallant à leur place, et se transformant finalement en tissu
scléreux, en tissu conjonctif et fibreux qui étouffe et atrophie
les tissus plus spécialisés et par suite les organes.

Une cause d'affaiblissement de l'organisme tient aussi à ce
que pendant la vie les éléments anatomiques ont eu à lutter

contre des attaques de toutes sortes. Enfant, on a eu la rougeole, la scarlatine, la coqueluche. Plus tard, c'est la grippe, la bronchite, parfois la fièvre typhoïde ; plus tard encore, l'alcool, le tabac ou simplement la trop bonne chère ; enfin le surmenage physique ou intellectuel, les soucis et les chagrins. On marche ainsi d'intoxication en infection, et tout cela ne se passe pas sans laisser des traces, sans affaiblir les cellules les plus nobles de l'organisme.

Imaginons, comme le fait M. Metchnikoff, que cette intoxication des cellules soit prévenue par un sérum quelconque, que par suite l'affaiblissement de nos cellules nobles soit combattu, et nous verrons la vieillesse disparaître et la vie humaine se prolonger. Telle est l'opinion optimiste du savant observateur de l'Institut Pasteur, qui, à travers les lentilles de son microscope, a surpris quelques-uns de ces drames obscurs qui se trament en nos tissus. S'agit-il de rêver à l'immortalité physique ? Assurément non. Cela veut dire simplement que la science saura peut-être un jour enseigner de quelle façon il convient de vivre pour prolonger la vie et surtout pour retarder l'arrivée de la vieillesse.

Certes, la sérothérapie ne nous empêchera pas de mourir. La mort paraît être un phénomène naturel ; nous disons *paraît*, car tous les hommes meurent prématurément, tués par des infections microbiennes. En réalité, la vraie mort nous ne la connaissons pas, et l'ignorant, nous ne pouvons l'apprécier. Mais nous pouvons supposer, avec le savant à qui nous empruntons ces idées, qu'elle est un bienfait. Après une journée de labeur, le sommeil est agréable. Pourquoi y aurait-il de l'amertume dans la venue d'un sommeil définitif après une vie achevée ? Metchnikoff rapporte les paroles d'un centenaire qui semble avoir eu le sentiment de la douceur de la mort : « Si tu vivais autant que moi, disait ce vieillard, tu pourrais comprendre qu'il est non seulement possible de ne pas craindre la mort, mais même de la souhaiter et d'en sentir le besoin, de même que l'on sent le besoin de dormir. » Si donc, pour en revenir au problème de la vieillesse, nous savons empêcher le dépérissement précoce de nos cellules, nous pourrons attendre la mort sans effroi parce qu'elle viendra à son heure. Actuellement tout cela est du rêve, mais demain ce sera peut-être de la réalité.

RÉSUMÉ

L'hygiène de la vieillesse est l'art de vivre longtemps avec des organes fatigués.

Il ne faut pas confondre les deux mots : *vieillesse* et *sénilité*.

La *vieillesse* est un état *physiologique* caractérisé par ce fait que les cellules ne se régénèrent plus et que leur protoplasma subit des modifications qui affaiblissent ses actions vitales. On fixe ordinairement à 60 ans le commencement de la vieillesse.

La *sénilité* est un état *pathologique* dans lequel les tissus présentent de véritables lésions. Elle porte surtout sur le cœur, le rein, le foie et le cerveau.

Le *cœur* du vieillard est l'organe le plus fatigué ; il doit donc être ménagé, et pour cela le vieillard devra *régler son alimentation* et ne pas absorber une trop grande quantité de boisson : il devra éviter les aliments qui fermentent facilement, et le régime végétarien lui conviendra mieux que tout autre. Sa ration alimentaire sera faible ; sinon la sénilité atteindra plus vite le cœur et les vaisseaux.

Les *exercices physiques* seront faits avec une grande modération, car le vieillard se fatigue vite.

Le mécanisme de la vieillesse peut s'expliquer par le rôle des *phagocytes*, qui dévorent les cellules plus spécialisées comme celles du cerveau, du rein, etc. La victoire de ces phagocytes est facilitée par l'affaiblissement des cellules spécialisées.

APPENDICE

LA PROTECTION DE LA SANTÉ PUBLIQUE
ET L'ORGANISATION SANITAIRE EN FRANCE

(Loi du 15 février 1902.)

———

Nous voudrions donner un aperçu de cette loi, la première loi générale sur la santé publique qui fut promulguée en France.

Dispositions générales. — D'après cette loi, la police sanitaire des communes appartient avant tout aux maires.

La loi de 1902 *oblige* les maires à prendre, après avis du Conseil municipal, des arrêtés concernant la santé publique, alors que la loi de 1884 les *autorisait* seulement. Elle reconnaît au maire le droit d'ordonner des mesures de prophylaxie, même individuelles, et de formuler en matière de salubrité des maisons des prescriptions obligatoires, alors qu'auparavant les arrêtés municipaux étaient souvent annulés comme entachés d'excès de pouvoir.

Il est inscrit dans cette loi que des règlements d'administration publique seront pris dans chaque ville, après approbation du Comité consultatif d'hygiène, et cela afin de respecter les convenances propres à chaque localité. Les besoins sanitaires, en effet, varient suivant qu'il s'agit d'un village, d'une grande ou d'une petite ville, industrielle ou non, située au bord de la mer ou d'un fleuve, ou dépourvue de cours d'eau.

La loi comprend cinq titres consacrés : 1° aux *mesures sani-*

taires générales ; 2° à l'*administration sanitaire* ; 3° aux *dépenses* ; 4° aux *pénalités* ; 5° à des *dispositions diverses*.

I. Mesures sanitaires générales. — Ces mesures sont celles qui intéressent surtout l'hygiéniste, car elles concernent les précautions à prendre en cas d'épidémie, les travaux d'assainissement et l'adduction d'eau potable.

Dans toute commune, le maire est tenu, afin de protéger la santé publique, de déterminer sous forme d'arrêtés municipaux :

1° Les précautions à prendre pour prévenir ou faire cesser les maladies épidémiques ;

2° Les prescriptions destinées à assurer la salubrité des maisons, l'alimentation en eau potable et l'évacuation des matières usées.

La liste des maladies épidémiques auxquelles la loi est applicable a été déterminée par le *Décret du 10 février 1903*, après avis de l'Académie de Médecine.

Les maladies pour lesquelles la *déclaration* et la *désinfection* sont *obligatoires* sont : la fièvre typhoïde, le typhus exanthématique, la variole, la scarlatine, la rougeole, la diphtérie, la suette miliaire, le choléra, la peste, la fièvre jaune, la dysenterie, l'infection puerpérale et l'ophtalmie des nouveau-nés, la méningite cérébro-spinale épidémique.

Les maladies pour lesquelles la *déclaration* est *facultative* sont : la tuberculose pulmonaire, la coqueluche, la grippe, la pneumonie et la broncho-pneumonie, l'érysipèle, les oreillons, la lèpre, la teigne, la conjonctivite purulente et l'ophtalmie granuleuse.

La déclaration doit être faite à l'autorité publique par le médecin qui constate la maladie. Elle doit être double, adressée au maire et au sous-préfet, ce dernier devant intervenir en cas de négligence de la part du maire.

La *vaccination antivariolique* est obligatoire au cours de la première année de la vie, et la *revaccination* au cours de la onzième et de la vingt-unième année.

La *désinfection* est *obligatoire* dans les cas cités plus haut ;

elle est faite dans les villes de 20 000 habitants et au-dessus par les soins de la municipalité, et dans les communes de moins de 20 000 habitants par les soins d'un service départemental.

La loi comprend un chapitre spécial relatif aux mesures sanitaires à prendre pour assurer la *salubrité des habitations* (articles 11 à 18). C'est une partie fort intéressante et à l'application de laquelle les pouvoirs publics devraient veiller attentivement.

II. Administration sanitaire. — Pour assurer l'exécution de la loi il est créé, dans chaque département, un *Conseil d'hygiène*, présidé par le Préfet, se composant de 10 à 15 membres et comprenant deux conseillers généraux, trois médecins dont un de l'armée, un pharmacien, l'ingénieur en chef, un architecte et un vétérinaire.

Le département peut être partagé en circonscriptions pourvues chacune d'une *Commission sanitaire*.

Le Conseil d'hygiène et les Commissions sanitaires sont chargés de donner leur avis sur toutes les questions intéressant la santé publique.

Dans les villes de 20 000 habitants et au-dessus, il est institué, sous le nom de *Bureau d'hygiène*, un service municipal chargé, sous l'autorité du maire, de l'application de la loi.

Dans les grandes villes, les Préfets nomment des *Commissions des logements insalubres* dont toute personne peut réclamer l'intervention.

La création de *Laboratoires municipaux* d'hygiène a permis de poursuivre la falsification des aliments et des boissons.

Enfin, le *Comité consultatif d'hygiène publique de France*, rattaché au Ministère de l'Intérieur et comprenant 45 membres, délibère sur toutes les questions intéressant l'hygiène publique ; il est consulté par le gouvernement sur les travaux d'assainissement ou d'amenée d'eau d'alimentation des villes de plus de 5 000 habitants et sur le classement des établissements insalubres, dangereux ou incommodes.

III. Dépenses. — Les *dépenses* rendues nécessaires par l'application de la loi sont réparties entre les communes, les départements et l'État, suivant une proportion fixée par le Conseil général et approuvée par le Ministre de l'Intérieur.

Les villes de plus de 20 000 habitants ont entièrement à leur charge les frais de fonctionnement et d'organisation du service de désinfection et du Bureau d'hygiène.

IV. Pénalités. — Les articles 27 à 30 indiquent les pénalités auxquelles s'exposent les personnes qui auront contrevenu à la loi, ou qui auront mis obstacle à l'accomplissement des devoirs des maires et des délégués des Commissions sanitaires.

Quant aux mesures à prendre par les autorités municipales, elles sont indiquées dans un règlement municipal modifiable suivant les circonstances de temps et de lieux.

TABLE DES MATIÈRES

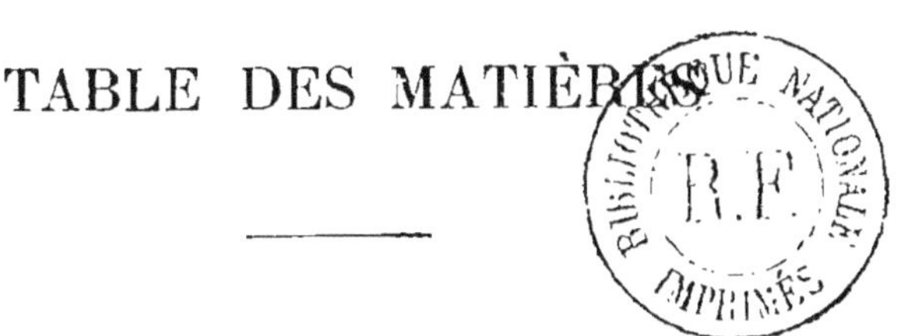

COURS DE QUATRIÈME ANNÉE

Hygiène individuelle (suite).

Pages.

CHAPITRE PREMIER. — Hygiène de la digestion 1

L'éducation de l'appareil digestif 1
Hygiène de la bouche et des dents. 2
Nécessité d'une mastication suffisante 6
Ce qu'il faut faire avant, pendant et après les repas. . 7
Régularité et répartition des repas 10
Régularité des fonctions digestives 12
Sobriété et gourmandise. 13
Empoisonnements par les substances alimentaires. Soins
   immédiats. 15

Résumé. 17

CHAPITRE II. — Hygiène de la circulation. 18

Ce qu'il faut au sang : une bonne alimentation, de l'air
   et de la lumière 18
Conditions d'une bonne circulation 19
Sclérose et anévrisme. 23
Syncopes : soins immédiats 25
Soins à donner aux blessés. Dangers des plaies 26
Hémorragie 27
Fractures 29
Pansement d'une plaie 30
Antisepsie et asepsie 32

Résumé. 33

CHAPITRE III. — Hygiène de la respiration 35

L'air est indispensable à la vie. Asphyxie 35

Pages.

Secours à donner aux asphyxiés : respiration artificielle et tractions rythmées de la langue.   36
Empoisonnements par les gaz toxiques ; premiers soins .   38
Conditions d'une bonne respiration.   40
Air respirable et air confiné.   40
Les poussières de l'air   41
Les microbes de l'air. Expériences de Pasteur.   42
Nombre et répartition des microbes dans l'air.   45
Invasion de l'organisme par la voie aérienne   46
Education de l'appareil respiratoire. Il faut savoir respirer   47
Liberté des mouvements respiratoires   50
Résumé   51

Chapitre IV. — **Hygiène du nez et de la gorge**   52
Le nez et sa fonction respiratoire. Végétations adénoïdes.   52
La gorge   57
Résumé   59

Chapitre V. — **Hygiène de la peau**   61
Rôle de la peau.   61
Propreté de la peau. Le savon. Frictions   62
Bains : chauds, froids.   63
Les ablutions : lotions, douches   64
Soins de toilette : bouche, mains, pieds, visage. Dangers des poudres et fards   68
Cheveux et cuir chevelu. Danger des teintures   71
Evaporation à la surface de la peau. Courants d'air. Décolletage   71
Les parasites de la peau et du cuir chevelu.   72
Accidents de la peau : brûlures, engelures, piqûres, coupures   74
Résumé   76

Chapitre VI. — **L'alcoolisme au point de vue individuel.**   77
Ivresse et alcoolisme   77
Absorption et élimination de l'alcool par l'organisme. .   78
Comment on devient alcoolique.   80
Dangers de l'alcoolisme pour l'individu   80
L'alcoolisme et la digestion.   80
L'alcoolisme et la circulation.   81
L'alcoolisme et le travail musculaire.   82
L'alcoolisme et le cerveau   82
Les maladies chez les alcooliques.   82
Résumé   83

COURS DE CINQUIÈME ANNÉE

Hygiène individuelle (suite).

Pages.

CHAPITRE VII. — Hygiène des organes des sens.   85

Hygiène et éducation des sens   85
Le travail manuel et l'éducation des sens   86

§ 1. — *Le toucher*   87
Hygiène du toucher.   87
Éducation du toucher.   87

§ 2. — *Le goût et l'odorat*   88

§ 3. — *L'audition*   89
Hygiène de l'oreille.   89
Surveillance de l'audition : chez le nourrisson ; chez
   l'enfant ; chez l'adolescent et chez l'adulte   90
Hygiène des diverses parties de l'oreille aux divers âges.   93
Éducation de l'oreille.   101

§ 4. — *La vue*   102
Hygiène de l'œil : chez le nourrisson, dangers de l'ophtalmie ; chez l'enfant, myopie et strabisme ; chez
   l'adulte, éclairage, poussières et corps étrangers. . .   102
Éducation de la vue.   108

§ 5. — *La voix*   109
Hygiène de la voix.   109
Éducation de la voix   110

Résumé.   111

CHAPITRE VIII. — Exercices physiques   113
Nécessité des exercices physiques. Éducation physique
   de la femme.   113
Effets de l'exercice   114
Effets du manque d'exercice. Dangers de la vie séden-
   taire   115

§ 1. — *Hygiène du squelette*   116
Ce qu'il faut faire pour avoir de bons os.   116
Influence des exercices physiques sur le développe-
   ment du squelette : nains et géants   117
Déformations du squelette par les mauvaises attitudes,
   les mouvements et les vêtements.   119

§ 2. — *Hygiène des muscles*   130
Alimentation appropriée au travail musculaire.   130

Pages.

La fatigue musculaire ; causes et effets 131
Les degrés de la fatigue : lassitude, surmenage, forçage. 133
Entraînement 134
L'exercice et l'éducation des mouvements 135
L'exercice et l'harmonie des formes. La beauté et la
laideur 136

§ 3. — *Exercices, jeux et sports.* 139
La femme doit-elle pratiquer les sports ? 139
La gymnastique 141
Exercices : marche, course, natation, etc 143
Jeux : tennis, danse, etc. 145
Sports : boxe, escrime, canotage, équitation, etc 146
Choix des exercices suivant les tempéraments 149

Résumé. 150

CHAPITRE IX. — **Hygiène du système nerveux** 152

Les excitants toxiques : alcool, tabac, opium. 152
Excitants psychiques. Les émotions : joie et tristesse. . 154
La fatigue nerveuse 155
Surmenage et neurasthénie. 158
Les enfants et les fleurs. 160
Le sommeil. 162
La modération et ses avantages ; la hâte et ses dangers. 163
La bonne humeur. 164

Résumé 165

Hygiène sociale.

La solidarité au point de vue de l'hygiène 167

CHAPITRE PREMIER. — **Les microbes** 169

Les microbes, principales formes et dimensions. . . . 169
Multiplication des microbes 172
Nutrition et cultures microbiennes 173
Résistance des microbes aux agents de destruction : cha-
leur, lumière, antiseptiques 175
Les microbes bienfaisants et malfaisants 176

Résumé. 176

CHAPITRE II. — **Les maladies contagieuses.** 177
Causes des maladies contagieuses. 177

Pages.

Inoculation des maladies contagieuses. Principales voies
 de transmission   179

§ 1. — *Etude d'une maladie contagieuse. Le Charbon.*   180
 Le microbe est la cause de la maladie. 18o
 Le microbe est la cause de la contagion   181
 Mécanisme de la contagion. Les champs maudits. . . .   182
 Vaccination. Réceptivité et immunité   183
 Pourquoi les animaux vaccinés résistent-ils à la maladie ?   185

§ 2. — *Principales maladies contagieuses.*   185
 La diphtérie et la sérothérapie   186
 Tétanos et sérum antitétanique   188
 Maladies transmises par des Insectes : paludisme, fièvre
  jaune, maladie du sommeil, etc.   189
 Lutte contre les Insectes.   197
 Fièvres éruptives : variole, rougeole, scarlatine   198
 Maladies transmises par les déjections humaines : fièvre
  typhoïde, choléra.   202
 Coqueluche. Oreillons. Méningite cérébro-spinale. . .   204

§ 3. — *Etude spéciale de la tuberculose*   205
 Ses ravages   206
 Le Bacille tuberculeux   206
 Voies de pénétration du Bacille tuberculeux   207
 Evolution et curabilité de la maladie   209
 Causes prédisposantes   210
 La lutte contre la tuberculose : destruction du Bacille tu-
  berculeux ; augmentation de la résistance de l'organisme   211

§ 4. — *Maladies transmises par les animaux*   215
 Dangers des animaux domestiques pour la santé . . .   215
 La rage   216
 Signes de la rage chez le Chien   217
 Vaccination antirabique   218
 La morve   221
 La psittacose ; l'actinomycose ; l'aspergillose   221
 Police sanitaire des animaux   223

§ 5. — *Moyens d'éviter les maladies contagieuses*   225
 La désinfection. Antiseptiques, chaleur, lumière . . .   226
 La résistance de l'organisme   229
 La protection de la santé publique   230
 La peur du microbe. L'hygiène et la morale   231
 Résumé   232

CHAPITRE III. — L'alcoolisme au point de vue social .   236
 Dangers de l'alcoolisme pour la famille et pour la race   236
 Dangers de l'alcoolisme pour la société   237

Pages.

La consommation de l'alcool 237
La lutte contre l'alcoolisme 239

Résumé 243

CHAPITRE IV. — **Hygiène de la première enfance** . . . 244
La première journée de bébé 244

§ 1. — *Soins à donner aux nouveau-nés* 246
Propreté 246
Habillement 247
Le coucher. Le berceau 252

§ 2. — *Alimentation des nouveau-nés* 255
Allaitement maternel. 255
Les nourrices 258
Allaitement artificiel 258
Allaitement mixte 261
Régime de la mère 261
Notice rédigée par l'Académie de Médecine 262

§ 3. — *Soins divers du premier âge* 264
Comment on reconnaît qu'un enfant est en bonne santé. 264
Constipation 266
Diarrhée 266
La balance du pauvre 267
Vaccination. 267
Sorties et promenades. 268
Exercices et premiers pas 269
Dentition 270
Sevrage. 271
Alimentation après le sevrage 272
Soins à donner en cas de maladie et en attendant l'arri-
vée du médecin 273
Dangereuses habitudes à combattre 275

Résumé. 277

CHAPITRE V. — **Hygiène scolaire**. 279

§ 1. — *La part de la famille* 279
La première éducation 279
La première instruction. 282

§ 2. — *La part de l'école* 283
Salles de classe 283
La table de travail 284
Les maladies contagieuses à l'école 285

Pages.

La transmission des maladies par les livres. 285

Résumé. 286

CHAPITRE VI. — Hygiène des personnes âgées 287

Vieillesse et sénilité 287
Le cœur du vieillard 289
Le régime alimentaire du vieillard 290
Les exercices physiques chez le vieillard. 292
Causes et mécanisme de la vieillesse 293

Résumé. 295

APPENDICE. — La protection de la santé publique et l'organisation sanitaire en France. 296

Annuaire de la Jeunesse, par H. VUIBERT. *Moyens de s'instruire. — Choix d'une carrière.* — Un vol. 18/12cm de 1100 pages ;
broché, 3 fr. 50 ; cartonné toile rouge. . . . . 4 fr. 50

On passe en revue, dans cet ouvrage, tout ce qui a trait à l'instruction
des garçons et des filles à tous ses degrés. L'auteur ne se limite pas,
bien entendu, aux établissements universitaires ; il s'étend, au contraire,
beaucoup sur tout ce qui a un caractère professionnel, spécial, et donne,
pour chaque école d'enseignement technique, une nomenclature bien
complète des professions enseignées (pour les jeunes filles : broderie,
confection, corsets, costumes d'enfants, dessin industriel, fleurs, gilets,
lingerie, modes, repassage, etc.).

L'Éducation, *Revue internationale illustrée d'éducation familiale
et scolaire,* paraissant trimestriellement (mars, juin, septembre,
décembre) dans le format 25/16cm. Directeur : M. G. BERTIER,
Abonnement annuel : France, 6 fr. ; Étranger, 7 fr. Le numéro :
2 fr.

Programmes :

Brevet élémentaire. . . . . 0 fr. 30
Brevet supérieur et Certificat d'aptitude pédagogique . . 0 fr. 30
Certificat d'études primaires supérieures . . . . 0 fr. 30
Ecoles normales primaires . . . . 0 fr. 30
Ecole normale primaire supérieure de Fontenay-aux-Roses. 0 fr. 30
Certificat d'aptitude au professorat des écoles normales et primaires
supérieures. . . . . 0 fr. 30
Certificat d'aptitude à l'enseignement des langues vivantes, du chant,
de la gymnastique, des travaux de couture. . . . . . 0 fr. 20
Certificat d'aptitude au professorat industriel et au professorat com-
mercial (aspirants et aspirantes) . . . . 0 fr. 50
Conservatoire national de musique et de déclamation . . 0 fr. 30
Plan d'études et programme des lycées et collèges de jeunes
filles. . . . . 1 fr. 25
Bourses des lycées et collèges (garçons et filles) . . . . 0 fr. 25
Diplôme de pharmacien et d'herboriste . . . . 0 fr. 50
Ecole dentaire de Paris. . . . . 0 fr. 75
Conditions d'admission (des femmes notamment) aux emplois des
postes et des télégraphes . . . . 0 fr. 50
Baccalauréat de l'enseignement secondaire :
    Séries littéraires. . . . . 0 fr. 30
    Séries scientifiques . . . . 0 fr. 30
Certificat d'études physiques, chimiques et naturelles . . 0 fr. 30
Doctorat en médecine. — Diplômes de chirurgien-dentiste et de
sage-femme. . . . . 0 fr. 50

Coupe et Assemblage par le Moulage, par Mᵐᵉ BERGE, inventeur de la méthode du Moulage. — Vol. 23/15ᶜᵐ, renfermant 139 illustrations (dont 129 photographies) et magnifiquement imprimé sur papier couché. — Broché, 3 fr. 50; relié cuir rouge, tête dorée. . . . . 6 fr. »

Il y a plus de vingt ans que Mᵐᵉ Berge propage sa méthode du moulage ; mais seules pendant longtemps les professionnelles ont bénéficié de son enseignement.

En 1896, Mᵐᵉ Berge commença à visiter les établissements d'instruction, primaires et secondaires ; depuis, elle n'a cessé de parcourir la France et la Belgique, autorisée et encouragée dans les deux pays par les hauts fonctionnaires de l'enseignement. Au cours de ce long apostolat, elle recueillit, sur l'excellence de sa méthode, les témoignages les plus flatteurs. Il y a là tout un livre d'or dont nous serions heureux que nos lectrices prissent connaissance. Aussi avons-nous fait imprimer à leur intention un assez grand nombre des attestations recueillies, que nous leur enverrons sur simple demande. Elles verront quel enthousiasme suscitaient les leçons de Mᵐᵉ Berge : après les élèves, c'étaient souvent les maîtresses, quelquefois aussi les mamans qui demandaient à être initiées.

Mais l'enseignement oral n'a qu'une diffusion limitée. Le livre, au contraire, va partout, étend ses bienfaits à l'infini. Celui-ci est de nature à intéresser toutes les jeunes filles, à quelque condition qu'elles appartiennent.

Recueil de Danses gymnastiques, composées pour les établissements d'enseignement primaire et secondaire de jeunes filles. par G. DEMENŸ et A. SANDOZ. — Vol. 18/12ᶜᵐ, avec descriptions, figures et musique. — Broché, 2 fr. ; cartonné . . . 2 fr. 50

Les danses gymnastiques créent une saine fatigue ; les jeunes filles y apportent un entrain que la leçon de gymnastique habituelle est loin de leur inspirer à un si haut degré. Elles peuvent donc être adoptées sans crainte d'aucune sorte ; le seul souci de donner à l'éducation physique féminine une forme agréable qui, suscitant le maximum d'effort, fasse tourner l'effort au profit des qualités esthétiques de bon aloi, a inspiré MM. Demenŷ et Sandoz. Ces danses sont bien de la bonne gymnastique ; elles en ont le caractère scientifique et méthodique, par le choix des mouvements et leur combinaison ; mais elles sont aussi des exercices callisthéniques, mieux compris à notre avis que ce qui a été tenté jusqu'ici.

(Extrait de la lettre-préface de Mˡˡᵉ BILLOTEY, *directrice de l'Ecole normale d'institutrices de la Seine.*)

La Science et les Travaux de la Ménagère, par Mᵐᵉ M. SAGE. —Vol. 18/12ᶜᵐ, illustré, broché, 2 fr. 75, rel. cuir rouge. 4 fr. 75

Cet utile petit ouvrage, auquel on a donné une forme élégante et commode, a sa place marquée dans la bibliothèque de la famille, dans celle de la jeune fille surtout, à qui il est indispensable d'inspirer de bonne heure l'amour du rôle de mère et de ménagère.

Nos Fils et nos Filles en voyage

par A.-L. Leroy, professeur au lycée Janson-de-Sailly, avec une préface de M. E. Bouty, membre de l'Institut. — Vol. 23/15cm de xv-263 pages, illustré de 116 belles photographies hors texte, avec une très jolie couverture en phototypie, broché, 4 fr.; cart. demi-toile, couverture couleur, 5 fr. 50; relié toile . . 6 fr. »

M. Leroy fut le guide érudit et charmant de nombreuses excursions accomplies par des groupes de jeunes gens ou de jeunes filles dans les régions les plus variées, depuis la banlieue parisienne jusqu'à l'Algérie et la Tunisie. Il a fixé en ces pages, écrites avec une bonhomie souriante et une érudition qui n'est jamais en défaut, le souvenir de quelques-uns de ces voyages. La bonne humeur et la gaieté y régnèrent, les touristes contemplèrent de merveilleux horizons. Ils y firent aussi d'amples provisions de santé et d'ardeur au travail.

Nul doute que le livre de M. Leroy ne suscite à ces heureux jeunes gens de nombreux imitateurs ; il fait d'ailleurs l'apologie des plaisirs les plus sains, les plus instructifs et les plus moraux qui soient.

LES FLEURS EXPLIQUÉES

Étude sommaire de 100 plantes très communes partout, par Henri Coupin, docteur ès sciences, chef des travaux de Botanique à la Sorbonne. — Vol. 22/14cm avec 387 gravures explicatives pouvant être coloriées et transformées par quelques coups de pinceau en jolies aquarelles, broché. . . . . . . 1 fr. 50

Cet ouvrage expose d'une manière remarquablement attrayante et scientifique la manière de « disséquer » les fleurs les plus communes, de les étudier, d'en connaître l'architecture si variée ; rien n'est plus apte à faire aimer la Botanique et à permettre de l'apprendre sans la moindre fatigue. C'est un livre qui, pendant l'année scolaire, a sa place marquée sur le bureau de tous les élèves ; ceux-ci auront également toujours grand plaisir à le consulter en villégiature à la campagne.

LES GRAINES EXPLIQUÉES

Exercices d'observation sur les semences les plus communes et leurs germinations, par H. Coupin. — Un vol. 22/14cm, avec de nombreuses figures . . . . 1 fr. 25

Histoire de la Musique, à l'usage des Aspirants et Aspirantes au certificat d'aptitude à l'enseignement du chant. — Un vol. 18/12cm, 2e édition, 2 fr. ; relié cuir rouge souple, tête dorée.
3 fr. 50

Certificat d'aptitude à l'Enseignement du Dessin dans les lycées et collèges et de la Composition décorative (*Aspirants et Aspirantes*). — Programme, broch. 18/12cm. . 0 fr. 30

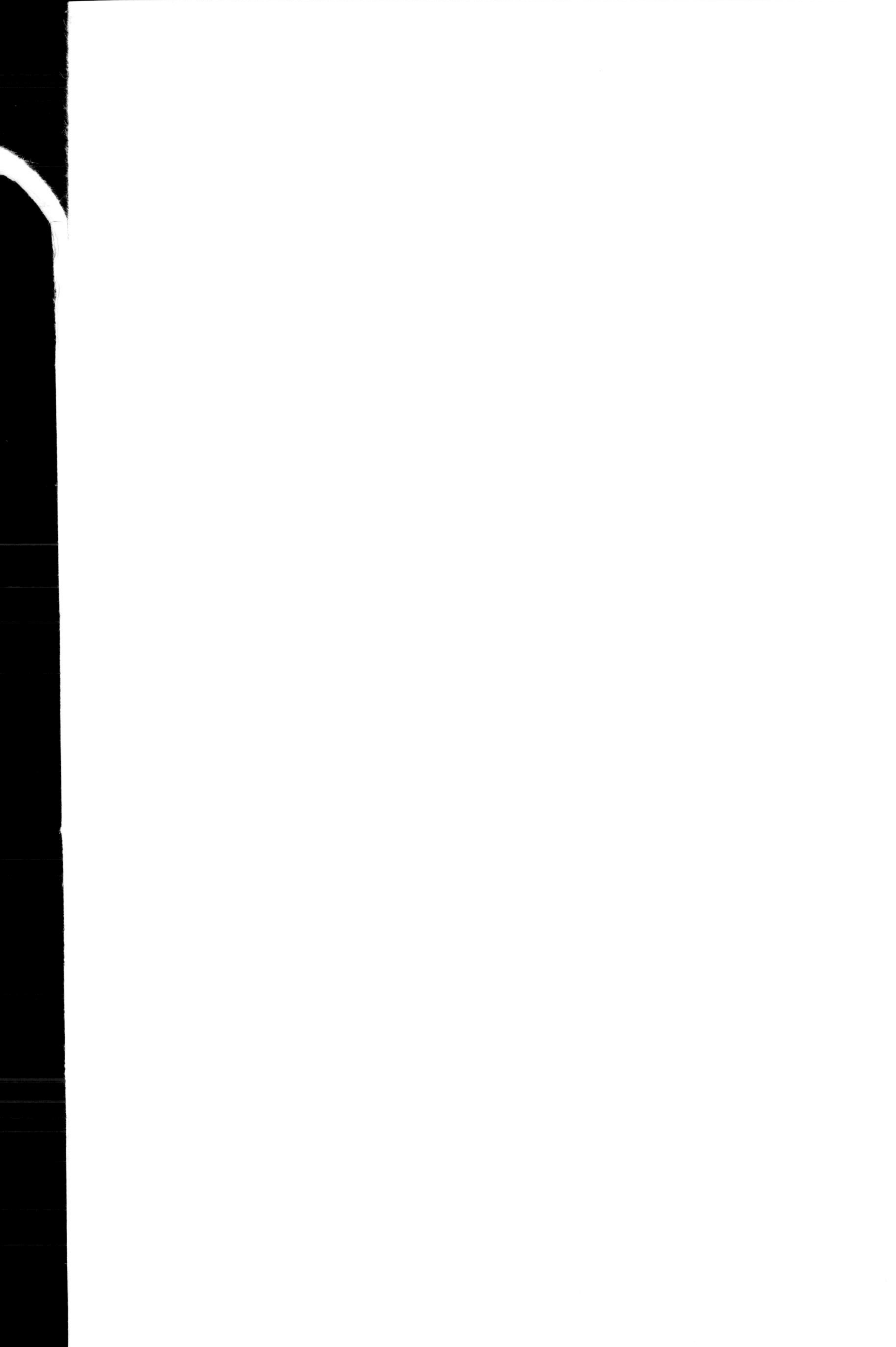